Hereditary Gynecologic Cancer :
Risk, Prevention and Management
edited by Karen H. Lu

遺伝性婦人科癌

リスク・予防・マネジメント

監訳
青木大輔
慶應義塾大学教授・産婦人科

医学書院

Karen H. Lu ed: Hereditary Gynecologic Cancer: Risk, Prevention and Management

This book contains information obtained from authentic and highly regarded sources. Reprinted material is quoted with permission, and sources are indicated. A wide variety of references are listed. Reasonable efforts have been made to publish reliable data and information, but the author and the publisher cannot assume responsibility for the validity of all materials or for the consequence of their use.

No part of this book may be reprinted, reproduced, transmitted, or utilized in any form by any electronic, mechanical, or other means, now known or hereafter invented, including photocopying microfilming, and recording, or in any information storage or retrieval system, without written permission from the publishers.

For permission to photocopy or use material electoronically from this work, please access www.copyright.com (http://www.copyright.com/) or contact the Copyright Clearance Center, Inc. (CCC) 222 Rosewood Drive, Danvers, MA 01923, 978-750-8400. CCC is a not-for-profit organization that provides licenses and registration for a variety of users. For organizations that have been granted a photocopy license by the CCC, a separate system of payment has been arranged.

Copyright © 2008 by Informa Healthcare USA, Inc.
Informa Healthcare is an Informa business.
©First Japanese edition 2011 by Igaku-Shoin Ltd., Tokyo

All Rights Reserved.
Authorized translation from English language edition published by Informa Healthcare, part of Informa plc.

Printed and bound in Japan

> 注意
>
> 医学は常に発展途上にあって進歩し続けている科学分野です．人類の医学知識はたゆまぬ研究と臨床経験によって現在も成長を続けており，とくに治療や薬物療法にしては，その質・量ともに日々高まっています．本書で採用した用量や投薬方法の記述に関しては，編著者および発行者ともに，製作時点での水準に照らして最新の内容となるように最大限の配慮を施しています．
>
> しかしながら，本書における各種薬剤の用量や投薬方法に関する記載は，臨床上の投薬や用量に対して保証や責任を負うものではありません．服用あるいは投薬する際には，薬剤に添付されている使用上の注意を読んで注意深く検討する必要があります．また，服用量や服用スケジュールに関する本書と添付文書との相違に関しては，必要に応じて医師や専門家にお問い合わせください．このような対応は，使用頻度の少ない薬剤や新規に導入された医薬品でとくに大切で，服用量や服用スケジュールについては，使用者が自己責任のもとに設定しなければなりません．

遺伝性婦人科癌―リスク・予防・マネジメント
発　　行　2011年11月15日　第1版第1刷
編　　集　カレン H. ルウ
監　　訳　青木大輔
発 行 者　株式会社　医学書院
　　　　　代表取締役　金原　優
　　　　　〒113-8719　東京都文京区本郷1-28-23
　　　　　電話　03-3817-5600（社内案内）
印刷・製本　横山印刷

本書の複製権・翻訳権・上映権・譲渡権・公衆送信権（送信可能化権を含む）は(株)医学書院が保有します．

ISBN978-4-260-01414-4

本書を無断で複製する行為（複写，スキャン，デジタルデータ化など）は，「私的使用のための複製」など著作権法上の限られた例外を除き禁じられています．大学，病院，診療所，企業などにおいて，業務上使用する目的（診療，研究活動を含む）で上記の行為を行うことは，その使用範囲が内部的であっても，私的使用には該当せず，違法です．また私的使用に該当する場合であっても，代行業者等の第三者に依頼して上記の行為を行うことは違法となります．

|JCOPY| 〈(社)出版者著作権管理機構　委託出版物〉
本書の無断複写は著作権法上での例外を除き禁じられています．複写される場合は，そのつど事前に，(社)出版者著作権管理機構（電話 03-3513-6969，FAX 03-3513-6979，info@jcopy.or.jp）の許諾を得てください．

訳者一覧 (執筆順)

青木　大輔	慶應義塾大学教授・産婦人科	
平沢　　晃	慶應義塾大学・産婦人科	
宇田川康博	藤田保健衛生大学教授・産婦人科	
本山　悌一	山形大学教授・人体病理学	
大和田倫孝	国際医療福祉大学病院・産婦人科部長	
大住　省三	国立病院機構四国がんセンター・乳腺科医長	
中村　清吾	昭和大学教授・乳腺外科/ブレストセンター長	
四元　淳子	昭和大学病院・産婦人科/ブレストセンター/認定遺伝カウンセラー	
鈴木　光明	自治医科大学教授・産婦人科学講座	
長谷川清志	藤田保健衛生大学准教授・産婦人科	
阪埜　浩司	慶應義塾大学専任講師・産婦人科	
平井　康夫	東京女子医科大学准教授・産婦人科	
小林　　浩	奈良県立医科大学教授・産婦人科	
冨田　尚裕	兵庫医科大学主任教授・外科学講座/下部消化管外科	
市川　喜仁	国立病院機構霞ヶ浦医療センター・産婦人科/家族性腫瘍相談外来	
小杉　眞司	京都大学大学院教授・医学研究科/医療倫理学・遺伝医療学	
中川奈保子	京都大学大学院・医学研究科/特定研究員/認定遺伝カウンセラー	
菅野　康吉	栃木県立がんセンター技幹・研究所がん遺伝子研究室/がん予防研究室	
羽田　恵梨	栃木県立がんセンター研究所・がん遺伝子研究室/がん予防研究室	
権藤　延久	㈱ファルコバイオシステムズ学術顧問/兵庫医科大学非常勤講師・臨床遺伝部	
武田　祐子	慶應義塾大学教授・看護医療学部/健康マネジメント研究科	

日本語版の刊行に寄せて

　Karen H. Lu 博士の編集による『遺伝性婦人科癌─リスク・予防・マネジメント』の日本語版の刊行を心からお祝い申し上げます．

　卵巣癌は予後が著しく厳しい疾患であり，早期発見のためのスクリーニングが提供されています．しかし，このスクリーニングに限界があることは遺憾であります．卵巣癌を引き起こす一因として，*BRCA1* と *BRCA2* 遺伝子の過剰発現，およびミスマッチ修復遺伝子，特に *MLH1*，*MSH2*，*MSH6* の生殖細胞変異による Lynch 症候群が知られています．一方，現在利用されているスクリーニングの感受性と特異性に拠っていては，卵巣癌の予後は惨憺たるものとなります．これらの事実により，大勢の研究者は次のような結論へと導かれています．*BRCA1/BRCA2* 関連の遺伝性乳癌・卵巣癌（hereditary breast-ovarian cancer；HBOC）の患者において，最良の予後すなわちこの致命的な癌を避けうる手段はリスク低減卵巣卵管摘出術です．Lynch 症候群のケースにおいても，同様にリスク低減卵巣摘出術がミスマッチ修復遺伝子変異の保持者に対して推奨されてきています．

　本書は Lu 博士ら斯界の第一人者である大勢の執筆陣により，卵巣癌の進展に伴う重要なすべての警告を，徹底的に深く議論しています．私は，本書が遺伝性婦人科癌に関心をもつ日本の医師とメディカルスタッフにとってエポックメイキングな1冊となることを固く信じています．

Henry T. Lynch, M.D.
Chairman, Department of Preventive Medicine and Public Health
Director of Creighton's Hereditary Cancer Institute
Creighton University School of Medicine
Omaha, Nebraska

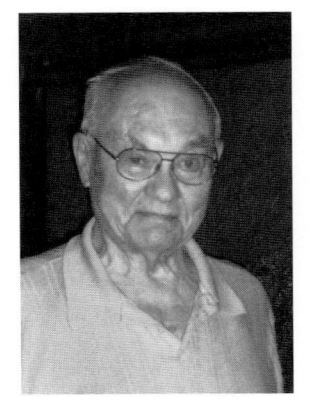

（撮影：市川喜仁）

監訳者序文

　この本の原著，Hereditary Gynecologic Cancer-Risk, Prevention and Management は，テキサス大学 M.D. アンダーソン癌センター（ヒューストン）婦人科腫瘍学部門の Karen H. Lu 教授によって監修され，遺伝性要因で発症する婦人科腫瘍の臨床やその取り扱い方法，そして研究に出精する各分野の専門家らによって書き綴られたものです．

　本書は，遺伝性要因で発症する婦人科腫瘍に携わる各部門のスタッフに役立つばかりでなく，本邦と質を異にする海外の状況について詳述されており，大変有益であると考えます．遺伝性腫瘍の専門家だけでなく，広く医療スタッフ，癌予防やキャンサーサバイバーの QOL に関心をもたれる方をはじめ，多くの方に読んでいただくことを期待しております．

　一般に婦人科癌の多くは遺伝因子と環境因子の両者が要因となります．しかしながら同じ癌の phenotype を有していても，遺伝因子により発生する婦人科癌もあります．代表的なものとしては，遺伝性乳癌・卵巣癌（HBOC）に関連した卵巣癌，Lynch 症候群に関連した子宮体癌と卵巣癌，さらに Peutz-Jeghers 症候群に関連した悪性腺腫などがあげられます．

　HBOC の原因遺伝子である *BRCA1* は本邦の三木義男博士（東京医科歯科大学難治疾患研究所教授，癌研究会研究所遺伝子診断研究部部長）により同定されたことは特筆すべきことです．本遺伝子の発見が端緒となり，現在では HBOC の遺伝子診断とそれに基づいたサーベイランス法，癌予防は実地臨床ですでに実践の段階に入っております．

　また元来より常染色体優性遺伝である Lynch 症候群家系に子宮内膜癌が高率に発生することが知られており，近年では新たな診断基準であるアムステルダムクライテリア II に子宮内膜癌も組み入れられるようになりました．日本産科婦人科学会婦人科腫瘍委員会内に設置された「本邦における遺伝性子宮内膜癌の頻度とその病態に関する小委員会」*において，本邦における新アムステルダムクライテリアを満たす子宮内膜（体）癌の頻度が検討されました．調査に参加した施設における家族歴調査を継続的に実施し，全子宮内膜癌 2,457 症例中 34 例（1.38%）に新アムステルダムクライテリアを満たす子宮内膜癌が存在することを明らかにしました．

　なおこの翻訳本の発行に関しては，当委員会での終盤に市川喜仁先生（霞ヶ浦医療センター産婦人科）より本書が紹介されたことが端緒となりました．そのなかで本邦における婦人科遺伝性腫瘍の診断体系や実臨床における実践は検討の緒についたばかりであり，最終的には遺伝子変異保持者の癌発症リスクの評価とカウンセリング，そして早期介入などによる支援策を具体化することもふくめ，まずは知識を広く啓発することが必須であると

いう議論になりました．当小委員会は，終了しましたが，そのメンバーの多くは翻訳作業のメンバーにも加わっていただいております．その当時の熱意が少しでも伝わり，本書が実地臨床において広く活用されることを願っております．

＊日本産科婦人科学会「本邦における遺伝性子宮内膜癌の頻度とその病態に関する小委員会」（平成17～20年度）
　　委員長：青木大輔（平成19～20年度）
　　委員：宇田川康博，大和田倫孝，長谷川清志，平井康夫
　　参加施設と研究協力者：
　　　　慶應義塾大学：青木大輔，進 伸幸，阪埜浩司
　　　　癌研有明病院：平井康夫
　　　　自治医科大学：鈴木光明，大和田倫孝
　　　　藤田保健衛生大学：宇田川康博，長谷川清志，安江 朗
　　　　奈良県立医科大学：小林 浩，金山清二
　　　　筑波大学：吉川裕之，松本光司
　　　　浜松医科大学：金山尚裕，杉原一廣
　　　　国立病院機構霞ヶ浦医療センター：市川喜仁
　　　　広島大学：工藤美樹，藤原久也
　　　　四国がんセンター：日浦昌道，松元 隆

　本書の出版にあたり，翻訳作業を分担していただきました諸氏に心から謝意を表します．

2011年10月1日

青木大輔

献辞

To my mom and dad, for showing me the wisdom and beauty of the family tree
家系図の知と美を教えてくれた，父と母に本書を捧げる．

前書き

　筆者が 1960 年代中期に記述した Lynch 症候群と，1970 年代初期に記述した遺伝性乳癌・卵巣癌（hereditary breast-ovarian cancer；HBOC）症候群に強く焦点を合わせた，遺伝性高発癌疾患（hereditary cancer-prone disorders）の婦人科学的特徴をテーマとする本書の前書きの執筆者に選ばれ，嬉しく思っている．この比較的短い期間に，これらの疾患に関してみられた臨床的・分子遺伝学的な進歩は非常に大きなものであった．

　これらと他の一部の遺伝性癌症候群（hereditary cancer syndrome）の婦人科学的要素が各セクションで取り上げられ，それぞれを世界的権威が執筆している．こうした症候群と婦人科癌との臨床的および遺伝的な関係が，長年の懸案となってきた．各例において，診断，分子遺伝的リスク，予防，およびマネジメントについて適切に焦点が当てられている．これら当該領域に対する配慮は，全体として実臨床の場面が軽視されていることもあり，まだ十分とは言えない．言い換えれば，遺伝的リスク評価が家系の所見に基づいた単なる推論の段階を脱し，HBOC や Lynch 症候群のような疾患における婦人科癌感受性を高い確実性で判定できるまでになったという現実を考慮するなら，臨床医と遺伝カウンセラー（genetic counselor）は遺伝性癌症候群の遺伝学と自然史をしっかり把握すべきである．

　本書は 5 つのセクションで編成されている．1 番目は遺伝性癌について概説しており，ここで Johnathan Lancaster は遺伝性卵巣癌の臨床的意義とハイリスク女性同定の必要性を強調している．彼は，卵巣癌のスクリーニングはまったく不適切であるという事実を述べており，家系調査を完了した女性に対し，HBOC において *BRCA* 変異が明らかな場合，あるいは Lynch 症候群家系においてミスマッチ修復変異が明らかな場合には，外科的予防の選択肢を提示すべきであるとしている．

　Lancaster の概説に続いて，Karen Lu は Lynch 症候群を考慮した場合に特に重要な疾患である子宮内膜癌に焦点を当てている．子宮内膜癌は，Lynch 症候群におけるセンチネル癌（sentinel cancer）としての役割を示した Karen の最近の一連の論文のおかげで，本疾患の診断およびマネジメントにおいて正当な位置づけを与えられるようになった．本疾患を重視する必要性が言われ始めたのは，1960 年代半ばの Lynch 症候群に関する初期の記述においてであるが，当時の注目の的はもっぱら大腸癌にあり，そのアプローチは 1913 年の Aldred Warthin による「癌家系」に関する論文を踏襲するものであった．「遺伝性非ポリポーシス大腸癌」（HNPCC）という用語がその後に造られたが，この用語はこの症候群の記述としては不適切と認識されている．特に，この疾患は家族性腺腫性ポリポーシスに認められるような過剰の大腸ポリープを伴うことはないが，一般集団で想定される割合の大腸ポリープが認められる．結腸直腸癌に加えてさまざまな型の癌が認めら

れ，この症候群において 2 番目に多い癌である子宮内膜癌が特に重要視されている．その他には，卵巣癌，胃癌（特にアジア諸国の家系），小腸癌，膵臓癌，上部尿路上皮の癌や，変異型 Muir-Torre 症候群における皮脂腺病変 および変異型 Turcot 症候群における脳腫瘍（膠芽腫）がある．

2 番目には，Cris Crum 執筆の *BRCA* 関連卵巣癌の病理学，Dr. Cass 執筆の卵巣癌スクリーニングの欠点，Dr. Barnes 執筆の癌予防の期待，および Dr. Kauff 執筆のリスク低減手術の有効性をカバーした一連の章を含んでいる．次いで注目は HBOC の終局的診断の履歴上の手掛かりとなる乳癌に向けられ，これは筆者が 1970 年代の初期に初めて記述したものであるが，その際，乳癌と卵巣癌の両方の分離パターンと HBOC との関連性が明らかになり，頭字語の HBOC が用いられるようになった．

3 番目では，Eamon Sheridan が Lynch 症候群（HNPCC）について，分子遺伝学と癌リスクの概説を含めて記述しており，このなかで子宮内膜癌および卵巣癌に関する本書の冒頭のコメントと同様の診断および管理パターンを確認している．本セクションは，家系調査を完了し，疾患の文書資料が完全に揃った Lynch 症候群を有する女性における子宮内膜癌および卵巣癌に対する予防的手術の選択をテーマとした，Kathleen Schmeler による最先端の章で締めくくられている．

4 番目では，Strong と Walsh が Li-Fraumeni 症候群と Cowden 症候群について概説している．

5 番目では，*BRCA1/BRCA2* という背景における卵巣癌について記述した Sheri Babb による章，および Lynch 症候群における分子診断の検査法と使用について記述した Molly Daniels による章とともに遺伝リスク評価（genetic risk assessment）が取り上げられている．Patrick Lynch は，多くのハイリスク患者が不幸にも悪いイメージを抱いており，彼らに既往歴の公開と DNA 検査の受診をためらわせる要因となりがちな遺伝的差別（genetic discrimination）について記述している．Susan Peterson は遺伝子検査（genetic testing）の心理学的影響について適切に記述している．

本書は，臨床および基礎科学両方のコミュニティに対し，遺伝性癌症候群の診断を確立するため，癌の家系を注意深く評価し，婦人科癌およびすべての解剖学的部位の癌に適切な注意を払う必要があるとの警鐘を鳴らしている．残念ながら，本書で言及された家系の検討は，癌患者の臨床的精密検査において最も軽視されている分野の 1 つとして残されている．さらにこの問題を混乱させているのは，適応がある場合であっても，ハイリスク患者に確定的な分子遺伝的評価を勧める割合が低いことで，その結果，患者から高度に的を絞った診断，スクリーニング，およびマネジメントの機会を奪っている．本書の内容に注意を払えば，これら公衆衛生の懸案事項を改善するのに役立つにちがいない．

Henry T. Lynch
Creighton University School of Medicine
Omaha, Nebraska

序文

　1993年に *BRCA1* がクローニングされたというニュースが発表された時，私は産婦人科のレジデントであった．名称自体(BR：乳房，CA：癌)は遺伝性乳癌との関連を意味しているが，私たち卵巣癌患者のケアに携わってきた者は，これら多くの家族にとって，卵巣癌診断も同様に衝撃的なものであると考えていた．過去15年にわたり，*BRCA1* および *BRCA2* と関連がある特異的癌リスクの決定，リスク低減のために特異的な取り扱い方法の選択，および遺伝子検査(genetic testing)にまつわる社会心理的問題点の理解において，急激な変化がみられた．さらに，疾病スペクトルの一部として婦人科癌を伴う Lynch 症候群(DNAミスマッチ修復遺伝子の生殖細胞変異)，Li-Fraumeni 症候群(*p53* の生殖細胞変異)，および Cowden 症候群(*PTEN* の生殖細胞変異)など，その他の遺伝性癌症候群(hereditary cancer syndrome)に関しても大きな発見があった．

　臨床癌遺伝学(clinical cancer genetic)というこの若々しい分野が現在どういう段階にあり，これからどこに向かうべきなのか？　婦人科癌の死亡率と罹患率を最終的に低下させるための遺伝子検査の性能をどのように発揮させればよいか？　臨床的な遺伝子検査に関連した基本的パラダイムの1つは，最初に検査を受ける必要がある人は癌を有している者であるのだが，遺伝子検査によって最も大きな恩恵を受ける家族のメンバーは病気にかかっていない人であるということである．母親が卵巣癌の治療を受けているのを目の当たりにし，自分にリスクがあるかどうかを知るために遺伝子検査の受診を望む若い女性に対し，遺伝カウンセラーは決まって「検査を意味のあるものにするため，卵巣癌を有するあなたの母親が最初に検査を受けるべきである」と話す．癌がある母親に変異が確認されれば，変異を受け継ぐリスクが50％ある娘はその特定変異に対する検査が受けられる．答えは非常に明確で，yes または no である．しかし，癌のない娘が最初に検査を受けた場合，結果の解釈はより難しいものになる．陽性結果は陽性であるが，陰性結果の場合，①彼女の母親に BRCA 変異はない，つまり，遺伝型の卵巣癌を有していなかった，②彼女の母親は BRCA 変異を有するが，娘はそれを受け継いでいなかった，③彼女の家族に検査で検出できない未確認の変異が存在する，といった解釈が考えられる．癌を有する人に遺伝子検査を行うことは重要なので，われわれは最初に癌患者の家族歴をいかにうまく聞き出すか，そしていかにして適切な患者に遺伝カウンセリング(genetic counseling)および遺伝子検査を受けさせるようにするかについて自問する必要がある．私の施設での手応え，および他施設の同僚との会話から判断すると，遺伝性癌症候群の特定を目的とした，卵巣癌および子宮内膜癌を有する患者の系統的なスクリーニングは行われていないように感じる．

本書の目的はここにある．どの患者が遺伝性癌症候群を有しているかを特定する際の癌専門医の役割を理解するため，婦人科癌を有する患者の診療に携わっている医師に実地教育を行う必要性がある．現在では卵巣癌患者のBRCA変異検査をすることで，家族のメンバーだけでなく患者自身にも役立つ可能性がある．われわれは，BRCA変異を有することは卵巣癌患者の生存率の改善に結びつくことを知っている．さらに現在，BRCA変異を有する卵巣癌患者を標的とした新しい卵巣癌治療法の臨床試験が行われている．臨床医は，遺伝的素因（predisposition）を有する可能性がある卵巣癌または子宮内膜癌患者をいかに特定し，その患者にどのように遺伝カウンセリングを勧め，検査結果が陽性であった場合にはどのように管理するかについて知る必要がある．本書は，変異があるが癌のない患者をケアしている産婦人科医，内科医，かかりつけ医，および看護師を含む臨床家に対し，リスク低減戦略およびスクリーニングと早期発見のための選択肢に関する知識と情報を提供するものである．読者のご意見をいただければ幸いである．

　本プロジェクトで私を支援して下さった多くの方々にお礼を申し上げたい．まず，明確でわかりやすい形で重要な情報を提供してくださった各セクションの著者の方々に感謝したい．2番目に，有益な洞察と変わらぬ協力を提供してくれた遺伝カウンセラーのMolly Danielsと，私を含む本プロジェクトの関係者全員をサポートしてくれたJeannette Upshawにお礼を申し上げる．3番目に，私の仕事に大きく貢献していただいたDr. GershensonとM.D.アンダーソン癌センターの同僚に感謝したい．"銘記すべき点"と"症例報告"の記述を手助けしてくれたフェローのRobin Lacour, Shannon Westinと Larissa Meyer，および私の研究に参加してくれたフェロー全員に感謝したい．遺伝性癌の研究においてさまざまな示唆を与えてくれた私の患者にも大変多くを負っている．すべての患者には畏敬の念を起こさせるような話があり，それを聞くのに飽きることはなかった．最後に，私の夫のCharlieと私の子どものNed, David, およびKateに対する深い感謝の一言を．私の人生にもたらしてくれたあなたたちの愛と喜びに感謝申し上げる．

Karen H. Lu

原著者名

Banu Arun【Chapter 7】Breast Medical Oncology and Clinical Cancer Prevention, and Clinical Cancer Genetics, The University of Texas M.D. Anderson Cancer Center, Houston, Texas, U.S.A.

Sheri A. Babb【Chapter 16】Siteman Cancer Center at Barnes-Jewish Hospital and Division of Gynecologic Oncology, Department of Obstetrics and Gynecology, Washington University School of Medicine, St. Louis, Missouri, U.S.A.

Mack N. Barnes【Chapter 5】Division of Gynecologic Oncology, Department of Obstetrics and Gynecology, Lynne Cohen Program for Prevention of Women's Cancer, The University of Alabama at Birmingham, Birmingham, Alabama, U.S.A.

Russell R. Broaddus【Chapter 11】Department of Pathology, Unit 85, The University of Texas M.D. Anderson Cancer Center, Houston, Texas, U.S.A.

Michael J. Callahan【Chapter 3】Division of Gynecologic Oncology, Department of Obstetrics and Gynecology, Brigham and Women's Hospital, Boston, Massachusetts, U.S.A.

Ilana Cass【Chapter 4】Division of Gynecologic Oncology, Department of Obstetrics and Gynecology, Cedars-Sinai Medical Center, and David Geffen School of Medicine at UCLA, Los Angeles, California, U.S.A.

Lee-may Chen【Chapter 12】Division of Gynecologic Oncology, Department of Obstetrics, Gynecology, and Reproductive Sciences, University of California, San Francisco, California, U.S.A.

Christina S. Chu【Chapter 9】Division of Gynecologic Oncology, Department of Obstetrics and Gynecology, University of Pennsylvania School of Medicine, Philadelphia, Pennsylvania, U.S.A.

Christopher P. Crum【Chapter 3】Division of Women's and Perinatal Pathology, Department of Pathology, Brigham and Women's Hospital, Boston, Massachusetts, U.S.A.

Molly S. Daniels【Chapter 17】Department of Gynecologic Oncology, The University of Texas M.D. Anderson Cancer Center, Houston, Texas, U.S.A.

Ann K. Folkins【Chapter 3】Division of Women's and Perinatal Pathology, Department of Pathology, Brigham and Women's Hospital, Boston, Massachusetts, U.S.A.

David J. Gallagher【Chapter 8】Gynecologic Medical Oncology, Memorial Sloan-Kettering Cancer Center, New York, New York, U.S.A.

Elke A. Jarboe【Chapter 3】Division of Women's and Perinatal Pathology, Department of Pathology, Brigham and Women's Hospital, Boston, Massachusetts, U.S.A.

Noah D. Kauff 【Chapter 6, 8】 Clinical Genetics Services, Department of Medicine, and Gynecology Service, Department of Surgery, Memorial Sloan-Kettering Cancer Center, New York, New York, U.S.A.

Kate M. Kraycirik 【Chapter 18】 Department of Gynecologic Oncology, The University of Texas M.D. Anderson Cancer Center, Houston, Texas, U.S.A.

Johnathan M. Lancaster 【Chapter 1】 Division of Gynecologic Surgical Oncology, Department of Interdisciplinary Oncology, H. Lee Moffitt Cancer Center & Research Institute, Tampa, Florida, U.S.A.

Sharyn N. Lewin 【Chapter 6】 Gynecology Service, Department of Surgery, Memorial Sloan-Kettering Cancer Center, New York, New York, U.S.A.

Karen H. Lu 【Chapter 2】 Department of Gynecologic Oncology, The University of Texas M.D. Anderson Cancer Center, Houston, Texas, U.S.A.

Henry T. Lynch 【Chapter 14】 Department of Preventive Medicine and Public Health, Creighton's Hereditary Cancer Institute, Creighton University School of Medicine, Omaha, Nebraska, U.S.A.

Patrick M. Lynch 【Chapter 18】 Department of GI Medicine, Nutrition, and Hepatology, The University of Texas M.D. Anderson Cancer Center, Houston, Texas, U.S.A.

Susan K. Peterson 【Chapter 19】 Department of Behavioral Science, The University of Texas M.D. Anderson Cancer Center, Houston, Texas, U.S.A.

Miguel A. Rodriguez-Bigas 【Chapter 13】 Department of Surgical Oncology, The University of Texas M.D. Anderson Cancer Center, Houston, Texas, U.S.A.

Stephen C. Rubin 【Chapter 9】 Division of Gynecologic Oncology, Department of Obstetrics and Gynecology, University of Pennsylvania School of Medicine, Philadelphia, Pennsylvania, U.S.A.

Kathleen M. Schmeler 【Chapter 14】 Department of Gynecologic Oncology, The University of Texas M.D. Anderson Cancer Center, Houston, Texas, U.S.A.

Eamonn Sheridan 【Chapter 10】 St. James's University Hospital, Leeds, U.K.

Louise C. Strong 【Chapter 15】 Department of Cancer Genetics, The University of Texas M.D. Anderson Cancer Center, Houston, Texas, U.S.A.

Thuy M. Vu 【Chapter 13】 Department of Surgical Oncology, The University of Texas M.D. Anderson Cancer Center, Houston, Texas, U.S.A.

Christine S. Walsh 【Chapter 15】 Cedars-Sinai Medical Center and David Geffen School of Medicine at UCLA, Los Angeles, California, U.S.A.

目次

第1章　遺伝性卵巣癌の臨床的意義　　青木大輔・平沢　晃　1

- 背景および歴史　*2*
- 遺伝性卵巣癌に対する遺伝学上の基盤　*2*
- 遺伝性卵巣癌：遺伝子と疾病パターン　*3*
- 卵巣癌感受性遺伝子の変異に関連したリスク　*4*
- 遺伝性卵巣癌のリスクがある女性の把握　*5*
  - 遺伝性癌のリスク評価と癌専門医　*5*
  - 遺伝性癌のリスク評価と産婦人科医およびプライマリケアの提供者　*7*
- 遺伝的評価の利点とリスクに関連する疑問　*7*
- 臨床的利点および遺伝的評価（genetic assessment）後の取り扱い（management）の選択　*8*
- 遺伝的評価のリスクと限界　*8*
- ◾️症例報告　*9*
  - 銘記すべき点　*9*

第2章　遺伝性子宮内膜癌の臨床的特徴　　宇田川康博　13

- はじめに　*13*
- Lynch 症候群とは？　*14*
- Lynch 症候群の個人の同定　*15*
- Lynch 症候群の人の識別方法　*16*
  - 50 歳以下の年齢　*18*
  - 同時性・異時性癌　*19*
  - 家族歴　*20*
  - 腫瘍組織学　*20*
  - 日常臨床での注意すべき事項　*20*
- 全生存率　*21*
- まとめ　*21*
- ◾️症例報告　*21*
  - 銘記すべき点　*22*

第 3 章　BRCA 遺伝子関連卵巣癌の病理　　本山悌一　25

　はじめに　25
　BRCA 変異関連骨盤癌の概略　25
　遺伝性骨盤癌の病理組織像と発見時の進行期　26
　BRCA 変異陽性癌の発生部位　28
　卵管遠位部の上皮内癌　29
　卵管遠位部における発癌過程（p53 サイン）　31
　BRCA 変異陽性女性における骨盤漿液性腫瘍の発癌モデル　32
　BRCA 変異陽性骨盤癌は散発性癌とは異なるか？　34
　臨床的配慮　34
　　症例報告　35
　　　銘記すべき点　35

第 4 章　卵巣癌スクリーニング　　大和田倫孝　39

　卵巣癌スクリーニング検査のための挑戦　39
　有効な血清腫瘍マーカー　40
　新しい腫瘍マーカー　44
　低リスク群における卵巣癌スクリーニング　46
　ハイリスク群における卵巣癌スクリーニング　47
　ハイリスク女性における卵巣癌スクリーニングプログラムの容認性　53
　結論　54
　　症例報告　54
　　　銘記すべき点　54

第 5 章　卵巣癌の化学予防についての現在の考え方　　大住省三　59

　はじめに　59
　一般の人々での卵巣癌のスクリーニング　59
　歴史的にみた卵巣癌の原因論　60
　化学予防の可能性　61
　　一般の人々での経口避妊薬　61
　　ハイリスクの人々での経口避妊薬使用　62
　　非ステロイド性抗炎症薬　63
　　レチノイド誘導体　64
　自然発生卵巣癌モデルの開発　65
　　げっ歯類でのモデル　65
　　雌鶏のモデル　65
　卵巣癌のリスクのある人での化学予防薬の評価　66
　　卵巣癌ハイリスク者の現時点での化学予防法　67

結論　68
　　■ 症例報告　68
　　　銘記すべき点　68

第6章　遺伝性乳癌・卵巣癌予防のためのリスク低減卵巣卵管摘出術　　平沢　晃　73

　はじめに　73
　リスク低減卵巣卵管摘出術にかかわる歴史　74
　BRCA1 および BRCA2 遺伝子変異保持者におけるリスク低減卵巣卵管
　　摘出術について　75
　　手術手技　75
　　RRSO 時における子宮摘出術について　77
　　RRSO 検体の病理学的評価　78
　　RRSO 施行後の管理　78
　　RRSO が他の健康リスクに及ぼす影響について　79
　　RRSO のタイミングについて　79
　BRCA1 あるいは BRCA2 遺伝子変異を明らかに認めない女性に対する
　　RRSO について　79
　結論および将来の展望について　80
　謝辞　80
　■ 症例報告　81
　　銘記すべき点　81

第7章　遺伝性乳癌のリスクマネジメント　　中村清吾・四元淳子　85

　はじめに　85
　スクリーニング　85
　化学予防　87
　　選択的エストロゲン受容体モジュレーター　87
　　新しい治療薬候補　88
　予防的乳房切除術　89
　予防的卵巣摘出術　90
　乳癌治療に向けての遺伝的リスク情報の統合　90
　心理社会的な側面　91
　結論　92
　■ 症例報告　92
　　銘記すべき点　93

第8章 BRCA遺伝子変異陰性患者のマネジメント　　鈴木光明　97

- はじめに　97
- BRCA遺伝子変異陰性の遺伝性乳癌が生じる原因　98
  - 偶然の集積　98
  - 調べた患者は表現型模写(phenocopy)である　98
  - ほかに乳癌感受性遺伝子がある　98
  - BRCA1遺伝子とBRCA2遺伝子内に検出できない変異がある　100
- 臨床的取り扱い　100
  - 部位特異的乳癌家系　101
- 結論　102
  - 症例報告　102
  - 銘記すべき点　102

第9章 BRCA遺伝子関連卵巣癌の治療と予後　　長谷川清志　105

- はじめに　105
- 卵巣癌におけるBRCA1およびBRCA2遺伝子の役割　105
- BRCA遺伝子関連卵巣癌の予後　106
  - 予後良好とするエビデンス　107
  - 予後不良とするエビデンス　109
- BRCA遺伝子関連卵巣癌が予後良好であるメカニズム　110
- BRCA遺伝子関連卵巣癌の治療　111
- まとめ　111
  - 症例報告　112
  - 銘記すべき点　112

第10章 Lynch症候群の分子遺伝学的知見と発癌リスク　　阪埜浩司　115

- はじめに　115
- DNAの複製　116
- ミスマッチ修復(MMR)　117
- マイクロサテライト不安定性(MSI)　117
- ミスマッチ修復(MMR)系　119
  - ミスマッチの認識　119
  - 修復酵素の動員　119
  - DNA損傷部位の除去　120
  - 正しい配列の再合成　120
- ミスマッチ修復(MMR)遺伝子とアポトーシス　120
- ミスマッチ修復(MMR)の破綻　121

生殖細胞変異　*121*
　　ミスマッチ修復(MMR)遺伝子の生殖細胞変異のアウトカム　*122*
　　　hMLH1 と *hMSH2* の遺伝子変異　*122*
　　　hMSH6 の遺伝子変異　*123*
　　プロモーター領域のメチル化　*124*
　　ミスマッチ修復(MMR)の破綻による発癌への影響　*125*
　　「*hMLH1* のメチル化を示す婦人科腫瘍」と「ミスマッチ修復(MMR)
　　　遺伝子の生殖細胞変異を示す婦人科腫瘍」との比較　*126*
　　ミスマッチ修復(MMR)の破綻による腫瘍患者の予後　*127*
　　卵巣癌　*127*
　　おわりに　*127*
　　■症例報告　*128*

第11章　Lynch症候群関連婦人科癌の病理　　平井康夫　133

　　はじめに　*133*
　　子宮内膜癌の病理　*133*
　　Lynch症候群における子宮内膜癌の病理　*135*
　　高頻度マイクロサテライト不安定性(MSI-high)子宮内膜癌の
　　　顕微鏡的特徴　*137*
　　Lynch症候群における卵巣癌　*138*
　　予防的手術標本の取り扱い　*139*
　　Lynch症候群女性を同定するための組織診査　*139*
　　■症例報告　*141*
　　　銘記すべき点　*142*

第12章　Lynch症候群女性における子宮内膜癌と卵巣癌のスクリーニングと予防　　小林浩　147

　　はじめに　*147*
　　サーベイランス　*148*
　　　サーベイランスの目標　*148*
　　　Lynch症候群/HNPCC家系の病理学的特徴　*148*
　　　スクリーニングの基準　*149*
　　　サーベイランス研究　*150*
　　　スクリーニングのコンプライアンス　*152*
　　　医師および患者の自覚　*152*
　　化学予防　*153*
　　まとめ　*153*
　　■症例報告　*154*
　　　銘記すべき点　*154*

第 13 章　大腸癌とその他の Lynch 症候群関連癌のスクリーニングと予防
冨田尚裕　159

はじめに　*159*
サーベイランスと予防　*160*
　大腸癌　*160*
　胃癌　*162*
　小腸癌　*163*
　泌尿器腫瘍　*163*
まとめ　*164*
■ 症例報告　*164*
　銘記すべき点　*165*

第 14 章　Lynch 症候群女性における子宮内膜癌と卵巣癌のリスク低減手術
市川喜仁　169

はじめに　*169*
子宮内膜癌と卵巣癌に対するリスク低減手術　*170*
　予防的手術時のオカルト癌　*172*
　予防的卵巣卵管摘出術後の原発性腹膜癌　*172*
　同時性・異時性に発生する結腸直腸癌と子宮内膜癌または卵巣癌　*172*
　予防的手術のデメリット　*173*
まとめ　*173*
■ 症例報告　*173*

第 15 章　他の症候群
中川奈保子・小杉眞司　177

はじめに　*177*
Peutz-Jeghers 症候群（PJS）　*178*
　背景と歴史　*178*
　遺伝学　*178*
　PJS 関連腫瘍　*179*
　推奨される臨床的マネジメント法　*180*
Cowden 症候群（CS）　*181*
　背景と歴史　*181*
　遺伝学　*181*
　CS 関連腫瘍　*182*
　推奨される臨床的マネジメント法　*184*
Li-Fraumeni 症候群（LFS）　*185*
　背景と歴史　*185*
　遺伝学　*186*
　LFS 関連腫瘍　*187*
　推奨される臨床的マネジメント法　*189*

- Peutz-Jeghers 症候群の症例報告　189
  - 銘記すべき点　189
- Cowden 症候群の症例報告　190
  - 銘記すべき点　190

第16章　遺伝性卵巣癌の遺伝的リスク評価：BRCA1 および BRCA2 遺伝子
菅野康吉・羽田恵梨　199

- はじめに　199
- 遺伝的リスク評価への紹介　200
  - 卵巣癌患者の紹介　200
  - 卵巣癌患者を紹介するタイミング　201
- BRCA1 および BRCA2 に対する遺伝カウンセリングと遺伝子検査　202
- 正確な癌の家族歴を入手する　202
  - 診療録確認の重要性　203
  - リスク評価モデル　204
  - インフォームド・コンセント　205
  - 臨床での BRCA 遺伝子検査のオーダー　206
  - 遺伝子検査の結果と解釈　207
  - 結果の開示とフォローアップ　208
- 将来に役立つクライエントのためのリソース　209
  - 連絡を取り続けることの重要性　209
  - DNA バンク　210
- 結論　210
- 症例報告　210
  - 銘記すべき点　210

第17章　遺伝性子宮内膜癌の遺伝的リスク評価：Lynch 症候群
市川喜仁　215

- はじめに　215
- Lynch 症候群のリスク要因としての子宮内膜癌の発症年齢　216
- Lynch 症候群のリスク要因としての他癌の既往歴　217
- Lynch 症候群のリスク要因としての癌の家族歴　218
- Lynch 症候群を同定するための腫瘍の MSI と IHC 解析の役割　220
- Lynch 症候群のための遺伝子検査　222
- Lynch 症候群のための遺伝カウンセリング　223
- 結論　224
- 症例報告　224
  - 銘記すべき点　225

第 18 章　遺伝子検査の法的側面　　　　権藤延久　229

はじめに　*229*
遺伝的差別に関する立法　*229*
医師の義務と責務　*231*
　警告の義務　*231*
　標準的医療を提供する義務　*232*
結論　*233*
　症例報告　*234*
　　銘記すべき点　*234*

第 19 章　遺伝性婦人科癌における遺伝カウンセリングと遺伝子検査の心理的影響　　　　武田祐子　239

はじめに　*239*
遺伝性乳癌・卵巣癌と Lynch 症候群の遺伝カウンセリングと
　遺伝子検査の活用　*240*
　BRCA1/BRCA2 遺伝子変異の遺伝子検査　*240*
　Lynch 症候群に関連する遺伝子変異の遺伝子検査　*241*
遺伝カウンセリングと遺伝子検査による心理的影響　*242*
　BRCA1/BRCA2 検査　*242*
　Lynch 症候群　*243*
遺伝子検査と癌の遺伝的リスクに関する家族コミュニケーション　*244*
BRCA1/BRCA2 と Lynch 症候群関連の変異保持者に対する
　リスクマネジメントの推奨：意思決定と心理的影響　*246*
　婦人科癌のスクリーニング　*246*
　リスク低減のための手術　*247*
将来の研究と臨床実践への影響　*248*
　症例報告　*248*
　　銘記すべき点　*249*

欧文索引　　　　255
和文索引　　　　261

Column 日本語版オリジナル

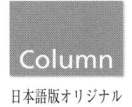

卵管采への注意とその取り扱い方法	本山悌一	38
漿液性腺癌をいかに検出できるか	大和田倫孝	58
卵巣癌の予防について訳者の意見	大住省三	72
本邦の現状	平沢　晃	84
わが国における遺伝性乳癌の診断および治療の現状と今後の課題	中村清吾・四元淳子	96
日本におけるLynch症候群に発生する子宮内膜癌	阪埜浩司	132
Lynch症候群関連婦人科癌の病理学的遺伝学的特徴―特に本邦のLynch症候群子宮内膜癌について	平井康夫	145
卵巣癌検診の有益性について	小林　浩	157
Lynch症候群の癌サーベイランス	冨田尚裕	168
「予防的手術」という訳語について	市川喜仁	176
婦人科と消化器科の連携	市川喜仁	176
稀な家族性腫瘍の現状	中川奈保子・小杉眞司	197
遺伝的リスク評価への紹介―referral for genetic risk assessment	菅野康吉	214
子宮峡部癌とLynch症候群	市川喜仁	228
遺伝子検査のわが国における法的問題，諸状況	権藤延久	236
遺伝カウンセリング，遺伝子検査の実施時の課題	武田祐子	254

装丁画：ささき みえこ

第1章

遺伝性卵巣癌の臨床的意義

Clinical Relevance of Hereditary Ovarian Cancer

Johnathan M. Lancaster

🔒 キーポイント Key Points

- 卵巣癌発症の最も重大なリスク因子は家族歴である.
- 遺伝性卵巣癌は,遺伝性乳癌・卵巣癌関連変異(BRCA1, BRCA2)と最も関連がある.より少ない程度で,遺伝性非ポリポーシス大腸癌関連変異(MLH1, MSH2, MSH6, PMS2)が遺伝性卵巣癌と関連がある.

家系リスク(family risk)を評価するときは下記事項を念頭におくこと.
- 養子縁組は家族歴の解釈を制限する.
- 小家族は低浸透度の遺伝子(low-penetrance genes)を明らかにしない可能性がある.
- 女性近親者が少ない家族は,素因となる家系変異の存在にもかかわらず,婦人科癌を過小に示す可能性がある.
- 男性は婦人科癌素因遺伝子(cancer predisposing gene)を伝播できる.
- 複数の家系構成員の若年期における子宮摘出術または卵巣摘出術は遺伝性婦人科癌の素因を隠すことができる.
- 家族歴は時とともに変化し,定期的に再評価すべきである.

遺伝性癌のリスク評価(hereditary cancer risk assessment)は下記の**プロセス**であることを強調することが重要である.
- リスク評価,教育,およびカウンセリングを含む.
- 医師,遺伝カウンセラー,または癌遺伝学に精通した他の医療従事者によって行われる.
- リスク評価には,適切なカウンセリングと同意が得られた後,希望があった場合の遺伝子検査を含む.

- 一般産婦人科医とかかりつけ医(primary care physician)ならびに婦人科腫瘍専門医(gynecologic oncologist)は,遺伝性癌リスク評価に関するガイドラインを知っておくべきである.

背景および歴史

　ヒトの疾患が遺伝しうるという概念は，多くの国で認識されてきた．19世紀に，イギリスのヴィクトリア女王の子孫に発現した血友病は，一連の家族性疾患の最も有名な初期の例の1つであった．この疾患が続いてスペイン，ロシア，プロシアの王室で発現したことは，いかに遺伝性疾患の伝播が起こり，発症者（affected individuals）の後続世代に影響を及ぼしえるかを示している．21世紀において，遺伝性の癌感受性（癌にかかりやすさ，cancer susceptibility）は最もよく知られた家族の遺伝的形質（familial traits）の1つになっている．遺伝性癌素因（癌になりやすい素因）の分子基盤に焦点を当てた研究により，家族性癌症候群患者に対する個別的ケアの能力を高めるだけでなく，散発性癌の生物学的基礎を明らかにすることが期待できる．

　家族性乳癌・卵巣癌は最も特徴的な遺伝性症候群の1つになっており，1990年代初期，BRCA1およびBRCA2乳癌・卵巣癌感受性遺伝子の同定[1,2]に焦点を当てたマスメディア報道からも明らかなように，かなり大きな関心事となっている．これら2つの遺伝子の局在確認とその後のクローニングが行われて以降，科学界の遺伝性癌感受性に関する理解は劇的に深まった[1〜4]．遺伝の疾患の特性に関連した多くの科学的，臨床的，および社会経済的な課題が，遺伝性乳癌・卵巣癌（hereditary breast-ovarian cancer；HBOC）症候群との関連で初めて明らかになった．この疾患は，家族性癌の素因をもつ患者の遺伝子検査とその取り扱いの最前線となったのである．

　遺伝性癌ならびに遺伝的評価とリスク低減戦略の選択肢に対する社会の認識を考慮すると，女性のケアに従事している婦人科医およびその他の医師にとり，遺伝性癌症候群の微妙な差異を熟知することがますます重要になっている．本章では，遺伝性卵巣癌に関与する遺伝子の概説，遺伝的評価および可能な場合の遺伝子検査によって利益が得られる女性を同定する助けとなる臨床的特徴，および遺伝性卵巣癌感受性のある女性に対して利用可能な臨床管理の選択肢を含め，遺伝性卵巣癌の臨床的意義について検討した．

遺伝性卵巣癌に対する遺伝学上の基盤

　癌の発生に関連する遺伝的形質，環境，ホルモン，および行動を含んだ多くの因子があるにもかかわらず，ヒト発癌を説明するための単一で統合された理論は依然として打ち立てられていない．しかし，癌が遺伝的疾患であることは明らかであり，研究技術が急速に進化するにつれ，明らかな遺伝的欠陥（genetic defect）が確認できる癌の数は増え続けている．

　組織の中に存在する細胞の総数は，細胞増殖，老化およびアポトーシスのバランス（critical balance）に依存している．卵巣癌には，染色体および分子レベルの両方における高度の遺伝子破壊がみられ，さらにこれらのプロセスのコントロールに関与する卵巣表層上皮を一次標的とする遺伝子の悪性転化（malignant transformation）を基盤とする遺伝子変化が存在する[5,6]．したがって，卵巣癌の発生は癌抑制遺伝子（tumor suppressor gene）の不活化または癌遺伝子（oncogenes）の活性化に起因し，その結果，細胞数の増加という

実質的な影響を伴った複雑な制御経路の破壊が起こる[7]．DNA 修復遺伝子（DNA repair genes）を不活化する変異により，その他の発癌性変異の集積が促進される．

　癌抑制遺伝子は通常増殖を抑制する蛋白質をコードしており，これら遺伝子の不活化は大部分の癌発生に関与している．大部分の遺伝性癌症候群は癌抑制遺伝子における生殖細胞変異（germline mutation）の伝播に起因している．Knudson の "two-hit" モデルは，腫瘍発生の表現型としての効果を発揮するためには両方のアレル（allele）が不活化される必要があるとのパラダイムを確立した[8]．遺伝性癌感受性の場合，最初の "hit" は遺伝子の1つのコピーにおける不活化（生殖細胞系）変異の継承である．後に，体細胞イベント（しばしば大きな染色体の消失）が2番目の "hit" をもたらし，腫瘍抑制機能が完全に消失する．対照的に，散発性癌は，生命体の生涯を通じて得られた遺伝子変化の集積によって生じる．癌抑制遺伝子の不活化のメカニズムは，生殖細胞または体細胞を問わず，1つの癌と次の癌とで異なっている可能性がある．癌抑制遺伝子における変異は，しばしばシークエンスを変化させ，終止コドン（TAG，TAA，または TGA）および短縮した蛋白質産物の産生をもたらす．いくつかのタイプの変異イベントは，ナンセンス変異を含め，そのような終止コドンの生成をもたらす可能性があり，ここでは一塩基置換によってヌクレオチド配列が特定アミノ酸をコードする配列から終止コドンを産生する配列に変化している．さらに，DNA のリーディングフレームを壊す1つまたはいくつかのヌクレオチドのわずかな欠失（deletion）または挿入（insertion）（フレームシフト）も，下流に終止コドンをもたらす．一部の例では，コードされた蛋白質中の1つのアミノ酸だけが変化したミスセンス変異が起こる．そのような変化の機能的重要性は，アミノ酸の変化と遺伝子内での局在によって決まる．1つのアレルの変異は，生殖細胞または体細胞を問わず，通常は染色体の一部またはすべての欠失によって対応する野生型アレルの体細胞不活化が起こった後に発生する．このヘテロ接合性の消失は，癌抑制遺伝子不活化の特徴として認識されるようになった．癌抑制遺伝子は，プロモーター領域のメチル化によっても不活化されると考えられる．

　癌遺伝子（oncogenes）によってコードされた蛋白質は通常，増殖促進に関与するが，これらの遺伝子産物が過剰に活性化すると，悪性転化のプロセスに関与することになる．癌遺伝子の活性化は，点突然変異よる遺伝子コピー数の増幅，または染色体上の1つの部位から他への転座（translocation）による遺伝子コピー数の増幅を通じても起こりえる．

遺伝性卵巣癌：遺伝子と疾病パターン

　多くの因子が女性の卵巣癌発症リスクに影響を与えるが，家族歴はこの疾病に対するリスクの最も重要な予測因子であると考えられている．全体として，ヒトの癌のほぼ 10％ は常染色体優性感受性アレル（autosomal dominant susceptibility allele）の存在と一致する家族歴をもつ個人に発生する[9,10]．したがってアメリカでは，毎年の卵巣癌新規患者2万2000例のうち2,000例以上での発症に遺伝的リスクが関与していると考えられる[11〜13]．

　伝統的に，遺伝性卵巣癌は大きく2つの臨床的に定義された症候群に分類される．① HBOC 症候群（部位特異的卵巣癌，site-specific ovarian cancer）および乳癌・卵巣癌素因を

含む），②遺伝性非ポリポーシス大腸癌（HNPCC）/Lynch症候群である．大多数の遺伝性乳癌は*BRCA1*または*BRCA2*関連であるが，Li-Fraumeni症候群（生殖細胞系*TP53*遺伝子変異に起因）およびCowden症候群（*PTEN*遺伝子の生殖細胞変異に起因）を有する患者も乳癌のリスクが増加している[3, 14~16]．

　遺伝子連鎖研究は，部位特異的卵巣癌の家族および乳癌・卵巣癌の家系の大多数は*BRCA1*遺伝子における変化に起因しており，家族性部位特異的乳癌（familial site-specific breast cancer）は，*BRCA1*（家族のほぼ45%）または*BRCA2*（家族のほぼ35%）の変化に起因していることを示唆している[4, 14, 17]．しかし，乳癌・卵巣癌の家族歴をもつ卵巣癌患者を対象としたアメリカ婦人科癌グループ（Gynecologic Oncology Group；GOG）の研究において，適格患者26例中の12例だけに*BRCA1*または*BRCA2*の病的変異（*BRCA1*変異8例および*BRCA2*変異4例）が認められ，*BRCA1*の変異は*BRCA2*に比べて2倍の数の遺伝性卵巣癌の原因になっていることを示唆し，また家族性卵巣癌の表現型に関係するさらなる感受性アレルが存在する可能性も提起している[18]．最近になってこの説が支持されており，イギリスおよびアメリカでの283例の卵巣癌家系のシークエンス解析および大領域ゲノム再構成解析（sequence and large genomic rearrangement analysis）において，それぞれ37%および9%の家族だけに*BRCA1*または*BRCA2*における変異が確認された[19]．興味深いことに，この研究において，*BRCA1*または*BRCA2*変異の頻度は乳癌例の少ない家族でより低かった．変異は3例以上の卵巣癌および1例以上の乳癌（60歳未満）を有する家族の81%で確認されたが，一方，卵巣癌が2例のみ，あるいは乳癌例がなかった家系における変異の頻度は27%に留まった．この卵巣癌家系における*BRCA1*および*BRCA2*の全長に及ぶ(comprehensive)解析は，ほかにも遺伝性卵巣癌遺伝子が存在する可能性があるとの見解を支持している．これに関し，DNAミスマッチ修復遺伝子である*MLH1*および*MSH2*にみられる変異は，HNPCC/Lynch症候群としての遺伝性卵巣癌例の原因としては少ないことが示されている[20~22]．*BRCA1*および*BRCA2*以外の優性感受性遺伝子の変異による不活化は，こうした多くの*BRCA1*または*BRCA2*陰性卵巣癌および乳癌・卵巣癌家系の説明になると考えられるが，一塩基変異多型を含む浸透度の低い感受性アレルも遺伝性卵巣癌家族のサブセットと関係している可能性がある．

卵巣癌感受性遺伝子の変異に関連したリスク

　*BRCA1*および*BRCA2*遺伝子はそれぞれ染色体17qおよび13qに位置している[3, 4]．両方とも20以上のエクソン（exson）を含み，7,000塩基対を超える転写産物を産生する大きな遺伝子である[1, 2]．不活化変異は，両遺伝子の全コード配列にわたって確認されている[18, 19]．*BRCA1*感受性遺伝子に生殖細胞変異をもつ人には，70歳までに最大69%の乳癌リスクおよび46%の卵巣癌リスクがある[23, 24]．生殖細胞系*BRCA2*変異は70歳までに74%の乳癌リスクおよび12%の卵巣癌リスクをもたらす[23, 24]．Lynch/HNPCC症候群の原因となるDNAミスマッチ修復遺伝子（*MLH1*, *MSH2*, *MSH6*）変異をもつ人には，70歳までに約42~60%の子宮内膜癌リスクおよび9~12%の卵巣癌リスクがある[25, 26]．HNPCCを有する女性と男性にも最大60%の大腸癌の生涯リスクがある．

遺伝性卵巣癌のリスクがある女性の把握

　伝統的に，遺伝性癌症候群の特徴には本疾患に罹患した複数の家系構成員の存在，若年齢での癌発病，および多発または両側性原発性癌の存在が含まれている[27〜29]．このような臨床的指標はよく認識されているが，最近筆者らの分子遺伝学の理解が進み，遺伝性癌にかかりやすくなる一部の遺伝子変化を特定し[1, 2, 30〜34]，より定量化と個別化が進んだ遺伝性卵巣癌の評価および個別化されたスクリーニングとこの疾患の罹患率を低減できる予防戦略の選択肢を提供することが可能になってきた[35〜44]．これに関連して，遺伝性癌のリスク評価(hereditary cancer risk assessment)と遺伝子検査とを区別することは重要である．遺伝性癌のリスク評価は，リスク評価，教育，およびカウンセリングを含んだプロセスであり，適切なカウンセリングと同意が得られた後に必要に応じて実施される遺伝子検査を含めてもよい．

　残念ながら，プライマリケアの提供者，婦人科医，または癌専門医は，本来そのような評価の恩恵を受けることができるであろう多くの女性がいるにもかかわらず，リスクがあるとは認識していない．遺伝性卵巣癌のリスクがある女性のケア推進に対する最大の問題の1つは，患者が包括的な遺伝性癌のリスク評価を受けることができるような，癌遺伝学に精通した医師，遺伝カウンセラー，またはその他の医療従事者の適切な受診勧奨にある．これは1つには，患者に遺伝性癌のリスク評価を勧めるための指標とすべき臨床的パラメータに関する理解が不完全なことが原因と考えられ，大学院および卒後研修レベルでの遺伝学の教育を増進する必要性が強調されている．

遺伝性癌のリスク評価と癌専門医

　表1に掲載されたパラメータ一覧は，癌の既往歴がHBOC症候群に関する個別リスクに影響することを強調している．したがって，積極的な治療中または治療後の追跡期間中，内科，外科，および放射線科の癌専門医は，遺伝性癌リスクがある患者に遭遇する機会が他の医療提供者よりも多いと考えられる．明らかに，*BRCA1* または *BRCA2* における有害な変化を確認する機会は，家系内の早期発症乳癌・卵巣癌の例数とともに高まり，そのため一般的に，40歳以前(または追加リスク因子の存在下でのより高齢)に診断された乳癌の既往歴がある女性，あらゆる年齢層での卵巣癌，卵管癌および原発性腹膜癌を有する女性，両側性または多発性の原発性乳癌を有する女性，あるいは既知の家族性 *BRCA1* または *BRCA2* 変異がある女性は，遺伝性 *BRCA1* または *BRCA2* のリスク評価を勧める候補となる．同様に，50歳以前(または追加リスク因子の存在下でより高齢)に診断された子宮内膜癌または結腸癌を有する患者，同時性または異時性結腸癌を伴う子宮内膜癌または卵巣癌を有する患者，または家系に既知の Lynch/HNPCC 変異がある Lynch/HNPCC 関連腫瘍を有する患者には，Lynch/HNPCC 症候群に対する遺伝的評価を考慮すべきである．これは強調しておくべきことだが，臨床的パラメータは概して，卵巣癌発症の素因になる突然変異をもつ可能性が高い女性の同定を容易にするための単なる指針であり，遺伝的評価を勧める患者を選択または除外するための固定的な必要条件とみなすべきではない．

表1 HBOC症候群に対する遺伝性癌リスク評価(hereditary cancer risk assessment)の専門的知識をもつ医療提供者へ紹介する際の指針として考慮すべき臨床的パラメータ

次の場合，BRCA1またはBRCA2遺伝子の突然変異によって引き起こされるHBOC症候群に対する遺伝性癌リスク評価を考慮すべきである：

罹患した発症者(affected individual)が以下の項目の少なくとも1つを有していること：
　40歳以下での乳癌
　閉経前乳癌(50歳以下)および閉経前乳癌(50歳以下)を有する近親者*の存在
　閉経前乳癌(50歳以下)およびあらゆる年齢の卵巣癌，男性乳癌，または膵臓癌を有する近親者*の存在
　閉経後乳癌(50歳超)および年齢を問わず乳癌と診断された2人の近親者*の存在(特に少なくとも1例の癌は50歳以下で診断された場合)
　50歳以下での乳癌およびアシュケナージ(Ashkenazi Jewish)[訳注1]
　閉経後乳癌(50歳超)，アシュケナージ(Ashkenazi Jewish)，および年齢を問わず乳癌と診断された少なくとも1人の近親者*の存在(特に50歳以下で診断された場合)
　あらゆる年齢での卵巣癌，卵管癌，または原発性腹膜癌
　あらゆる年齢での癌および既知の家族性変異
　両側性を含む乳房の2つの原発腫瘍
　あらゆる年齢での卵巣癌，卵管癌，または原発性腹膜癌および乳癌
以下の非発症者：
　いずれかの上記規準に合致した第1度または第2度近親者

*近親者は第1度〔両親，兄弟姉妹，子どもといった家族における特定の個人から一世代(one meiosis)離れた人〕，第2度〔祖父母，孫，おじ，おば，おい，めい，片親が違う兄弟・姉妹といった一家系における特定個人から二世代(two meiosis)離れた人〕，第3度〔曾祖父母，いとこ(biologic first cousin)〕として定義．
略語　HBOC：hereditary breast/ovarian cancer(遺伝性乳癌・卵巣癌)

　卵巣癌，卵管癌，または原発性腹膜癌を有する女性をケアしている婦人科腫瘍専門医は，BRCA1またはBRCA2の生殖細胞変異をもつかなりの数の女性に遭遇する．ヒト癌のほぼ10%に遺伝的要素があることは一般的に受け入れられているが[9〜13]，最近のデータは，浸潤性，非粘液性(nonmucinous)の卵巣癌を有する女性の16%にBRCA1またはBRCA2の変異があることを示唆している[43]．上皮性卵巣癌の罹患患者232例を対象とした地域住民ベースの研究において，BRCA1とBRCA2の完全なシークエンス決定およびBRCA1の再配列検査は32(13.8%)の変異，すなわち20例(8.6%)のBRCA1における変異および12例(5.2%)のBRCA2における変異を明らかにした[45]．23例の境界悪性腫瘍または13例の粘液性腫瘍において変異は確認されず，浸潤性，非粘液性の卵巣癌におけるBRCA1またはBRCA2の変異の頻度は16.3%であった．BRCA2変異の40%以上は卵巣癌クラスター領域外にあった．この地域住民ベースの研究では，BRCA1またはBRCA2変異保持者(mutation carriers)の31%の第1度近親者または第2度近親者に乳癌または卵巣癌の家族歴はなかったことに留意する必要がある．本研究で確認されたBRCA1またはBRCA2変異の頻度および多くの遺伝子変異保持者における家族歴の欠如から，卵巣癌患者におけるBRCA1またはBRCA2リスクの臨床指標として家族歴が信頼できないことが明らかであり，この疾患の既往がある患者すべてに対して遺伝的評価を考慮すべきであることがわかる．

[訳注1]：東ヨーロッパ出身のユダヤ系アメリカ人．

MLH1, *MSH2*, *MSH6*, *PMS1* または *PMS2* を含む DNA ミスマッチ修復遺伝子の変異による常染色体優性遺伝を示す疾患である HNPCC/Lynch 症候群においても，婦人科腫瘍専門医は遺伝性卵巣癌に遭遇することがある．この症候群の特徴は，大腸癌，子宮内膜癌，上部消化器癌，尿路癌，および卵巣癌といった多くの癌に対する素因となることである．前述のように，子宮内膜癌と卵巣癌のリスク(70歳まで)はそれぞれ約 42〜60％，および 9〜12％ で[36,37]，同時または既往の HNPCC/Lynch 関連癌がある患者においてこれら2疾患のどちらか一方が存在すれば，潜在的な遺伝的評価の適応とみなすべきである．

■遺伝性癌のリスク評価と産婦人科医およびプライマリケアの提供者

　遺伝性癌のリスク評価(risk assessment)の恩恵を受けると考えられる患者の多くは癌の既往歴がないか，または癌を克服した患者であり，もはや癌専門医のケアを受けていない．したがって，これらの女性を見つけ，適切にリスク評価を受けさせるチャンスはプライマリケアの提供者や一般産科医および婦人科医において最も高く，このような医師たちには遺伝性癌症候群の特徴を熟知し，これに注意を払うことが求められる．前述のように，乳癌・卵巣癌(またはその他の Lynch/HNPCC 関連癌)に罹患した複数家族の存在，若年での癌発症，および多発性・両側性原発性癌の存在は，遺伝性癌症候群が存在する可能性の指標とみなすべきである[27〜29]．しかしながら，遺伝性癌のリスク評価の専門的知識をもつ医療提供者へ紹介するのに役に立つ具体的な臨床的パラメータがある(表1)．これらの臨床的特徴は，包括的評価では個人の既往歴と家族歴の両方を考慮することの重要性を明らかにし，発症年齢，民族性，および患者と家族の両方における多発性・両側性原発性癌の有無の重要性を示している．これらの具体的基準により遺伝的評価の対象となりうる患者の大部分を特定できるが，この規準を満たさなくても遺伝的リスク評価の恩恵を受けるべき患者が一部存在する．これらの患者には，女性近親者がほとんどいないため，家系変異の素因が存在するにもかかわらず婦人科癌が過小評価される結果になった家系[46,47]，若年で子宮摘出術・卵巣摘出術を受けたため，遺伝性婦人科癌の素因が隠された可能性のある複数の構成員がいる家系[48]，および親族に養子縁組がある家系の構成員が含まれる．

　家系内の有害な突然変異の遺伝の可能性を評価するときには，発症者の検査から開始するのが最も効率的であることに注意すべきである．

■遺伝的評価の利点とリスクに関連する疑問

　産科医と婦人科医，プライマリケアの提供者，および癌専門医は遺伝性癌のリスク評価から恩恵を受ける可能性がある個人を見つけるのにより積極的になると，遺伝的リスク評価と遺伝子検査のプロセスとその意味について，患者から質問を受ける機会が増えるであろう．そのため臨床医は，その限界，利点，およびリスクを含めたプロセスの概要を提示できるよう備えておくべきである．

臨床的利点および遺伝的評価(genetic assessment)後の取り扱い(management)の選択

　遺伝性癌のリスク評価を行うと，個別化され，しかも定量的なリスク評価，および個別化されたスクリーニングと罹患率を低下させる可能性がある予防戦略の選択肢を医師が提供できるようになる[35〜44]．これに関し，ハイリスク患者の転帰を改善するための核磁気共鳴画像診断を用いた乳癌の検査[38,39]，大腸内視鏡によるHNPCC/Lynch大腸癌の検査[40]，および予防的手術[41〜44]を含めたいくつかの戦略が示されている．予備的研究によって，予防的手術が一部の患者で婦人科癌リスクを90％以上低下させることが示唆されている[35〜37]．結果の与えるインパクトは明らかでないが，一般的に使用されているその他の取り扱い方法についての戦略には，マンモグラフィによる乳癌検査，血清腫瘍マーカー(例えばCA125など)，経腟超音波検査，および子宮内膜生検などがある．HBOCのリスクがある患者に対する化学予防(chemoprevention)には，卵巣癌リスクを低減するための経口避妊薬や，タモキシフェンをはじめとする乳癌リスク低減のための選択的エストロゲン受容体モジュレーター(SERM)などがある．

遺伝的評価のリスクと限界

　遺伝性癌感受性の遺伝子検査には検査のリスク，利益，および限界に関する教育およびカウンセリング(検査の前後)を含めたインフォームド・コンセントが必要である．その際に提示する情報には，心理的ストレス，家族関係の変化，および社会的，経済的，教育的，および保険に関連した差別など，ポジティブあるいはネガティブ両方の遺伝子検査の結果から想定される要素を含めるべきである．保険・雇用差別の可能性はあるが，現在までにこれが起こったという証拠はほとんどない[53〜55]．さらに，差別に対する法的保護は依然として不完全であるが，1996年の医療保険の相互運用性と説明責任に関する法律(Health Insurance Portability and Accountability Act)は，症状がみられない限り，遺伝子検査の結果を既定の条件とみなすことを禁じている[56]．こうした事情にもかかわらず，多くの患者は医療保険会社から遺伝子サービスに対する償還を受けることに消極的のようである．現在，全長に及ぶ*BRCA1*または*BRCA2*のスクリーニングに必要な料金は3,000ドルを超えるのに対し，単一部位の変異(既知の家族性変異)および複数の点変異(3つのアシュケナージ変異)に対する料金はそれぞれ400ドル未満および500ドルである．HNPCC検査の料金は現在約2,000ドルである．

　コスト情報に加え，検査前カウンセリングにも現在の遺伝子検査技術の限界とそれに伴う偽陰性のリスク，および意義が不明な遺伝子変異に関連した不確実性に関する教育を含めるべきである．*BRCA1*または*BRCA2*におけるミスセンス変異やわずかな挿入または欠失の検出の失敗に関連する遺伝子検査エラーの確率は低い(<1%)と考えられているが，容易に同定しがたい大きな構造的再配列がみられる場合，一部の集団において，未発見の変異がかなりの割合で存在している可能性がある[56〜58]．検査後のカウンセリングには，前述したようなリスク低減戦略に関する教育を含めるべきである．

21歳未満の女性における乳癌，卵巣癌，または子宮内膜癌の発症リスクは，たとえ遺伝性癌感受性遺伝子に変異があった場合でも低い．したがって，HBOCまたはLynch/HNPCCに対する遺伝子検査の結果が21歳未満の女性の臨床的取り扱いを変化させることは，ごく稀であろう．この事実と遺伝子検査の潜在的な負の結果を踏まえ，21歳未満の女性のHBOCまたはLynch/HNPCCに対する遺伝子検査は，極めて早期に発症した癌の家族歴がない場合には勧められない．

症例報告 Case Report

J.F.氏は50歳のときの2001年1月に初めて左乳癌と診断され，次いで2002年10月に右乳房の非浸潤性乳管癌を発症した．2003年1月，毎年受診している婦人科の診察時に骨盤内腫瘤があることがわかり，その後にIIIC期の卵巣癌と診断された．彼女の家族歴は，父方祖母の閉経後乳癌，父方のおば6人中3人のそれぞれ43歳，46歳，および54歳時に診断された乳癌，父方のいとこ3人のそれぞれ35歳，42歳，および50歳時に診断された乳癌であった．彼女の既往歴および家族歴のため2005年2月に遺伝カウンセリングを勧められ，2005年5月に受けたBRCA検査でBRCA1変異が明らかになった．

銘記すべき点 Learning Points

- 乳癌，卵巣癌，卵管癌，または原発性子宮内膜癌の診断時には家族歴を精査し，妥当な場合には遺伝カウンセリングを受けるように配慮されるべきである．
- 2つの別個の原発性乳癌または乳癌と卵巣癌の両方を発症した患者では遺伝子異常（genetic abnormality）を強く疑ったほうがよい．

文献 References

1. Miki Y, Swensen J, Shattuck-Eidens D, et al. A strong candidate for the breast and ovarian cancer susceptibility gene BRCA1. Science 1994; 266(5182):66–71.
2. Wooster R, Bignell G, Lancaster J, et al. Identification of the breast cancer susceptibility gene BRCA2. Nature 1995; 378(6559):789–792.
3. Hall JM, Lee MK, Newman B, et al. Linkage of early-onset familial breast cancer to chromosome 17q21. Science 1990; 250:1684–1689.
4. Wooster R, Neuhausen SL, Mangion J, et al. Localization of a breast cancer susceptibility gene, BRCA2, to chromosome 13q12-13. Science 1994; 265(5181):2088–2090.
5. Gallion HH, Powell DE, Smith LW, et al. Chromosome abnormalities in human epithelial ovarian malignancies. Gynecol Oncol 1990; 38:473–477.
6. Iwabuchi H, Sakamoto M, Sakunaga H, et al. Genetic analysis of benign, low-grade, and high-grade ovarian tumors. Cancer Res 1995; 55:6172–6180.
7. Bishop JM. Cancer: the rise of the genetic paradigm. Genes Dev 1995; 9:1309–1315.
8. Knudson AG. Hereditary predisposition to cancer. Ann N Y Acad Sci 1997; 833:58–67.
9. Lynch HT, Bewtra C, Wells IC, et al. Hereditary ovarian cancer: clinical and biomarker studies. In: Lynch HT, Kullander S, eds. Cancer Genetics in Women. Boca Raton: CRC Press, Inc., 1987:49–97.
10. Claus EB, Thompson N, Risch N. Genetic analysis of breast cancer and steroid hormone study. Am J Hum Genet 1991; 48:232–242.

11. American Cancer Society. Cancer Facts & Figures 2007. Atlanta: American Cancer Society, 2007.
12. Whittemore AS. Characteristics relating to ovarian cancer risk: implications for prevention and detection. Gynecol Oncol 1994; 55:S15–S19.
13. Risch HA, McLaughlin JR, Cole DE, et al. Prevalence and penetrance of germline BRCA1 and BRCA2 mutations in a population series of 649 women with ovarian cancer. Am J Hum Genet 2001; 68(3):700–710.
14. Easton DF, Bishop DT, Ford D, et al. Genetic linkage analysis in familial breast and ovarian cancer: results from 214 families. The Breast Cancer Linkage Consortium. Am J Hum Genet 1993; 52(4):678–701.
15. Garber JE, Goldstein AM, Kantor AF, et al. Follow-up study of twenty-four families with Li-Fraumeni syndrome. Cancer Res 1991; 51(22):6094–6097.
16. Tsou HC, Teng DH, Ping XL, et al. The role of MMAC1 mutations in early-onset breast cancer: causative in association with Cowden syndrome and excluded in BRCA1-negative cases. Am J Hum Genet 1997; 61(5):1036–1043.
17. Gayther SA, Mangion J, Russell P, et al. Variation of risks of breast and ovarian cancer associated with different germline mutations of the BRCA2 gene. Nat Genet 1997; 15(1):103–105.
18. Reedy M, Gallion H, Fowler JM, et al. Contribution of BRCA1 and BRCA2 to familial ovarian cancer: a gynecologic oncology group study. Gynecol Oncol 2002; 85(2):255–259.
19. Ramus SJ, Harrington PA, Pye C, et al. Contribution of BRCA1 and BRCA2 mutations to inherited ovarian cancer. Hum Mutat 2007; 28(12):1207–1215.
20. Narod S, Ford D, Devilee P, et al. Genetic heterogeneity of breast-ovarian cancer revisited. Breast Cancer Linkage Consortium. Am J Hum Genet 1995; 57(4): 957–958.
21. Frank TS, Manley SA, Olopade OI, et al. Sequence analysis of BRCA1 and BRCA2: correlation of mutations with family history and ovarian cancer risk. J Clin Oncol 1998; 16(7):2417–2425.
22. Bewtra C, Watson P, Conway T, et al. Hereditary ovarian cancer: a clinicopathological study. Int J Gynecol Pathol 1992; 11(3):180–187.
23. Antoniou A, Pharoah PD, Narod S, et al. Average risks of breast and ovarian cancer associated with BRCA1 or BRCA2 mutations detected in case series unselected for family history: a combined analysis of 22 studies. Am J Hum Genet 2003; 72(5): 1117–1130.
24. King MC, Marks JH, Mandell JB, and New York Breast Cancer Study Group. Breast and ovarian cancer risks due to inherited mutations in BRCA1 and BRCA2. Science 2003; 302(5645):643–646.
25. Dunlop MG, Farrington SM, Carothers AD, et al. Cancer risk associated with germline DNA mismatch repair gene mutations. Hum Mol Genet 1997; 6:105–110.
26. Aarnio M, Sankila R, Pukkala E, et al. Cancer risk in mutation carriers of DNA-mismatch-repair genes. Int J Cancer 1999; 81:214–218.
27. Garber JE, Offit K. Hereditary cancer predisposition syndromes. J Clin Oncol 2005; 23:276–292.
28. Wooster R, Weber BL. Breast and ovarian cancer. N Engl J Med 2003; 348:2339–2347.
29. Lynch HT, de la Chapelle A. Hereditary colorectal cancer. N Engl J Med 2003; 348:919–932.
30. Lancaster JM, Wooster R, Mangion J, et al. BRCA2 mutations in primary breast and ovarian cancers. Nat Genet 1996; 13:238–240.
31. Fishel R, Lescoe MK, Rao MR, et al. The human mutator gene homolog MSH2 and its association with hereditary nonpolyposis colon cancer. Cell 1993; 75:1027–1038.
32. Leach FS, Nicolaides NC, Papadopoulos N, et al. Mutations of a mutS homolog in hereditary nonpolyposis colorectal cancer. Cell 1993; 75:1215–1225.

33. Bronner CE, Baker SM, Morrison PT, et al. Mutation in the DNA mismatch repair gene homologue hMLH1 is associated with hereditary non-polyposis colon cancer. Nature 1994; 368:258–261.
34. Papadopoulos N, Nicolaides NC, Wei YF, et al. Mutation of a mutL homolog in hereditary colon cancer. Science 1994; 263:1625–1629.
35. King MC, Marks JH, Mandell JB, and New York Breast Cancer Study Group. Breast and ovarian cancer risks due to inherited mutations in BRCA1 and BRCA2. Science 2003; 302:643–646.
36. Dunlop MG, Farrington SM, Carothers AD, et al. Cancer risk associated with germline DNA mismatch repair gene mutations. Hum Mol Genet 1997; 6:105–110.
37. Aarnio M, Sankila R, Pukkala E, et al. Cancer risk in mutation carriers of DNA-mismatch-repair genes. Int J Cancer 1999; 81:214–218.
38. Kriege M, Brekelmans CT, Boetes C, et al. Efficacy of MRI and mammography for breast-cancer screening in women with a familial or genetic predisposition. N Engl J Med 2004; 351:427–437.
39. Warner E, Plewes DB, Hill KA, et al. Surveillance of BRCA1 and BRCA2 mutation carriers with magnetic resonance imaging, ultrasound, mammography, and clinical breast examination. JAMA 2004; 292:1317–1325.
40. Jarvinen HJ, Aarnio M, Mustonen H, et al. Controlled 15-year trial on screening for colorectal cancer in families with hereditary nonpolyposis colorectal cancer. Gastroenterology 2000; 118:829–834.
41. Kauff ND, Satagopan JM, Robson ME, et al. Risk-reducing salpingo-oophorectomy in women with a BRCA1 or BRCA2 mutation. N Engl J Med 2002; 346:1609–1615.
42. Rebbeck TR, Lynch HT, Neuhausen SL, et al. Prophylactic oophorectomy in carriers of BRCA1 or BRCA2 mutations. N Engl J Med 2002; 346:1616–1622.
43. Meijers-Heijboer H, van Geel B, van Putten WL, et al. Breast cancer after prophylactic bilateral mastectomy in women with a BRCA1 or BRCA2 mutation. N Engl J Med 2001; 345:159–164.
44. Schmeler KM, Lynch HT, Chen LM, et al. Prophylactic surgery to reduce the risk of gynecologic cancers in the Lynch syndrome. N Engl J Med 2006; 354:261–269.
45. Pal T, Permuth-Wey J, Betts JA, et al. BRCA1 and BRCA2 mutations account for a large proportion of ovarian carcinoma cases. Cancer 2005; 104(12):2807–2816.
46. Weitzel JN, Lagos VI, Cullinane CA, et al. Limited family structure and BRCA gene mutation status in single cases of breast cancer. JAMA 2007; 297:2587–2595.
47. Kauff ND, Offit K. Modeling genetic risk of breast cancer. JAMA 2007; 297: 2637–2639.
48. Kramer JL, Velazquez IA, Chen BE, et al. Prophylactic oophorectomy reduces breast cancer penetrance during prospective, long-term follow-up of BRCA1 mutation carriers. J Clin Oncol 2005; 23:8629–8635.
49. King MC, Wieand S, Hale K, et al. Tamoxifen and breast cancer incidence among women with inherited mutations in BRCA1 and BRCA2. National Surgical Adjuvant Breast and Bowel Project (NSABP-P1) Breast Cancer Prevention Trial. J Am Med Assoc 2001; 286:2251–2256.
50. Gronwald J, Tung N, Foulkes WD, et al., and Hereditary Breast Cancer Clinical Study Group. Tamoxifen and contralateral breast cancer in BRCA1 and BRCA2 carriers: an update. Int J Cancer 2006; 118:2281–2284.
51. Weitzel JN, Robson M, Pasini B, et al. A comparison of bilateral breast cancers in BRCA carriers. Cancer Epidemiol Biomarkers Prev 2005; 14:1534–1538.
52. Burke W, Daly M, Garber J, et al. Recommendations for follow-up care of individuals with an inherited predisposition to cancer. II. BRCA1 and BRCA2. Cancer Genetics Studies Consortium. JAMA 1997; 277(12):997–1003.
53. Burke W, Petersen G, Lynch P, et al. Recommendations for follow-up care of individuals with an inherited predisposition to cancer. I. Hereditary nonpolyposis colon cancer. Cancer Genetics Studies Consortium. JAMA 1997; 277(11):915–919.

54. Hall MA, Rich SS. Laws restricting health insurers' use of genetic information: impact on genetic discrimination. Am J Hum Genet 2000; 66:293–307.
55. Armstrong K, Weber B, FitzGerald G, et al. Life insurance and breast cancer risk assessment: adverse selection, genetic testing decisions, and discrimination. Am J Med Genet A 2003; 120:359–364.
56. United States Department of Labor—Employee Benefits Security Administration. Available at: http://www.dol.gov/ebsa/faqs/faq_consumer_hipaa.html. Accessed August 10, 2007.
57. Walsh T, Casadei S, Coats KH, et al. Spectrum of mutations in BRCA1, BRCA2, CHEK2, and TP53 in families at high risk of breast cancer. JAMA 2006; 295(12): 1379–1388.
58. Agata S, Viel A, Della Puppa L, et al. Prevalence of BRCA1 genomic rearrangements in a large cohort of Italian breast and Breast/Ovarian cancer families without detectable BRCA1 and BRCA2 point mutations. Genes Chromosomes Cancer 2006; 45(9):791–797.

第 2 章

遺伝性子宮内膜癌の臨床的特徴

Clinical Relevance of Hereditary Endometrial Cancer

Karen H. Lu

キーポイント Key Points

- 全子宮内膜癌の約 5% は遺伝的素因による．
- Lynch 症候群は遺伝性子宮内膜癌の主体を占める．Lynch 症候群の女性が子宮内膜癌を発症する生涯リスクは 40〜60% で，大腸癌の生涯リスクは 40〜60%，さらに卵巣癌の発症リスクは 10〜12% である．
- 若年発症，大腸癌の既往がある，大腸癌および子宮内膜癌の家族歴があるなどの臨床的判断クライテリア(criteria)は Lynch 症候群関連子宮内膜癌の患者を同定するための着眼点(red flags)となりうる．
- MLH1, MSH2, MSH6, および PMS2 に対する免疫組織化学的染色やマイクロサテライト不安定性(MSI)検査などの腫瘍組織を用いた研究は，Lynch 症候群に対する遺伝子検査を施行する前の手がかりとなる．

はじめに

　　2008 年におけるアメリカの子宮内膜癌の罹患数は 4 万 100 人で死亡者数は 7,470 人と見積もられている[1]．子宮内膜癌の大部分は肥満が原因である．子宮内膜癌全体のおおむね 5% が遺伝的素因による[2]．最も一般的な子宮内膜癌に関連する遺伝性症候群は，Lynch 症候群あるいは遺伝性非ポリポーシス大腸癌(hereditary nonpolyposis colorectal cancer；HNPCC)症候群である．稀ではあるが，子宮内膜癌は Cowden 症候群の患者にもみられる(⇒第 15 章参照)．遺伝性婦人科癌では BRCA1 および BRCA2 関連卵巣癌に焦点が当てられているが，Lynch 症候群関連子宮内膜癌もまた婦人科腫瘍医および婦人科医にとって重要である．Lynch 症候群に関連した子宮内膜癌女性の同定が重要であるのは 2 つの理由による．1 つは，Lynch 症候群関連子宮内膜癌の女性は 2 番目の癌，例えば同時性・異時性の大腸癌を発症するリスクが高いことにある．これらの女性には大腸癌の予防あるいは早期発見に有効である大腸内視鏡検査を推奨すべきである[3]．もう 1 つの理由は，これらの女性に対する遺伝子検査が可能であるところにある．ひとたび Lynch 症候

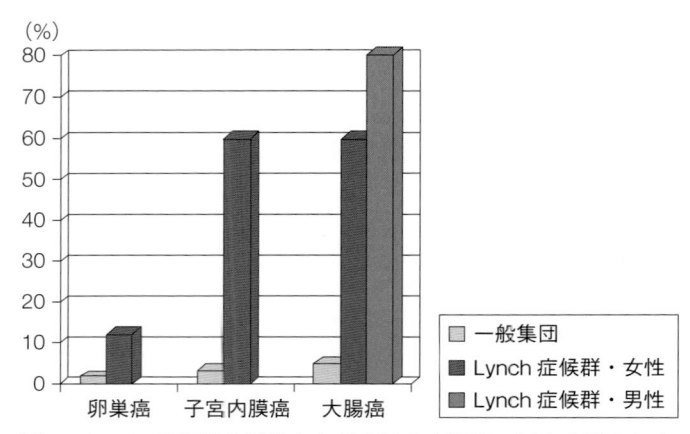

図1　Lynch 症候群の男性および女性の大腸癌，子宮内膜癌および卵巣癌発症の生涯リスク（一般集団のリスクとの比較）

群関連遺伝子変異が同定された場合，未発症の家系構成員（family members）に対して遺伝子検査を施行することが可能となる．本章では，臨床医にとり Lynch 症候群の可能性がある子宮内膜癌女性を同定するための特徴あるいは着眼点に焦点を当てる．

Lynch 症候群とは？

　　Lynch 症候群（あるいは HNPCC 症候群）は，若年発症の大腸癌と子宮内膜癌に特徴づけられる遺伝性癌症候群である[4]．過去には，Lynch 症候群は Lynch I と Lynch II に分けられ，Lynch I は家系内に多発する大腸癌が特徴とされており，さらに Lynch II は大腸癌と子宮内膜癌などの大腸癌以外の癌を有するのが特徴とされていた．しかしながら，これらの原因として DNA ミスマッチ修復遺伝子ファミリー（*MLH1*, *MSH2*, *MSH6*, *PMS2*）の生殖細胞変異（germline mutation）が判明したことにより，現在は簡潔に Lynch 症候群と称されている．この 10 年間で Lynch 症候群の遺伝子変異による発癌リスクに関する多くの報告がなされている．また，大腸癌や子宮内膜癌の患者のなかでどの患者に遺伝子検査を推奨するかを同定するための，臨床医にとって有用なクライテリアが確立されてきた．さらに，現在進行中の研究により有効な癌のスクリーニングや予防戦略が明確にされつつある．

　　一般集団に比較して，Lynch 症候群の患者は，大腸癌や子宮内膜癌の発症リスクが非常に高い（図1）．男性では，大腸癌の生涯リスクはおおよそ 80％ であり，女性では 40〜60％ である．さらに，Lynch 症候群の女性の子宮内膜癌の生涯リスクは 40〜60％ である[5,6]．これらは，一般集団における大腸癌のリスク（4〜5％）および子宮内膜癌のリスク（3％）より有意に高い．Lynch 症候群の女性のその他の癌の生涯リスクは卵巣癌 12％，小腸癌 5％ 以下，胃癌 13％，腎盂の癌および尿管癌 4％，胆道系癌 2％，脳腫瘍 4％ とされている[5,6]．皮脂腺腺腫/腺癌やケラトアカントーマを罹患することもあり，この Lynch 症候群の亜群（variant）は Muir-Torre 症候群と称される．

　　ミシガン大学の病理学者の Alfred Warthin 博士は，1913 年に Lynch 症候群の最初の

表1 アムステルダムクライテリアⅡ(以下の項目をすべて満たす必要がある)

- 家系内に少なくとも3人の組織学的診断が確認されているHNPCCに関連した腫瘍(大腸癌,子宮内膜癌,小腸癌,尿管あるいは腎盂の癌)が認められ,そのうちの1人は他の2人に対して第1度近親者であること.さらに家族性大腸腺腫症が除外されていること
- 少なくとも2世代にわたって発症していること
- 少なくとも1人は50歳未満で診断されていること

略語:HNPCC,hereditary nonpolyposis colorectal cancer(遺伝性非ポリポーシス大腸癌)

家系を報告している.Warthin博士御用達の女裁縫師は,彼女の家系構成員に胃癌と子宮癌で亡くなった者が多数おり,しかも幾人かは若年発症であることを博士に伝えた.実際に,この女裁縫師も最終的に子宮内膜癌で亡くなった.この家系はWarthin博士により1913年の『Archives of Internal Medicine』に「ファミリーG」として報告された[7].この家系はHenry Lynch博士によりその後の追跡調査が引き継がれ,1971年に『Cancer』に報告された.さらに家系内の特定の遺伝子異常が関与していることが2005年に報告された[8,9].遺伝性癌症候群のなかでの子宮内膜癌の重要性は早い段階より認識されていたにもかかわらず,その後の研究は大腸癌のリスクに焦点が当てられた.

Lynch症候群の個人の同定

遺伝子異常の発見以前には,Lynch症候群の診断は臨床的クライテリア,いわゆるアムステルダムクライテリアに基づいていた.家系内に3人の大腸癌患者がおり,2世代にわたり発症し,1人は50歳未満で発症している場合,HNPCCあるいはLynch症候群と診断される.当初は大腸癌に焦点が当てられていたが,このアムステルダムクライテリアは,すべてのLynch症候群関連癌を含めて改訂された(**表1**)[10].アムステルダムクライテリアⅡを想起させる簡単な方法として,「3-2-1ルール」がある.すなわち,家系内に3人以上のLynch症候群関連癌(大腸癌,子宮内膜癌,卵巣癌,小腸癌,胃癌,腎盂の癌,胆道系癌,脳腫瘍など)が存在すること,2世代にわたり発症していること,少なくとも1人は50歳未満で診断されていることである.

1990年代初頭には,Lynch症候群の遺伝子異常はDNAミスマッチ修復遺伝子群(DNA mismatch repair gene family)に起こっていることが発見された.Lynch症候群家系では*MLH1*,*MSH2*,*MSH6*および*PMS2*遺伝子に特定の異常が確認された[11~14].*MLH1*および*MSH2*遺伝子変異はLynch症候群の患者の90%以上に見つかる[15].*MSH6*遺伝子変異を有する家系では子宮内膜癌の発症リスクが高く,しかも高齢での大腸癌と子宮内膜癌の発症がみられる[16~18].Lynch症候群の個々人は異常なミスマッチ修復(mismatch repair;MMR)遺伝子の1つのアレル(allele,対立遺伝子)が継承される.さらに,正常のアレルの体細胞での機能障害でもDNAミスマッチ修復の異常を引き起こす.DNAミスマッチ修復蛋白質は,DNA複製時に起こるエラーを修復するのに不可欠である.この特定の遺伝子変異は常染色体優性遺伝形式で継承される.すなわち,子どもたちは50%のリスクで遺伝子変異を有することになる.Lynch症候群の遺伝子変異を有する個々人

のすべてが癌を発症するわけではなく，いわゆる不完全浸透（incomplete penetrance）を示す．全体として　Lynch 症候群は全大腸癌の 3％，全子宮内膜癌の 3％ を占める[19]．一般集団では，Lynch 症候群の遺伝子変異は 500〜1,000 人に 1 人の割合で見つかり，これは，一般集団での BRCA1 および BRCA2 遺伝子変異率と同等である．

　　BRCA1 および BRCA2 遺伝子と異なり，Lynch 症候群の可能性がある個々人を評価する場合には，生殖細胞変異を検索する前の中間的なステップとして腫瘍組織を用いた研究が可能である．腫瘍組織での研究ではパラフィン包埋組織を用いることも可能である．MLH1, MSH2, MSH6, PMS2 に対する免疫組織化学的検討（immunohistochemistry；IHC）は比較的費用のかからない検査法である．IHC にてそれぞれの蛋白質発現の消失（例えば MSH2 蛋白発現消失）がある場合は，遺伝子の生殖細胞変異（例えば MSH2 遺伝子の生殖細胞変異）があることを意味する．よって，遺伝子検査は MSH2 遺伝子をターゲットとすることも可能である　しかしながら，IHC で MLH1 蛋白の発現消失が認められた場合，その理由として生殖細胞変異と MLH1 プロモーター領域のメチル化のどちらかが考えられる．MLH1 プロモーター領域のメチル化を否定するためにはさらに詳細な検査が必要である．

　　次の検査法としては，マイクロサテライト不安定性（microsatellite instability；MSI）検査があげられる[20]．MSI は DNA ミスマッチ修復機構の異常を検出する 1 つの指標とされている．Lynch 症候群の患者に発生した腫瘍組織では特徴的な MSI を示す．しかしながら，大腸癌と子宮内膜癌では，MSI は生殖細胞変異（例えば Lynch 症候群），非生殖細胞変異（nongermline mutation）あるいは体細胞変化（somatic change）のいずれかの結果により生じる．前述したように，MSI に最も関連する体細胞変化は MLH1 プロモーター領域のメチル化である．マイクロサテライトとは，1 個，2 個，3 個あるいは 4 個の繰り返しシークエンス（例えば CACACACA）が存在する DNA 内領域のことである．個々人の正常組織と腫瘍組織とを MSI 検査を用いて比較することにより，腫瘍組織の DNA ミスマッチ修復機構の異常を明らかにすることができる．アメリカ国立癌研究所（National Cancer Institute；NCI）は MSI を検出するための 6 つのサテライト領域（BAT25, BAT26, BAT40, D5S346, D2S123, D17S250）を推奨している．一般的に，この 6 つのサテライト領域に 2 個以上の allelic shift を有する場合，MSI-high（高頻度のマイクロサテライト不安定性）と表現される．これらの詳細は Russell Broaddus により第 11 章で述べられている．

Lynch 症候群の人の識別方法

　　伝統的に消化器内科，消化器外科，消化器腫瘍内科医は Lynch 症候群の患者を識別するための大きな役割を担っている．しかしながら，Lynch 症候群の女性は大腸癌と子宮内膜癌の生涯リスクは同等であるため，婦人科腫瘍医と婦人科医もまた Lynch 症候群に関連した子宮内膜癌の女性を識別する着眼点を認識する必要がある．Lynch 症候群に関連した子宮内膜癌の女性を識別する必要性として 2 つの理由があげられる．1 つ目の理由は，遺伝子検査はまず癌患者自身に施行する場合が最も有効なためである．若年の子宮内膜癌を治療する婦人科腫瘍医は，Lynch 症候群の可能性に着眼する最初の臨床医である

表 2　大腸癌の MSI 検査を施行するための改訂ベセスダクライテリア

以下に該当する場合には MSI 検査を行う必要がある．
1. 50 歳未満で診断された大腸癌
2. 年齢に関係なく，同時性・異時性の大腸癌あるいは HNPCC 関連腫瘍[*1]の発症
3. MSI-high[*2]組織所見[*3]を示す大腸癌で，60 歳未満に発症[*4]
4. 大腸癌と診断され，かつ第 1 度近親者の 1 人以上に HNPCC 関連腫瘍を発症し，癌の 1 つは 50 歳未満に発症している．
5. 大腸癌と診断され，かつ第 1 度および第 2 度近親者に年齢に関係がなく 2 人以上の HNPCC 関連腫瘍を発症している．

[*1]：HNPCC 関連腫瘍は，大腸癌，子宮内膜癌，胃癌，卵巣癌，膵臓癌，小腸癌，尿管および腎盂の癌，胆道系の癌，脳腫瘍（通常は Turcot 症候群にみられる膠芽腫），Muir-Torre 症候群にみられる皮脂腺腺腫およびケラトアカントーマや小腸癌が含まれる．
[*2]：MSI-high とは，マイクロサテライトマーカーとして NCI が推奨する 5 つのマーカーのうち 2 つ以上に変化が認められた場合をいう．
[*3]：腫瘍浸潤性リンパ球の存在，クローン様リンパ球反応，粘液癌＆印環癌分化，髄様増殖像
[*4]：3 番目の基準に年齢の基準を入れるか否かに関して，ワークショップ参加者間にコンセンサスはない．参加者の票決により 60 歳未満が基準とされた．
略語：MSI，microsatellite instability（マイクロサテライト不安定性）；HNPCC，hereditary nonpolyposis colorectal cancer（遺伝性非ポリポーシス大腸癌）；MSI-high，microsatellite instability-high（高頻度のマイクロサテライト不安定性）

かもしれない．子宮内膜癌の患者が遺伝子検査を受け，遺伝子変異が判明した場合，他の未発症の家系構成員が特異的な遺伝子変異に対する検査を受けることが可能となる．消化器癌と婦人科癌の両方の既往がある Lynch 症候群の女性を対象とした研究では，婦人科癌（通常は子宮内膜癌）が 50％ 以上の症例でセンチネル癌（sentinel cancer）であった[21]．2 つ目の理由としては，子宮内膜癌の患者では，もし Lynch 症候群であった場合，同時性・異時性の大腸癌の発症の可能性があるためである．この両方の問題点は最近の『New England Journal of Medicine』に掲載された症例（症例 13-2007）で焦点が当てられている．そのなかで，40 歳の子宮内膜癌と術前に診断された女性が，術中に大腸癌が判明したケースが紹介されている[22]．最終的に，彼女の病理検査で 3 つの原発癌，すなわち，進行期 IB の子宮内膜癌，進行期 IB の子宮内膜症由来の両側卵巣明細胞腺線維腫・境界悪性，およびデュークス分類 B1 の大腸癌が判明した．患者の診断に先立ち，彼女の家族歴では母親が 50 歳で子宮癌，および母方の祖父が 55 歳で大腸癌の既往が判明していた．家族は以前に Lynch 症候群と診断されたことはなかった．彼女は同時性の子宮内膜癌と大腸癌のため，遺伝カウンセリング（genetic counseling）を紹介された．大腸癌と子宮内膜癌の腫瘍組織を用いて，MSI と免疫組織化学的検討を行ったところ，両腫瘍とも MSI と MSH2 蛋白の消失が判明した．彼女の *MSH2* 遺伝子の検査を行ったところ，変異が判明した．彼女の母親も検査にて同じ変異が判明し，2 人の未発症の姉妹も検査に関心をよせた．

　臨床医にとって大腸癌の患者が Lynch 症候群に該当するかどうかを判断するためのクライテリアが作成されている．これらはベセスダクライテリア（Bethesda criteria）と呼ばれ，2004 年に改訂されている（**表 2**）[23]．改訂ベセスダクライテリアでは 4 つの大きな基準が提唱されている．すなわち，① 若年発症，② 同時性・異時性癌，③ 特異的な組織型，④ 家族歴の 4 つである．SGO（Society of Gynecologic Oncology）により，子宮内膜癌

表3 遺伝性の子宮内膜癌，大腸癌および関連癌の可能性が約20〜25%以上あり，遺伝的リスク評価が推奨される患者

- 以下に記載する改訂アムステルダムクライテリア[29]を満たす子宮内膜癌あるいは大腸癌の患者
  - 家系内に少なくとも3人のLynch/HNPCC症候群に関連した腫瘍(大腸癌，子宮内膜癌，小腸癌，尿管あるいは腎盂の癌など)が認められる．
  - そのうちの1人は他の2人に対して第1度近親者であること
  - 少なくとも2世代にわたって発症していること
  - 少なくとも1人は50歳未満で診断されていること
- 同時性・異時性の子宮内膜癌と大腸癌の患者で，最初の癌が50歳未満で発症している．
- 同時性・異時性の卵巣癌と大腸癌の患者で，最初の癌が50歳未満で発症している．
- 大腸癌あるいは子宮内膜癌の患者で，ミスマッチ修復異常(例えばMSIあるいは免疫組織化学的検討によるMLH1，MSH2，MSH6，PMS2蛋白の発現消失)が証明されている．
- 第1度および第2度近親者にミスマッチ修復遺伝子変異が判明している患者

略語：HNPCC：hereditary nonpolyposis colorectal cancer（遺伝性非ポリポーシス大腸癌）；MSI, microsatellite instability（マイクロサテライト不安定性）

表4 遺伝性の子宮内膜癌，大腸癌および関連癌の可能性が約5〜10%以上あり，遺伝的リスク評価が有効とされる患者

- 50歳未満で発症した子宮内膜癌あるいは大腸癌の患者
- 年齢にかかわらず，子宮内膜癌あるいは卵巣癌の患者で，同時性・異時性大腸癌や他のLynch/HNPCC症候群に関連した腫瘍[*1]の既往があるもの
- 子宮内膜癌あるいは大腸癌の患者で，第1度近親者に50歳未満で発症したLynch/HNPCC症候群に関連した腫瘍[*1]の既往があるもの
- 年齢にかかわらず発症した大腸癌あるいは子宮内膜癌の患者で，第1度近親者あるいは第2度近親者[*2]に年齢にかかわらず2人以上にLynch/HNPCC症候群に関連した腫瘍[*1]の既往があるもの
- 以上のクライテリアを満たす第1度近親者あるいは第2度近親者[*2]がいる患者

[*1]：HNPCC関連腫瘍は，大腸癌，子宮内膜癌，胃癌，卵巣癌，膵臓癌，小腸癌，尿管および腎盂の癌，胆道系の癌，脳腫瘍(通常はTurcot症候群にみられる膠芽腫)，Muir-Torre症候群にみられる皮脂腺腺腫およびケラトアカントーマや小腸癌が含まれる．
[*2]：第1度近親者あるいは第2度近親者とは，両親，いとこ，子ども，おば，おじ，めい，おい，祖父母，孫が当てはまる[訳注1]．

略語：HNPCC, hereditary nonpolyposis colorectal cancer（遺伝性非ポリポーシス大腸癌）

の患者がLynch症候群に該当するかどうかに関して新しいガイドラインが作成されている(**表3，4**)[24]．一般的には，婦人科腫瘍医にとって，子宮内膜癌の患者がLynch症候群に該当するかを判断するために次の3つの基準が着眼点とされている．すなわち，①若年発症，②同時性・異時性癌，③家族歴の3つである．

■50歳以下の年齢

　50歳以下で発症した子宮内膜癌患者にLynch症候群に関連する遺伝子変異が同定される頻度に関して2つの研究がある．1つの研究では，Berendsらはフィンランド人の50歳以下の子宮内膜癌63人の*MLH1*，*MSH2*および*MSH6*遺伝子変異に関して検討している[25]．彼らは，8%(5/63例)にLynch症候群に関連した遺伝子変異を確認しており，その内訳は，*MLH1*遺伝子変異が1例，*MSH2*遺伝子変異が3例，および*MSH6*遺伝子変

[訳注1]：原文には記載がないが，同胞(兄弟姉妹)も第1度近親者に該当する．

異が1例であった．第1度近親者にLynch症候群関連癌の既往があるのは，これら若年性子宮内膜癌ではその頻度は23%まで上昇した．

　筆者(Lu)らのグループは，最近3つの婦人科腫瘍センターに紹介された子宮内膜癌100例に関する前方視的研究の結果を報告している[26]．その結果，9%（9/100例）にLynch症候群に関連した遺伝子変異が確認され，その内訳は，*MLH1*遺伝子変異が1例，*MSH2*遺伝子変異が7例，および*MSH6*遺伝子変異が1例であった．さらに別の2例に関しては，分子遺伝学的検討によりLynch症候群に合致する結果が得られている．Berendsらの研究結果と同様に，第1度近親者にLynch症候群関連癌の既往がある場合には，遺伝子変異が見出される割合は高頻度であった．さらに筆者らは，遺伝子変異保持者は非保持者と比較して有意にBMI（body mass index）が低値であることを見出した．筆者らの50歳以下の子宮内膜癌に関するコホート研究からは，BMIが30以上で家族歴に特記すべきことがない場合，Lynch症候群を否定できる可能性が高いことが判明した．これらのデータはさらに大規模な研究で確認される必要があるものの，臨床医にとっては有益な情報であると思われる．オハイオ州で行われた一般集団の子宮内膜癌に対する大規模な研究では，Hampelらは，50歳以下の81例中4例（4.9%）がLynch症候群関連遺伝子変異を有していたことを報告している[19]．全体的に，Berendsら，Luら，およびHampelらが報告した50歳以下の子宮内膜癌患者の遺伝子変異率は，50歳以下の大腸癌患者の遺伝子変異率と同等である[27]．以上をまとめると，50歳以下の子宮内膜癌患者がLynch症候群に合致するか否かを評価するためには，さらなる腫瘍組織を用いた研究を考慮する必要があるといえよう．

■同時性・異時性癌

　大腸癌の既往を有する子宮内膜癌患者はLynch症候群である可能性が高い．Millarらは，大腸癌と子宮内膜癌の既往を有する40例を対象に解析したところ，18%（7/40例）に*MLH1*あるいは*MSH2*遺伝子の生殖細胞変異を確認している[28]．よって，婦人科腫瘍医は，子宮内膜癌患者に大腸癌の既往がある場合には特に注意すべきこととして遺伝カウンセリングを受けるよう推奨する必要がある．

　筆者(Lu)らのグループでは消化器癌と婦人科癌の既往があるLynch症候群の女性ではどちらの癌が先に発症したかに関して検討した．消化器癌と婦人科癌の既往があるLynch症候群の女性117例を抽出し検討したところ，16例が同時性癌であり，残りの101例中52例（51%）が子宮内膜癌あるいは卵巣癌が先に診断され，49例（49%）は大腸癌が先に診断されていた[21]．子宮内膜癌が先に診断されたグループでは，消化器癌の発症に平均11年先行していた．したがって，婦人科腫瘍医は子宮内膜癌の患者がLynch症候群に該当するかどうかを識別するために極めて重要な役割を担う．さらに，遺伝カウンセリングや遺伝子検査を勧めることや，また大腸癌の発症リスクを減少させるために各施設で推奨されているスクリーニングを勧めることも重要な務めである．

　同時性の子宮内膜癌・卵巣癌では珍しいことではなく，全卵巣癌の約10%，および全子宮内膜癌の5%に見つかる．Lynch症候群の女性に子宮内膜癌と卵巣癌の両方が見つかることを考えた場合，これらの女性が生殖細胞変異を有する確率はどの程度か？　同時

性の子宮内膜癌・卵巣癌を有するLynch症候群の患者に関する症例報告はある．しかしながら，このような症例での卵巣癌の組織型にふれている詳細な研究はなく，さらに，Lynch症候群に関連した卵巣癌に関する研究はあまりなされていない．Solimanらは同時性子宮内膜癌・卵巣癌の102例を調査し，Lynch症候群の臨床的あるいは分子遺伝学的クライテリアに当てはまるものは7%にすぎないとしている[29]．これらのことから，同時性子宮内膜癌・大腸癌の症例は，同時性子宮内膜癌・卵巣癌の症例よりLynch症候群に関連している確率が高いといえる．

■家族歴

3つ目の着眼点は家族歴である．改訂ベセスダクライテリアのなかの1つには，「大腸癌の患者で，第1度近親者に1人以上の大腸癌あるいはLynch症候群関連癌が存在し，そのうち1人が50歳以下であること」と述べられている．さらには，「大腸癌患者で，第1度あるいは第2度近親者に年齢にかかわらず2人以上の大腸癌あるいはLynch症候群関連癌が存在すること」とされている．これらのクライテリアは子宮内膜癌の女性にも十分適応可能である．

■腫瘍組織学

改訂ベセスダクライテリアではLynch症候群に関連した大腸癌には特異的な組織型や腫瘍特性が含まれている．これらには，腫瘍浸潤性リンパ球の存在，クローン様リンパ球反応，粘液性/印環癌分化，髄様増殖像などが含まれている[23]．Lynch症候群関連子宮内膜癌では，この点に関する研究は少ないため，大腸癌と同じようなあるいは他のユニークな病理学的所見が存在するかどうか明らかにされていない．Broaddusらの50例を対象としたLynch症候群関連子宮内膜癌に関する臨床病理学的研究からは，進行期や組織型の分布に関しては一般の子宮内膜癌と同等であることが報告されている[30]．すなわち，78%はI期，10%はII期，12%はIII〜IV期であり，さらに84%は類内膜腺癌で分化度は44%が高分化型，39%は中分化型，16%は低分化型とされている．

■日常臨床での注意すべき事項

若年発症の同時性・異時性大腸癌と子宮内膜癌を有する患者，および/あるいは家系内にLynch症候群関連癌の家族が複数いるような患者に対し，婦人科腫瘍医は遺伝カウンセリングを強く推奨する必要がある．施設によっては，現在，癌の若年発症を含めた臨床的クライテリアに基づいて，分子遺伝学的スクリーニングが施行されている．遺伝子変異が明らかとなった場合，未発症の家族構成員に対して遺伝子検査を行うことが望まれる．あるグループからは大腸癌と子宮内膜癌に対するスクリーニングと予防法が提起されている．後の章(⇒12〜14章)で，Lynch症候群関連癌に対するスクリーニングと予防的手術を含めた予防法に関して議論がなされている．

全生存率

　　Lynch症候群関連子宮内膜癌の女性の予後は，散発性子宮内膜癌と比較して良好なのかそれとも不良なのか？　Boksらの研究では，Lynch症候群関連子宮内膜癌の患者の予後と年齢とステージをマッチさせた散発性子宮内膜癌の予後とを比較している[31]．その結果，5年累積生存率は，Lynch症候群関連子宮内膜癌では88%，散発性子宮内膜癌では82%と同等であった．Lynch症候群関連大腸癌では，全生存率はさらに良好とされている[32,33]．さらに，大腸癌II期，III期に対する5-FUベースの化学療法の効果はマイクロサテライト安定性(microsatellite stable；MSS)の症例と比較して，高頻度のマイクロサテライト不安定性(MSI-high)の症例では有効ではないことを支持するデータがある[34,35]．Lynch症候群関連子宮内膜癌が散発性子宮内膜癌と比較して予後が良好かどうかを確かめるためにさらなる研究が必要である．

まとめ

　　婦人科癌のなかでは*BRCA1*および*BRCA2*関連卵巣癌に注目が集まっており，Lynch症候群関連子宮内膜癌はそれほど注目されていない．Lynch症候群に関連した子宮内膜癌を同定するための着眼点を理解することは重要であり，第2の発癌を予防するために有益である．さらに，子宮内膜癌患者に特定の病因となる生殖細胞変異を同定することにより，未発症の家系構成員が予防的な遺伝子検査を受ける契機となる．後の17章では，未発症の子宮内膜癌のハイリスク女性のスクリーニングと予防に関するマネジメント法を概説している．

症例報告　Case Report

　　T.G.氏は39歳で，大腸癌の既往があり，新たに子宮内膜癌の診断を受けた．彼女は38歳時に腹痛と腟分泌物が出現し，その後に右側大腸癌と診断され，右半結腸切除，虫垂切除さらに回腸末端部の切除を受けた．

　　標準的化学療法を受けた後も彼女の腟分泌物の症状は持続した．初回化学療法が終了して6か月後に彼女はスクリーニングとしての細胞診が施行され，腺癌が発見された．続いて施行された子宮内膜生検にてハイグレードの腺癌の診断がなされた．子宮摘出術および両側付属器切除術が施行され，傍大動脈リンパ節転移を有する漿液性腺癌IIIC期と診断された．彼女にはパクリタキセルをベースとした化学療法が施行された．

　　注目すべきは，T.G.氏はLynch症候群のアムステルダムクライテリアIIの診断基準を満たしていたことである．彼女の父親は52歳時に大腸癌で亡くなっていた．大腸癌はさらに父方の祖父と父方のおじが罹患し，それぞれ59歳と35歳時に診断されていた．さらに，父方のおばは子宮内膜癌と大腸癌の両方を罹患していた．生殖細胞変異検査により*MSH2*遺伝子変異が判明した．

> **銘記すべき点** Learning Points
> - Lynch症候群の女性は,大腸癌と子宮内膜癌の発症リスクが同等である.
> - 50歳未満で発症した大腸癌あるいは子宮内膜癌を有する女性に対しては,常に詳細な家族歴の聴取が要求される.

文献 References

1. Jemal A, Siegel R, Ward E, et al. Cancer statistics, 2007. CA Cancer J Clin 2007; 57(1):43–66.
2. Gruber SB, Thompson WD. A population-based study of endometrial cancer and familial risk in younger women. Cancer and Steroid Hormone Study Group. Cancer Epidemiol Biomarkers Prev 1996; 5(6):411–417.
3. Jarvinen HJ, Aarnio M, Mustonen H, et al. Controlled 15-year trial on screening for colorectal cancer in families with hereditary nonpolyposis colorectal cancer. Gastroenterology 2000; 118(5):829–834.
4. Lynch HT, de la Chapelle A. Hereditary colorectal cancer. N Engl J Med 2003; 348(10):919–932.
5. Aarnio M, Sankila R, Pukkala E, et al. Cancer risk in mutation carriers of DNA-mismatch-repair genes. Int J Cancer 1999; 81(2):214–218.
6. Dunlop MG, Farrington SM, Carothers AD, et al. Cancer risk associated with germline DNA mismatch repair gene mutations. Hum Mol Genet 1997; 6(1):105–110.
7. Warthin A. Heredity with reference to carcinoma as shown by the study of the cases examined in the pathological laboratory of the University of Michigan. Arch Intern Med 1913; 12:546–555.
8. Douglas JA, Gruber SB, Meister KA, et al. History and molecular genetics of Lynch syndrome in family G: a century later. JAMA 2005; 294(17):2195–2202.
9. Lynch HT, Krush AJ. Cancer family "G" revisited: 1895–1970. Cancer 1971; 27(6):1505–1511.
10. Vasen HF, Watson P, Mecklin JP, et al. New clinical criteria for hereditary non-polyposis colorectal cancer (HNPCC, Lynch syndrome) proposed by the International Collaborative group on HNPCC. Gastroenterology 1999; 116(6):1453–1456.
11. Bronner CE, Baker SM, Morrison PT, et al. Mutation in the DNA mismatch repair gene homologue hMLH1 is associated with hereditary non-polyposis colon cancer. Nature 1994; 368(6468):258–261.
12. Fishel R, Lescoe MK, Rao MR, et al. The human mutator gene homolog MSH2 and its association with hereditary nonpolyposis colon cancer. Cell 1993; 75(5):1027–1038.
13. Leach FS, Nicolaides NC, Papadopoulos N, et al. Mutations of a mutS homolog in hereditary nonpolyposis colorectal cancer. Cell 1993; 75(6):1215–1225.
14. Hendriks YM, Jagmohan-Changur S, van der Klift HM, et al. Heterozygous mutations in PMS2 cause hereditary nonpolyposis colorectal carcinoma (Lynch syndrome). Gastroenterology 2006; 130(2):312–322.
15. Peltomaki P, Vasen HF. Mutations predisposing to hereditary nonpolyposis colorectal cancer: database and results of a collaborative study. The International Collaborative Group on Hereditary Nonpolyposis Colorectal Cancer. Gastroenterology 1997; 113(4):1146–1158.
16. Hendriks YM, Wagner A, Morreau H, et al. Cancer risk in hereditary nonpolyposis colorectal cancer due to MSH6 mutations: impact on counseling and surveillance. Gastroenterology 2004; 127(1):17–25.
17. Miyaki M, Konishi M, Tanaka K, et al. Germline mutation of MSH6 as the cause of hereditary nonpolyposis colorectal cancer. Nat Genet 1997; 17(3):271–272.

18. Wijnen J, de Leeuw W, Vasen H, et al. Familial endometrial cancer in female carriers of MSH6 germline mutations. Nat Genet 1999; 23(2):142–144.
19. Hampel H, Panescu J, Lockman J, et al. Comment on: screening for Lynch syndrome (hereditary nonpolyposis colorectal cancer) among endometrial cancer patients. Cancer Res 2007; 67(19):9603.
20. Boland CR, Thibodeau SN, Hamilton SR, et al. A National Cancer Institute Workshop Microsatellite Instability for cancer detection and familial predisposition: development criteria for the determination of microsatelitte instability in colorectal cancer. Cancer 1998; 58:5248–5257.
21. Lu KH, Dinh M, Kohlmann W, et al. Gynecologic cancer as a "sentinel cancer" for women with hereditary nonpolyposis colorectal cancer syndrome. Obstet Gynecol 2005; 105(3):569–574.
22. Seiden MV, Patel D, O'Neill MJ, et al. Case records of the Massachusetts General Hospital. Case 13-2007. A 46-year-old woman with gynecologic and intestinal cancers. N Engl J Med 2007; 356(17):1760–1769.
23. Umar A, Boland CR, Terdiman JP, et al. Revised Bethesda Guidelines for hereditary nonpolyposis colorectal cancer (Lynch syndrome) and microsatellite instability. J Natl Cancer Inst 2004; 96(4):261–268.
24. Lancaster JM, Powell CB, Kauff ND, et al. Society of Gynecologic Oncologists Education Committee statement on risk assessment for inherited gynecologic cancer predispositions. Gynecol Oncol 2007; 107(2):159–162.
25. Berends MJ, Wu Y, Sijmons RH, et al. Toward new strategies to select young endometrial cancer patients for mismatch repair gene mutation analysis. J Clin Oncol 2003; 21(23):4364–4370.
26. Lu KH, Schorge JO, Rodabaugh KJ, et al. Prospective determination of prevalence of Lynch syndrome in young women with endometrial cancer. J Clin Oncol 2007; 25(33):5158–5164.
27. Pinol V, Castells A, Andreu M, et al. Accuracy of revised Bethesda guidelines, microsatellite instability, and immunohistochemistry for the identification of patients with hereditary nonpolyposis colorectal cancer. JAMA 2005; 293(16):1986–1994.
28. Millar AL, Pal T, Madlensky L, et al. Mismatch repair gene defects contribute to the genetic basis of double primary cancers of the colorectum and endometrium. Hum Mol Genet 1999; 8(5):823–829.
29. Soliman PT, Broaddus RR, Schmeler KM, et al. Women with synchronous primary cancers of the endometrium and ovary: do they have Lynch syndrome? J Clin Oncol 2005; 23(36):9344–9350.
30. Broaddus RR, Lynch HT, Chen LM, et al. Pathologic features of endometrial carcinoma associated with HNPCC: a comparison with sporadic endometrial carcinoma. Cancer 2006; 106(1):87–94.
31. Boks DE, Trujillo AP, Voogd AC, et al. Survival analysis of endometrial carcinoma associated with hereditary nonpolyposis colorectal cancer. Int J Cancer 2002; 102(2):198–200.
32. Watson P, Lin KM, Rodriguez-Bigas MA, et al. Colorectal carcinoma survival among hereditary nonpolyposis colorectal carcinoma family members. Cancer 1998; 83(2):259–266.
33. Sankila R, Aaltonen LA, Jarvinen HJ, et al. Better survival rates in patients with MLH1-associated hereditary colorectal cancer. Gastroenterology 1996; 110(3):682–687.
34. de Vos tot Nederveen Cappel WH, Meulenbeld HJ, Kleibeuker JH, et al. Survival after adjuvant 5-FU treatment for stage III colon cancer in hereditary nonpolyposis colorectal cancer. Int J Cancer 2004; 109(3):468–471.
35. Jover R, Zapater P, Castells A, et al. Mismatch repair status in the prediction of benefit from adjuvant fluorouracil chemotherapy in colorectal cancer. Gut 2006; 55(6):848–855.

第 3 章

BRCA 遺伝子関連卵巣癌の病理

Pathology of *BRCA*-Associated Ovarian Cancers, Including Occult Cancers

Elke A. Jarboe, Ann K. Folkins, Christopher P. Crum, Michael J. Callahan

🔒 キーポイント Key Points

- 術前の精密検査で癌とは診断されていなかった女性でも，リスクを低減させるために卵巣卵管摘出術を受けると，2.3〜17%（平均 5〜6%）の例で癌が発見される．
- リスク低減手術を受けた *BRCA* 遺伝子変異を有する女性や遺伝性乳癌または遺伝性卵巣癌のハイリスク患者においては，摘出検体の病理学的検査には特段の注意が払われねばならない．病理検査依頼書には既往歴と家族歴を詳細に記載するとともに，両側の卵管と卵巣の完全な組織標本化を求める必要がある．
- 卵管采の端に発生した卵管癌は，*BRCA1* あるいは *BRCA2* 遺伝子変異を有する無症候の女性がリスク低減手術を受けたときによくみられ，腫瘍の発生過程を示唆している．

はじめに

　この章では，癌抑制遺伝子 *BRCA1* と *BRCA2* の変異に関連する骨盤内の上皮性悪性腫瘍について述べる．まず，①組織型，②組織学的異型度，③進行期，④病変の分布といった観点から考え，遺伝性の癌と散発性の癌とでこれらを比較してみる．そして，予防的に卵巣卵管摘出術を受けた例の研究からその存在が明らかになった前駆病変の発見のための最近の進歩について詳しく述べたい．なお，ここでは「骨盤（漿液性）癌〔pelvic (serous) carcinoma〕」という語を用いることがあるが，特別のものを指すのではなく，「卵巣癌（ovarian carcinoma）」というのとほとんど同義であると考えていただきたい．「*BRCA* 変異陽性（*BRCA* positive）」という表現は，*BRCA1* あるいは *BRCA2* 遺伝子に生殖細胞変異（germline mutation）があることを意味する．

BRCA 変異関連骨盤癌の概略

　アメリカでは，卵巣癌が女性性器腫瘍のなかで最も死亡率が高い[1]．卵巣癌の効果的なスクリーニング方法がまだなく，患者の大部分は進行した状態で発見されるため，助かる

例が少ないからである．アメリカで，女性が生涯中に卵巣癌に罹患する平均的リスクは，約1.4％である[2]．このリスクは，BRCA1あるいはBRCA2遺伝子の生殖細胞変異を有する女性では，16〜54％に上昇する[3〜6]．これまでの研究は，予防的手術を受けたBRCA変異陽性女性の卵巣癌発生リスクは，最大96％低下することを示している[7,8]．オカルト癌[訳注1]は，予防的手術例の2.3〜17％（平均5〜6％）に発見されている[7〜15]．癌が発生するリスクは年齢に関係し，40歳頃から増えてくる[16,17]．骨盤漿液性癌の側からみると，その約10〜15％はBRCAの生殖細胞変異を有している．BRCA変異陽性女性と陰性女性において，卵管および卵巣の罹患率は同様であるとしている報告が多いが，卵管および原発性腹膜癌の患者において，BRCA変異の頻度が高いとする報告もある[11〜14]．

遺伝性骨盤癌の病理組織像と発見時の進行期

　卵巣の上皮性悪性腫瘍は，種々の組織型に分類されるが，漿液性腺癌，明細胞腺癌，類内膜腺癌，粘液性腺癌が一般的で[訳注2]，移行上皮癌や混合型癌は少ない[18]．これらの腫瘍は，卵巣にどのような状態で発見されることが多いかによって，2つの群に分けることができる．第1の群は，粘液性腺癌，明細胞腺癌そして類内膜腺癌である．これらは，封入嚢胞や子宮内膜症から発生してくる可能性が高い．粘液性腺癌では，良性の腺腫部分を伴っていることもしばしばある．また，類内膜腺癌と粘液性腺癌では発見時両側卵巣を侵していることがあっても，卵巣に限局していることが多い．

　第2の群は，漿液性腺癌で，漿液性腺癌例の80％以上は診断時腹膜表面にも広がっている．漿液性腺癌のなかには，子宮内膜症や良性の嚢胞腺腫のような良性病変から発生してきたようにみえるものもあるが，もともとはどこから発生したか決めがたいものが多い（図1）．発見時のこのような状態が，漿液性腺癌が卵巣表面上皮や卵管表面あるいは腹膜表面（原発性腹膜癌）から発生するという説の根拠になっている．このことは後でさらに言及する．

　BRCA変異陽性女性と対照女性の卵巣癌の組織型の頻度を表1にまとめてある[訳注3]．BRCA変異陽性遺伝性癌と散発性癌との間には2つの違いがあることがわかる．全体的にみて，BRCA変異陰性女性の卵巣癌では，漿液性腺癌の占める割合は46〜70％である．他は主として類内膜腺癌と粘液性腺癌であり，これらは合わせて卵巣癌全体の15〜46％を占める[19〜21,23]．これに対して，BRCA変異陽性女性の卵巣癌では，漿液性腺癌が70〜80％を占め，残りは明細胞腺癌と未分化癌である．粘液性腺癌と類内膜腺癌とは合

訳注1：オカルト癌（occult cancer）とは，本来転移で癌の存在が判明したものをいう．ここでは原書どおりオカルト癌の語を用いるが，意味するものは原発巣による症状がまだ出現していない非臨床癌である．

訳注2：WHOの病理組織分類でも日本の取扱い規約における病理組織分類でも，卵巣，卵管あるいは腹膜の腫瘍として呼ぶとき，漿液性腺癌 serous adenocarcinoma，類内膜腺癌 endometrioid adenocarcinomaなどの呼び方をし，漿液性癌 serous carcinoma，類内膜癌 endometrioid carcinomaなどの呼び方はしない．原文では，serous carcinoma, endometrioid carcinomaなどと記載されているが，訳文では病理学的に正しい術語を用いる．

訳注3：本文での数字と表1での数字とは原書では一致していないものがある．

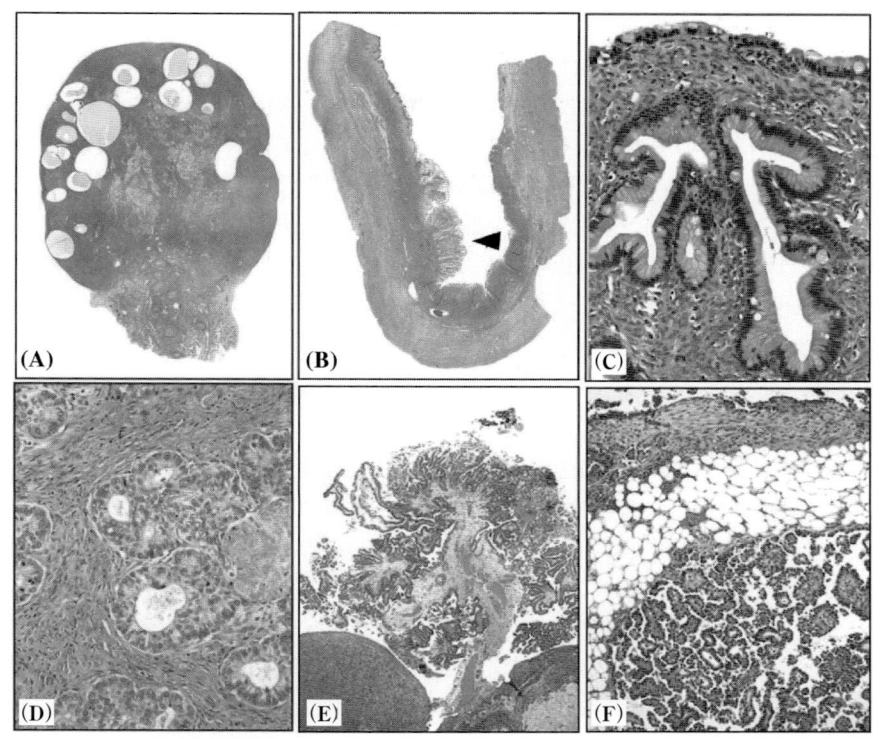

図1 卵巣上皮性悪性腫瘍の発生母地
(A)卵巣皮質における上皮の封入がおそらく多くの卵巣上皮性悪性腫瘍の起源となる．(B)類内膜腺癌は子宮内膜症性嚢胞から起こり，(C)低異型度を示すもの，(D)高異型度を示すものがある．(E)対照的に，漿液性腺癌は，診断時，卵巣表面に露出しており，(F)大網にも転移をきたしている．大網転移は，BRCA1 あるいは BRCA2 遺伝子の生殖細胞変異に関連した悪性腫瘍の特徴の1つである．

表1 BRCA 変異陽性女性と BRCA 変異陰性女性あるいは母集団対照に発生した卵巣癌の比較

比較事項	BRCA1/BRCA2 変異陽性女性(%)	BRCA 変異陰性女性あるいは母集団対照(%)
漿液性腺癌	63～86	44～59
類内膜腺癌	6～12	7～14
粘液性腺癌	0～6	9～23
その他の癌*	7～8	6
異型度 1-2	21～38	38～40
異型度 3	63～74	48～58
進行期 I	12～17	21～43
進行期 II	2～19	8～17
進行期 III-IV	72～81	40～71

*未分化癌と発生頻度の低い組織亜型を含む．
(文献 19～22 より引用)

わせても 0～10% にすぎない[19～23]．つまり，BRCA 関連卵巣癌の大部分は，その病理学的発生源がよくわかっていない漿液性腺癌ということになる．

　漿液性腺癌が類内膜腺癌や粘液性腺癌に比べて高悪性であることが多いということに対応して，BRCA 変異陽性群における高異型度癌(異型度3)の割合は，BRCA 変異陰性群

に比べて有意に高い(69～84％対48～68％)[19～21,23]．このように，高異型度のものはBRCA変異陽性例において陰性例よりも多いという研究結果が一般的であるが[19～21,23]，少ないながら両者間で異型度に関しては差がないという報告もある[24,25]．

臨床進行期についても報告により異なる．BRCA変異陽性あるいは陰性卵巣癌の60％以上が進行期IIIあるいはIV期で見つかるという報告[19～21,23]がある一方で，BRCA変異陽性群では94％がそうであるという報告もある．多くの研究では，BRCA変異陽性群の癌症例では陰性例の癌症例に比べてより進んだ進行期(III期，IV期)で見つかることが多いと報告しているが[19,20,23,24]，BRCA関連癌と散発性癌との間で診断時の進行期に有意の差は認められないとする報告もある[21,25]．

BRCA変異の有無によってみられる卵巣癌の組織型の頻度の違いに加え，境界悪性腫瘍の発生頻度についても違いがみられる．Wernessは，BRCA変異陰性の79家系に発生した134例の腫瘍のなかで11例が境界悪性腫瘍であったのに対し，BRCA1あるいはBRCA2変異陽性の47家系に発生した85例の腫瘍のなかには境界悪性腫瘍は1例もなかったと報告している(表1)[19]．Rubinらも，彼らの検討症例のなかで境界悪性腫瘍はたった3例であったと述べている[22]．BRCAが関連する漿液性腫瘍においては，腺癌と境界悪性腫瘍との割合がBRCA変異陰性群の場合とは異なっている．境界悪性腫瘍の4.3％，早期卵巣癌の24.2％がBRCA変異陽性であったという報告もある[26]．BRCA変異陽性群と陰性群との間でみられる腺癌と境界悪性腫瘍との割合の違いは粘液性腫瘍や類内膜腫瘍においてもみられる．

BRCA1遺伝子の変異は，BRCA関連骨盤癌全体の60～89％にみられる．BRCA1関連癌とBRCA2関連癌との間に病理学的に著差はない[19～21,23,27]．

BRCA変異陽性癌の発生部位

漿液性腺癌の発生部位を正確に示すためには，現在の分類方法は本質的にあわない．現在，卵管癌と診断するためには，卵管上皮内癌部分が存在することと，卵管に明らかな腫瘍が存在することが求められている．卵巣癌あるいは腹膜癌と診断するためには，それぞれ卵巣あるいは腹膜に他より大きな腫瘍があることが求められている．嚢胞腺腫や子宮内膜症が共存している場合を除いて，腫瘍の発生部位を決めるための前駆病変と考えるべき所見に関する一定の基準がないために，大きさを拠りどころとせざるをえないのである．

家族性卵巣癌(familial ovarian cancer)に関して最も興味深いことの1つは，症候があって手術を行った患者の悪性腫瘍の種類とリスク低減予防的卵巣卵管摘出術を行った女性に発見される悪性腫瘍の種類とが一致しないことが明らかになってきたことである．最近まで，BRCA変異陽性女性の骨盤悪性腫瘍は，すべて文献上では卵巣癌とされていた[19,20,28]．最初の発表後，継続して行われた研究の1つは卵巣癌が90％であるとその後している[28]．1990年代後期から，BRCA変異陽性女性に卵管癌がみられることもあるという報告が出てきた．データを分析して明らかになったことは，癌が発見されたとき，それによる症候があった(症候性，symptomatic)か，なかった(無症候性，asymptomatic)かにより，腫瘍発生部位に明らかな違いがあるということである．図2は，症候があっ

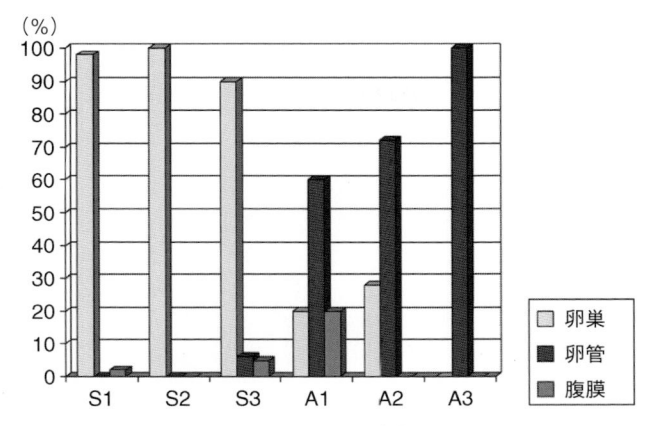

図2 原発部位別による症候出現の有無

症候があって手術した例（S）[19, 20, 29]と，症状がなかったがリスク低減のために手術した例（A）[8, 9, 30]．それぞれ3つの研究における骨盤内での癌の存在部位には違いがみられる．無症候のBRCA変異陽性女性に見つけ出される小さな癌は，卵管采に存在するのが典型的で，この場合，卵巣癌ではなく，卵管癌と診断される．こういった例は，これまで考えられていたよりはるかに多いようである．

た女性に関する3つの研究[19, 20, 29]と症候がないままリスク低減卵巣卵管摘出術（risk-reducing salpingo-oophorectomy；RRSO）を受けた女性に関する3つの研究[8, 9, 30]の興味深い対比を示している．最近発表された4つの研究[8~10, 17]から，無症候でRRSOを受け，注意深く卵巣と卵管を調べることができていたと思われるものを合わせると352例になるが，このなかで26例（7.4％）に悪性腫瘍が発見され，そのうち19例（73％）においては，腫瘍は卵管の遠位部に存在していた．それぞれの研究で原発性卵管癌の占める割合は60〜100％であった．このことから，無症候性女性の場合には，発見される腫瘍は卵管癌と診断されるもののほうがより多数であることがわかる．

卵管遠位部の上皮内癌

生殖細胞系にBRCA遺伝子の突然変異のある女性の症候性卵巣癌と無症候性卵管癌の頻度にみられる明らかな矛盾は，卵管采という部位とそこでの腫瘍の発育動態によって説明できるかもしれない．最近，少なくとも3つの論文で，BRCA変異陽性あるいは陰性女性のどちらにおいても，卵管癌はすべて卵管采あるいはその近傍から発生すると述べられている[8, 30, 31]．卵管采に発生した腫瘍は，卵管采が卵巣皮質や腹膜とすぐ間近にあるため，いったん卵巣や腹膜に広がると，原発性の卵巣癌や腹膜癌と見誤られてしまいやすい．この仮説の重要な点は，卵管遠位部の上皮下の間質に浸潤することなく転移をきたす腫瘍があるということである．このような腫瘍は，「漿液性卵管上皮内癌」と呼ばれ，BRCA変異陽性遺伝性癌，散発性癌のいずれにおいても存在することが知られ，間質浸潤を示すことなしに転移をきたすことで知られる子宮内膜の表在性漿液性腺癌と同様の性格を有しているものと思われる（図3）．

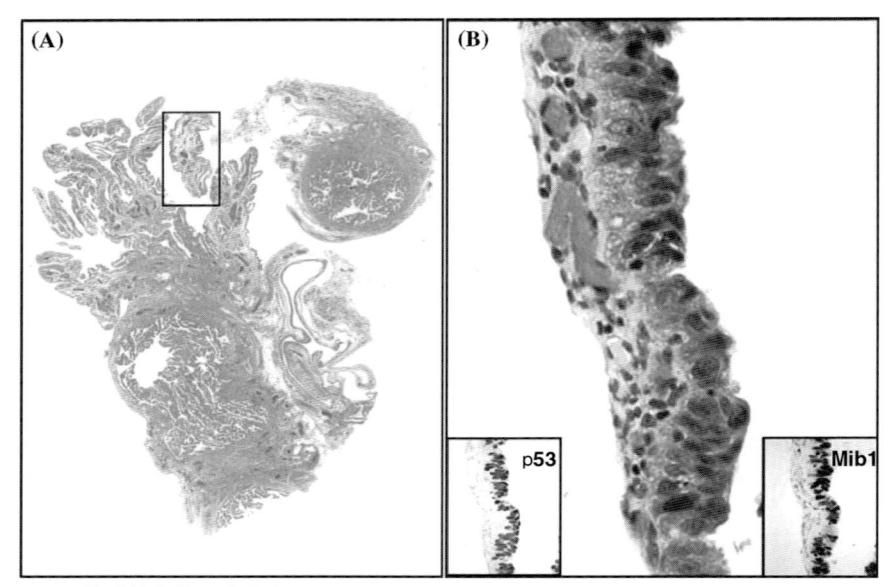

図3 漿液性卵管上皮内癌
(A)卵管の遠位部(四角で囲まれた部分)に漿液性卵管上皮内癌の小さな病変がある．
(B)拡大を上げてみると，異型を有する細胞が無秩序に増殖していることがわかる．挿入図では，p53蛋白陽性核とMib1陽性核が目立つ．

　予防的卵巣卵管摘出術を受けたハイリスク女性のオカルト癌について論文を最初に発表したのはColganらで，彼らは60例中5例(8.3％)にオカルト癌の存在を確認した[11]．BRCA変異陽性のこれらの例のうち2例では癌は卵管に存在し，そのうち1例は漿液性卵管上皮内癌であった．2例とも病変の存在は肉眼ではわからなかったという[15]．Paleyらも，BRCA変異陽性女性の2人にオカルト卵管癌を見つけ出し，そのうち1例は漿液性卵管上皮内癌であり，腹膜細胞診は2例とも陽性であったと述べている[32]．Leeperらは，予防的手術を受けた30人のBRCA変異陽性女性について詳細に分析している．すなわち，5人(17％)にオカルト癌を見つけ出し，そのうち3人は卵管原発の癌であり，卵管原発癌の2例は漿液性卵管上皮内癌で，その1例で腹水細胞診陽性であったと報告している．また，これら女性のすべては，無症候性であり，術前の精密検査でも癌の存在は指摘しえなかったと述べている[9]．Agoffらは，予防的手術を受けたハイリスク女性のなかに発見された4人の早期卵管癌患者について，すべて漿液性卵管上皮内癌であり，うち2例では腹水細胞診が陽性であったと報告している[33]．これらの報告は，漿液性卵管上皮内癌が腫瘍細胞を散布する性質をもっていることを示し，漿液性卵管上皮内癌と診断された女性は，付加的化学療法の対象となるという考え方もできる．
　漿液性卵管上皮内癌は，浸潤癌のときによくみられる次の所見が1つ以上みられることによって正常卵管粘膜と区別される．すなわち，①上皮の重層化，②細胞極性の喪失，③大型で著明な核小体をもった細胞による構成細胞の均質化，④円形化傾向を示す核，⑤上皮の境界線の形成，⑥上皮細胞の小集塊の上皮層表面からの剥離(変性の有無は問わない)である(図3)[34]．

漿液性腺癌の80%で腫瘍細胞の核にp53蛋白の蓄積がみられる．癌抑制遺伝子*p53*の変異は，漿液性腺癌においては80%以上の例で起こると考えられている(35, 36)．*p53*遺伝子の変異を有する腫瘍の大部分は，異常p53蛋白の蓄積を起こし，免疫染色で核が明瞭に染色される(図3)．同じように，漿液性卵管上皮内癌もp53蛋白(*p53*遺伝子の変異の結果生じる異常p53蛋白)の蓄積や，Mib1抗体によって検出される増殖マーカーKi-67の蓄積によって確認することができる(37)．p53蛋白の意義については，この後の項でも述べる．通常，漿液性卵管上皮内癌では，p53蛋白を検出できない欠失型の変異の場合を除いては，すべての腫瘍細胞の核にp53蛋白は陽性となる．漿液性卵管上皮内癌はいろいろな形態をとりえるので，これらバイオマーカーの免疫染色は，診断を確実にするために役に立つ．しかしながら，病理医は卵管上皮内癌の診断は普通ヘマトキシリン・エオジン染色のみで行っている．

漿液性卵管上皮内癌が本当に卵管外骨盤漿液性悪性腫瘍の始まりなのか，あるいは卵巣癌や腹膜癌とは関係なく発生した単に2番目の腫瘍にすぎないのかという疑問は，起こって当然である．歴史的には，骨盤内に複数漿液性腺癌が存在している例のそれぞれ異なる部位の腫瘍であっても，*p53*遺伝子の変異のしかたが同じであったという研究結果をもとに，多くは単クローン性すなわち起源が同じ腫瘍であるとみなされている(34)．多クローン性のものもあることについては，卵管采に多中心性に漿液性卵管上皮内癌が起こることが知られているので，卵管仮説を否定するものではない(34, 36)．漿液性卵管上皮内癌とそれと共存している卵巣漿液性腺癌との間で，*p53*遺伝子の変異のしかたがすべての例で同じであったという報告が最近なされているが，これも発生がもともと同一であることを示唆している(36)．

卵管遠位部における発癌過程（p53サイン）

なぜ卵管采に癌が発生しやすいのかはまだよくわかっていない．卵管采は腹腔に開いており，卵巣表面と近く，中皮と交わるところであり，「Müller管・中皮」接合部を形成する部位である．この部位はまた，上皮が可塑性を示しやすいところであり，予備細胞や移行上皮化生の巣(Walthard細胞巣)がしばしばみられる．漿液性嚢胞腺腫や漿液性嚢胞腺線維腫などの良性腫瘍もこの部位に起こる．さらに，排卵のように卵巣癌の発生にかかわりをもつ因子が卵管遠位部の近くで起こっている．このように卵管采が存在する部位的なことが，卵管粘膜にとって生物学的あるいは遺伝子的に大きなストレスになっているかもしれない．

卵巣，卵管における漿液性腺癌の発生過程を上皮の分子の変化のよって説明しようとする試みがこれまでも数多くなされてきた．このことは，卵巣癌患者の卵巣表面上皮や封入嚢胞そして卵管上皮でも調べられてきたが，多くの人に受け入れられる前駆病変の同定には至っていない(28, 38, 39)．最近の研究で，*BRCA*変異陽性女性と骨盤癌の既往のない女性の卵管に対して計画的かつ詳細にp53蛋白免疫染色を行った結果，卵管采にp53蛋白陽性細胞が直線的に並ぶ小巣をもつ例があることを発見したものがある(37)．p53サイン(p53 signatures)と呼ばれるこの小巣は，両群の約1/3に出現する．重要なことは，p53

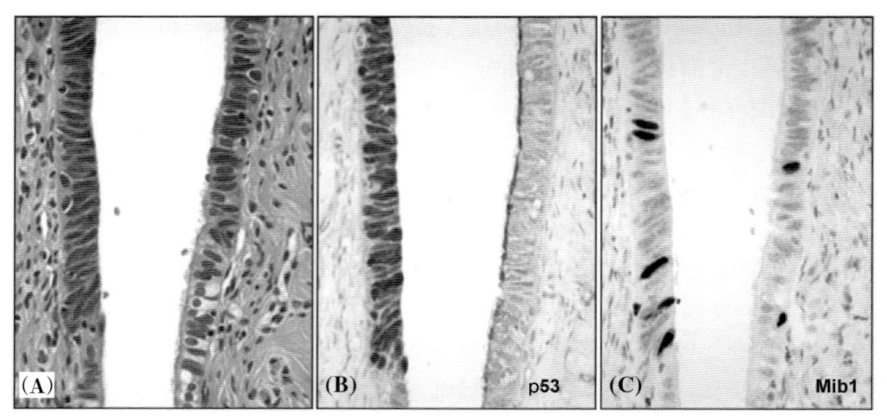

図4　p53サインの病理組織像
(A)良性にみえる上皮にp53サインが起こっている．
(B)p53蛋白の強い核内蓄積を示す細胞群が左側で明瞭な領域を形成している．
(C)卵管上皮内癌と比べると，p53サインでの増殖活性(Mib1陽性細胞)は低い(図4-Cを前出の図3-Bと比較のこと)．p53サインは，卵管癌の早期前駆病変の候補である．

サインはこの部位に起こる漿液性腺癌と細胞型，DNA損傷などで多くの共通性があることである．多くの例で*p53*遺伝子に変異があることが確認されている(**図4**)．p53サインは，漿液性腺癌が発生してくる卵管の同じ部位(卵管采)にあり，卵管癌患者により多くみられる．明らかな漿液性腺癌部分と連続してみられる例もある．漿液性卵管上皮内癌との関係より考え，p53サインは間違いなく早期前駆病変である．

*BRCA*変異陽性女性における骨盤漿液性腫瘍の発癌モデル

　最近の研究に基づいて，また最新の卵管経路説も考慮に入れて，*BRCA*変異陽性女性における卵巣漿液性腺癌の仮説発癌モデルを**図5**にまとめた[34, 37]．このモデルは，*BRCA*変異陽性女性の骨盤癌が封入嚢胞や子宮内膜症から発生するものではないということをいうものではない．しかし，予防的に摘出された卵管を注意深く観察して蓄積された結果から導き出されたものだけに，むしろこのモデルは*BRCA*変異陽性女性における発癌過程の最も一般的な経路を示しているといえる．類内膜腺癌も*BRCA*変異陽性女性においてはときどき卵管の遠位部に認められることがあるが，*p53*遺伝子の変異は類内膜腺癌の場合には必ずしも伴われない．図5をよくみると，形態学的な所見がこの経路の正しさを裏づけていることがわかる．この経路で最初に起こることは，*BRCA*遺伝子の状態にかかわらず，すべての女性に同じように起こっている．*BRCA*遺伝子の変異は，悪性化への過程が完結するリスクを増加させるものと思われる．

　この経路における最初の段階は，卵管の腺上皮細胞への酸化ストレスであり，修復不可能なDNA損傷が起こり，細胞周期が停止し，そのなかである細胞に*p53*遺伝子の変異が起こる．こうした過程で死に至る細胞もあれば，*p53*遺伝子の変異を有する細胞がクローン性増殖を示してくるものもある(p53サイン)．次の大事な段階は，DNA損傷に引き続いて起こってくる細胞周期を停止させた機構を上回る機構(これについてはまだよくわ

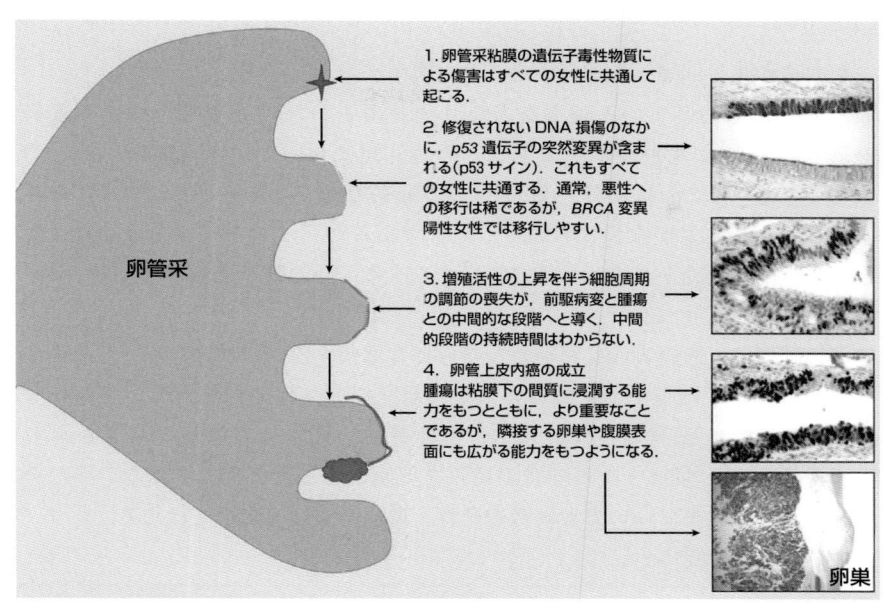

図5 p53蛋白免疫染色よりみた卵管癌の発生経路
このモデルでは，p53 サインは BRCA 遺伝子の状態にかかわらず，女性に共通して起こる．しかし，細胞の増殖と卵管上皮内癌以上への発育は BRCA 変異陽性女性により多くみられる．このようにあらかじめ存在していた BRCA 遺伝子の変異（そしておそらくさらに加わる BRCA 遺伝子の変異）がこの経路において促進的な役割を果たしている．

かっていない）によって細胞の増殖が再開されることである．これによって細胞は p53 サインと本物の癌細胞との中間的な状態になっていく．この時期の病変については，存在は確認できるが，その期間の長さについては，どれくらい続くのかはわからない．次の段階は，卵管上皮内癌への発展である．卵管上皮内癌となった腫瘍細胞は，剥離することによって，骨盤腔内や卵巣表面に広がる（時に子宮内膜へも広がる）．また，卵管采の粘膜下に直接浸潤することもある．

　以上の過程において漿液性腫瘍の発生と進展にかかわる因子として少なくとも次の5つをあげることができる．

1) 発癌感受性をもつ上皮の存在部位

　卵巣の封入嚢胞，子宮内膜症，表層上皮が腫瘍の発生母地であるとしても，それらがどのような機序で卵巣外に進展していくかが重要である[40]．

2) 上皮の型

　腫瘍発生においては，腫瘍細胞となる細胞の種類（細胞型）も重要である[41]．癌のリスクとなる分子もまた細胞型と密接にかかわっている．卵巣皮質の類内膜腫瘍，低悪性漿液性腫瘍，粘液性腫瘍の進展には，漿液性腺癌の場合とは明らかに異なりかつ分泌細胞型よりも混合型に伴うことが多い分子群がかかわっている．

3) 遺伝子毒性による傷害

　標的となる上皮は，それが卵巣表面にあるものであれ，卵管采粘膜であれ，排卵，ホルモンレベルの変動，発癌物質などの遺伝子毒性をもつものの傷害にさらされなければなら

ない$^{(42)}$.

4) 前駆病変から早期癌へと進行するリスク因子

これまでに知られている最も有力なリスク因子がBRCA遺伝子の突然変異である.BRCA変異陽性女性の卵管や卵巣は，その外観において対照女性のものと明らかに異なっているということはない.p53サインが前駆病変であるということは，BRCA変異陽性女性においても対照女性においても同じである$^{(37)}$.このモデルでは，BRCA遺伝子の突然変異は前駆病変から癌へと進展しやすくする1つの因子として捉えられる.

5) 腫瘍の発育と進展パターン

漿液性腫瘍は，腹膜表面に移植されても発育増殖する強い傾向をもっているので，卵管に発生した小さな腫瘍が卵巣あるいは腹膜原発癌とされてしまうことがありえる$^{(43)}$.このことは，BRCA変異陽性女性における卵管の早期オカルト癌の結果からも支持される$^{(15)}$.卵管采での漿液性腺癌の発癌過程を証明することは容易ではないが，卵巣表面に発生した漿液性腫瘍についても同様の発育・進展パターンが当てはまる.

BRCA変異陽性骨盤癌は散発性癌とは異なるか？

BRCA変異陽性女性の卵管に関する研究でわかったことは，これらの女性の骨盤癌の発生源が卵管であるという説をより確かなものとした.しかしながら，早期癌の今日までの症例数は，BRCA変異陽性女性のすべての骨盤漿液性癌が卵管の遠位部から発生すると結論づけるには，まだ数が少なすぎる.明らかなことは，BRCA変異陽性女性には卵管の遠位部と緊密な関係を有する漿液性腺癌の1群が発生しやすいということである.

大部分がBRCA遺伝子に突然変異があるかどうかわからない骨盤漿液性癌に関する一連の研究において，Kindelbergerらは，卵巣癌のほぼ3/4で卵管粘膜を腫瘍が巻き込んでおり，ほぼ1/2で卵管上皮内癌を含んでいたことを示している$^{(36)}$.同様にKindelbergerらは，原発性腹膜漿液性腺癌の約1/2に卵管上皮内癌を伴っていることを見い出していることから$^{(36,44)}$，漿液性腺癌のかなりのものが卵管遠位部に由来することを考えさせずにはおかない.このことは，卵巣皮質が漿液性腺癌の発生源であることを否定するものではないが，BRCA変異陽性女性では原発性卵巣癌のリスク因子とされる子宮内膜症や嚢胞腺腫の頻度が低く，その一方で早期卵管癌の起こる頻度が高いことから，BRCA変異陽性女性における発癌経路の主たるものとはいえない.いずれにしても，卵管遠位部の研究は，骨盤漿液性癌に至る卵巣経路と卵管経路をより明らかなものとするであろう.

臨床的配慮

骨盤漿液性癌のリスクが高いとなれば，リスク低減手術を受けようとするBRCA変異陽性女性は，症候がなくても癌が発見される可能性があること，癌が発見された場合には，進行期を決定するためにさらに手術を受ける必要性が出てくることについて，きちんと指導されなければならない.卵巣癌の発生にかかわっているBRCA遺伝子やBRCA遺伝子以外の遺伝子の生殖細胞変異を有する女性がリスク低減手術を受けた場合，その外科

的摘出検体の病理学的検査には細心の注意が払われねばならない．ハイリスクの女性から予防的に摘出された卵巣や卵管はすべて標本化され，明らかな腫瘍性病変のみならず，表層上皮や封入嚢胞の上皮のわずかな形態的異常も綿密に調べる必要がある．病理医に検体のすべてを組織標本化してもらうためには，病理医に患者歴と何のために手術を行ったかということが的確に伝わるようにしなければならない．

症例報告 Case Report

O.C. 氏は 61 歳の白人女性で，45 歳のときに浸潤性乳癌に罹患した．アシュケナージ系ユダヤ人（Ashkenazi Jewish）の家系[訳注4]ではない．患者の母親は 45 歳のとき卵巣癌に，74 歳のとき大腸癌になった．父方のおばと父方の祖母の姉妹の 1 人が閉経後乳癌になった．患者は，乳癌と診断されてからおよそ 14 年後，自分から遺伝カウンセリングを受けた．検査の結果，BRCA1 に変異があることがわかった．

32 歳のとき，子宮内膜症と過多月経のために子宮摘出術を受けたが，卵巣は残されていた．卵巣癌になるリスクがあるかもしれないということで，リスク低減のために卵巣卵管摘出術を受けることに同意した．

術前の骨盤超音波検査では，右卵巣は 1.1×1.2×0.8 cm で，左卵巣は描出されなかった．血清 CA125 値は 7.0 U/mL 以下であった．腹腔鏡下に卵巣卵管摘出術が行われた．病理学的検査で，右卵管上皮に形態的に疑う余地のない明らかな癌が発見された．骨盤洗浄細胞診は陰性であった．その後，進行期を決定するための手術が行われたが，さらに病変が見つけ出されることはなかった．

銘記すべき点 Learning Points

- 手術を受けようとする人は，術前に，癌が発見される割合は 2.3〜17%（平均 5〜6%）であることの説明をされていなければならない．
- 手術を受けようとする人は，もし術中迅速病理診断で悪性が疑われた場合には，より大きな手術になる可能性を術前に同意しておかねばならない．
- 手術を受けようとする人は，もし術後の病理学的検査で癌があることが判明したら，後日再手術が必要になるかもしれないことを覚悟しておかなければならない．
- リスク低減卵巣卵管摘出術（RRSO）によってオカルト癌が発見されるのは，BRCA1 あるいは BRCA2 遺伝子の変異を有する 40 歳を超えた人である[8]．
- 卵管と卵巣の全割病理組織標本を作製することは，すべてのハイリスク検体において行われねばならない．

訳注4：Ashkenazi Jewish とは，由来を中央・東ヨーロッパに遡ることができるユダヤ人の家系の 1 つであるという．この家系は，BRCA 遺伝子に 3 種類の変異を高頻度に有するが，乳癌のリスクは低いことが知られている．

文献 References

1. Jemal A, Siegel R, Ward E, et al. Cancer statistics, 2007. CA: A Cancer Journal for Clinicians 2007; 57(1):43–66.
2. Cannistra SA. Cancer of the ovary. N Engl J Med 2004; 351(24):2519–2529.
3. Ford D, Easton DF, Bishop DT, et al. Risks of cancer in BRCA1-mutation carriers. Breast Cancer Linkage Consortium. Lancet 1994; 343(8899):692–695.
4. Struewing JP, Hartge P, Wacholder S, et al. The risk of cancer associated with specific mutations of BRCA1 and BRCA2 among Ashkenazi Jews. N Engl J Med 1997; 336(20):1401–1408.
5. Ford D, Easton DF, Stratton M, et al. Genetic heterogeneity and penetrance analysis of the BRCA1 and BRCA2 genes in breast cancer families. The Breast Cancer Linkage Consortium. Am J Hum Genet 1998; 62(3):676–689.
6. King MC, Marks JH, Mandell JB. Breast and ovarian cancer risks due to inherited mutations in BRCA1 and BRCA2. Science 2003; 302(5645):643–646.
7. Rebbeck TR, Lynch HT, Neuhausen SL, et al. Prophylactic oophorectomy in carriers of BRCA1 or BRCA2 mutations. N Engl J Med 2002; 346(21):1616–1622.
8. Finch A, Shaw P, Rosen B, et al. Clinical and pathologic findings of prophylactic salpingo-oophorectomies in 159 BRCA1 and BRCA2 carriers. Gynecol Oncol 2006; 100(1):58–64.
9. Leeper K, Garcia R, Swisher E, et al. Pathologic findings in prophylactic oophorectomy specimens in high-risk women. Gynecol Oncol 2002; 87(1):52–56.
10. Powell CB, Kenley E, Chen LM, et al. Risk-reducing salpingo-oophorectomy in BRCA mutation carriers: role of serial sectioning in the detection of occult malignancy. J Clin Oncol 2005; 23(1):127–132.
11. Colgan TJ, Murphy J, Cole DE, et al. Occult carcinoma in prophylactic oophorectomy specimens: prevalence and association with BRCA germline mutation status. Am J Surg Pathol 2001; 25(10):1283–1289.
12. Risch HA, McLaughlin JR, Cole DEC, et al. Prevalence and penetrance of germline BRCA1 and BRCA2 mutations in a population series of 649 women with ovarian cancer. Am J Hum Genet 2001; 68:700–710.
13. Levine DA, Argenta PA, Yee CJ, et al. Fallopian tube and primary peritoneal carcinomas associated with BRCA mutations. J Clin Oncol 2003; 21:4222–4227.
14. Aziz S, Kuperstein G, Rosen B, et al. A genetic epidemiology study of carcinoma of the fallopian tube. Gynecol Oncol 2001; 80:341–345.
15. Lu KH, Garber JE, Cramer DW, et al. Occult ovarian tumors in women with BRCA1 or BRCA2 mutations undergoing prophylactic oophorectomy. J Clin Oncol 2000; 18(14):2728–2732.
16. Finch A, Beiner M, Lubinski J, et al. Salpingo-oophorectomy and the risk of ovarian, fallopian tube, and peritoneal cancers in women with a BRCA1 or BRCA2 Mutation. JAMA 2006; 296(2):185–192.
17. Callahan MJ, Crum CP, Medeiros F, et al. Primary fallopian tube malignancies in BRCA-positive women undergoing surgery for ovarian cancer risk reduction. J Clin Oncol 2007; 25:3985–3990.
18. Scully RE. Classification of human ovarian tumors. Environ Health Perspect 1987; 73:15–24.
19. Werness BA, Ramus SJ, DiCioccio RA, et al. Histopathology, FIGO stage, and BRCA mutation status of ovarian cancers from the Gilda Radner Familial Ovarian Cancer Registry. Int J Gynecol Pathol 2004; 23(1):29–34.
20. Shaw PA, McLaughlin JR, Zweemer RP, et al. Histopathologic features of genetically determined ovarian cancer. Int J Gynecol Pathol 2002; 21(4):407–411.
21. Pal T, Permuth-Wey J, Betts JA, et al. BRCA1 and BRCA2 mutations account for a large proportion of ovarian carcinoma cases. Cancer 2005; 104(12):2807–2816.

22. Rubin SC, Benjamin I, Behbakht K, et al. Clinical and pathological features of ovarian cancer in women with germ-line mutations of BRCA1. N Engl J Med 1996; 335(19):1413–1416.
23. Werness BA, Ramus SJ, Whittemore AS, et al. Histopathology of familial ovarian tumors in women from families with and without germline BRCA1 mutations. Hum Pathol 2000; 31(11):1420–1424.
24. Zweemer RP, Shaw PA, Verheijen RM, et al. Accumulation of p53 protein is frequent in ovarian cancers associated with BRCA1 and BRCA2 germline mutations. J Clin Pathol 1999; 52(5):372–375.
25. Boyd J, Sonoda Y, Federici MG, et al. Clinicopathologic features of BRCA-linked and sporadic ovarian cancer. JAMA 2000; 283(17):2260–2265.
26. Gotlieb WH, Chetrit A, Menczer J, et al. Demographic and genetic characteristics of patients with borderline ovarian tumors as compared to early stage invasive ovarian cancer. Gynecol Oncol 2005; 97(3):780–783.
27. Sekine M, Nagata H, Tsuji S, et al. Mutational analysis of BRCA1 and BRCA2 and clinicopathologic analysis of ovarian cancer in 82 ovarian cancer families: two common founder mutations of BRCA1 in Japanese population. Clin Cancer Res 2001; 7(10):3144–3150.
28. Piek JM, van Diest PJ, Zweemer RP, et al. Dysplastic changes in prophylactically removed Fallopian tubes of women predisposed to developing ovarian cancer. J Pathol 2001; 195(4):451–456.
29. Piek JM, Torrenga B, Hermsen B, et al. Histopathological characteristics of BRCA1- and BRCA2-associated intraperitoneal cancer: a clinic-based study. Fam Cancer 2003; 2(2):73–78.
30. Medeiros F, Muto MG, Lee Y, et al. The tubal fimbria is a preferred site for early adenocarcinoma in women with familial ovarian cancer syndrome. Am J Surg Pathol 2006; 30(2):230–236.
31. Cass I, Holschneider C, Datta N, et al. BRCA-mutation-associated fallopian tube carcinoma: a distinct clinical phenotype? Obstet Gynecol 2005; 106(6):1327–1334.
32. Paley PJ, Swisher EM, Garcia RL, et al. Occult cancer of the fallopian tube in BRCA-1 germline mutation carriers at prophylactic oophorectomy: a case for recommending hysterectomy at surgical prophylaxis. Gynecol Oncol 2001; 80(2):176–180.
33. Agoff SN, Garcia RL, Goff B, et al. Follow-up of in situ and early-stage fallopian tube carcinoma in patients undergoing prophylactic surgery for proven or suspected BRCA-1 or BRCA-2 mutations. Am J Surg Pathol 2004; 28(8):1112–1114.
34. Mok CH, Tsao SW, Knapp RC, et al. Unifocal origin of advanced human epithelial ovarian cancers. Cancer Res 1992; 52(18):5119–5122.
35. Singer G, Stohr R, Cope L, et al. Patterns of p53 mutations separate ovarian serous borderline tumors and low- and high-grade carcinomas and provide support for a new model of ovarian carcinogenesis: a mutational analysis with immunohistochemical correlation. Am J Surg Pathol 2005; 29:218–224.
36. Kindelberger DW, Lee Y, Miron A, et al. Intraepithelial carcinoma of the fimbria and pelvic serous carcinoma: evidence for a causal relationship. Am J Surg Pathol 2007; 31(2):161–169.
37. Lee Y, Miron A, Drapkin R, et al. A candidate precursor to serous carcinoma that originates in the distal fallopian tube. J Pathol 2007; 211(1):26–35.
38. Feeley KM, Wells M. Precursor lesions of ovarian epithelial malignancy. Histopathology 2001; 38(2):87–95.
39. Deligdisch L, Einstein AJ, Guera D, et al. Ovarian dysplasia in epithelial inclusion cysts. A morphometric approach using neural networks. Cancer 1995; 76(6):1027–1034.
40. Zweemer RP, van Diest PJ, Verheijen RH, et al. Molecular evidence linking primary cancer of the fallopian tube to BRCA1 germline mutations. Gynecol Oncol 2000; 76(1):45–50.

41. Ince TA, Cviko AP, Quade BJ, et al. p63 Coordinates anogenital modeling and epithelial cell differentiation in the developing female urogenital tract. Am J Pathol 2002; 161(4):1111–1117.
42. Murdoch JW. Carcinogenic potential of ovulatory genotoxicity. Biol Reprod 2005; 73(4):586–590.
43. Lee Y, Medeiros F, Kindelberger D, et al. Advances in the recognition of tubal intraepithelial carcinoma: applications to cancer screening and the pathogenesis of ovarian cancer. Adv Anat Pathol 2006; 13(1):1–7.
44. Carlson J, Miron A, Jarboe E, et al. Serous tubal intraepithelial carcinoma (STIC): Its potential role in primary peritoneal serous cancer (PPSC) and serous cancer prevention. J Clin Oncol (in press).

Column　卵管采への注意とその取り扱い方法

　日本では遺伝性卵巣癌は欧米に比べてはるかに少ないといわれているが，では実際どの程度に少ないのかという正確な数を大きな母集団を用いて調べた研究は今のところまだなく，また遺伝性卵巣癌の実態についてのまとまった報告もない．しかし，少ないながら遺伝性乳癌や卵巣癌についての相談に応じる外来をもつ病院が徐々に増えてきているので，これらの施設における集積結果が待たれる．

　卵巣癌と考えられていたものが，実はもともとは卵管癌であろうとする本書での主張は，病理医にとって衝撃的である．卵管癌は，女性性器に発生する悪性腫瘍のなかで，卵巣癌や子宮癌と比べると極めて発生率は低い（と信じられている）．典型的な卵管癌では，腫大した卵管がソーセージ様さらには瓢箪形や西洋梨形の特徴的な肉眼所見を呈する．この印象が強いため，全く腫大が見られない卵管に対しては，通常大きな注意が払われることはなかった．また，卵管癌が膨大部から漏斗部に多く峡部側には少ないことは，ある程度の数の卵管癌を経験している者には納得のいくことであるし，文献的にもそうであるが，そのため注意を払うにしても膨大部に対してであることが多かった．漏斗部を組織標本化する場合も，切り出しやすさから，卵管采そのものよりも膨大部に近いほうを用いることが少なくなかったであろう．本書は，卵管で最も注意すべきところは，卵管采であることを示している．意識的に卵管采を含めた卵管についての病理組織学的な検査をしないと，卵管病変に関する日本人の基礎的データをいつまでももちえないことになるし，本書の内容も検証しえない．

　さて，卵管，特に卵管采の状態を正確に知るための切り出しにはそれ相当の注意が必要である．摘出検体を無頓着に固定液に放り込んだようなものでは難しい．手術を行ったもともとの疾患によっても卵管の形態はさまざまに変わりえるが，摘出後速やかに固定液に入れ，一般的にはできるだけ真っ直ぐにした状態で固定することが望まれる．ただし，伸展しすぎてはいけない．4～5 mm の間隔で卵管に割を入れ，連続的に横断切片を切り出していくことが最も目的に合う切り出し方法と考えられる．

（本山悌一）

第4章

卵巣癌スクリーニング

Ovarian Cancer Screening

Ilana Cass

キーポイント Key Points

- 卵巣癌に対する有効なスクリーニングは，一般女性のなかで罹患率が低いこと，前癌状態が不確実なこと，卵巣癌の発癌過程が不明なことにより，限界がある．
- 卵巣癌の早期発見のためのスクリーニングとして CA125 を用いることは，偽陽性(false-positive)および偽陰性(false-negative)のいずれもありうるため，限界がある．
- 経時的な CA125 の測定と患者の年齢，あるいは CA125 を含めた血清腫瘍マーカーの組み合わせによるアルゴリズムは，卵巣癌のリスクモデル(risk models)として，CA125 単独よりも優れた予測因子になるかも知れないが，さらなる研究の継続が求められる．
- 多様なスクリーニング(CA125 および経腟超音波検査)は，低リスク集団に比べてハイリスク集団でより有用性が高いと考えられる．しかしながら，卵管あるいは腹膜を原発とする BRCA 関連癌では，超音波検査による検出の有効性には限界があると思われる．

卵巣癌スクリーニング検査のための挑戦

卵巣癌は，診断時には大部分が進行癌であるため，いまだに最も致命的な婦人科悪性腫瘍である．骨盤内に限局している一部の患者では，5年生存率は 70～90% に達しており，治癒が治療の最終目標である．しかしながら現在，患者の 55% は進行癌で診断され，その5年生存率は 35～50% である[1]．したがって，卵巣癌の早期発見が，女性の生存率向上のための重要な目標となる．

卵巣癌では相対的に低い罹患率，非特異的な臨床症状，および早期癌で発見するための前癌状態が不明であることより，これらの点が卵巣癌のスクリーニングに向けた努力の弊害になっている．もう1つの弊害は，卵巣癌の時間の経過に伴う発癌過程が不明な点である．卵巣癌を放置した場合，どのような経過をたどるかは直接観察することはできない．すなわち，進行癌をもつほとんどの女性が呈する状態は，卵巣癌の進行の速さを示しており，卵巣に限局した早期の状態から，広範囲に転移した状態への進行を予知しようとする試みの難しさを暗示するものである．数学的な理論化と専門家の意見を参考にして作成さ

れた推計学的モデルは，卵巣癌における時間の経過に伴う進行過程の解明につながる．各進行期における持続期間の範囲と持続期間の変動係数から，このモデルでは，前癌状態からIV期までの経過はおよそ28.5か月と推定している．各進行期の平均持続期間と臨床的に検出された時点のCA125の中央値が最もよい指標であり，筆者らは，約44％の症例がスクリーニングプログラムを年1回実施することで，より早期に発見できることを示している[2]．

　最も理想的なスクリーニング検査あるいはプログラムは，高い感受性(特定の疾患をもった個人が検査で陽性になる確率)と高い特異性(特定の疾患をもたない個人が検査で陰性になる確率)を兼ね備えることが求められる．スクリーニング手段は，安価で，非侵襲的で，さらに疾患の罹患率とそれに関連する死亡率を減少させるべきものである．基準値を下げることにより感受性を上げることは，逆に特異性を下げる結果につながる．特異性は卵巣癌のスクリーニングに極めて重要であり，特にハイリスク群女性においては重要であり，スクリーニング検査で陽性であった場合には，大部分の女性は受診料，罹患および不安のために手術的介入を求めがちである．しかしながら，ほとんどの患者や医師は，たった1人の卵巣癌患者発見のために，多くの女性に手術を行うことをよいこととは考えていない．例えば，一般女性における卵巣癌のリスクはおよそ1.8％であり，たとえ98％の特異性をもった検査であっても，たった1人の卵巣癌患者を見つけるためには，50人の偽陽性患者に手術を実施することになる．この一般女性に対するスクリーニング手段では，10％の陽性的中率(1人の卵巣癌を発見するために10人の手術を実施)を産み出すためには，99.6％の特異性が要求される．なお慣習的に，スクリーニング検査としては，10％の陽性的中率が合理的数値と考えられている[3]．低特異性は，卵巣癌の発生率が40％に達するBRCA遺伝子の変異を有するようなハイリスク群では受け入れられるかもしれない．なぜなら，このような集団では，90％の特異性を有する検査であっても，10％の陽性的中率が得られるからである[4〜6]．

有効な血清腫瘍マーカー

　今日，さまざまな卵巣腫瘍マーカーが研究されているが，そのなかでCA125が実地臨床で最も頻繁に用いられている．25年以上前にCA125が発見されて以来，CA125の腫瘍抗原は，卵巣癌患者の治療効果および再発の監視の標準になっている．CA125腫瘍抗原は発生過程の体腔上皮や大部分の非粘液性卵巣癌にみられる糖蛋白質で，CA125はこのCA125腫瘍抗原を認識するモノクローナル抗体である．888人の健康女性のわずか1％，および143人の非悪性疾患患者の6％で，血清値が35 U/mL以上を示した[7,8]．しかしながら，CA125は子宮筋腫，子宮内膜症，月経，子宮内膜癌および乳癌などの多数の非悪性および悪性疾患でも高値を示すため，CA125の特異性は限定的である．年齢もCA125の特異性に影響を及ぼす．35 U/mLを基準値とした場合，CA125の特異性は，50歳を超える女性と50歳以下の女性ではそれぞれ98.5％，94.5％であり，前者でより高い特異性を示した[9]．さらに，中皮由来の表皮を刺激する狼瘡，肝硬変，うっ血性心不全，憩室炎および膵炎などの疾患でもCA125が高値を示す[7,10]．卵巣癌の早期発見およびリ

スクの予測のためのスクリーニング手段として，CA125は偽陽性および偽陰性のいずれもありうるため，その実用性は限定的である[11]．

CA125の利点は，卵巣癌の臨床診断に先んじて，10～60か月前に少し高くなることが観察される点である．JANUS血清バンク(JANUS serum bank)での後方視的研究によると，卵巣癌と診断される18か月前までに収集された患者血清では，基準値を30 U/mLに定めると，卵巣癌の検出で50％の感受性を示したという[12,13]．無症候性かつ閉経後女性においては，CA125単独で，卵巣癌検出に対する陽性的中率は約2％である[14～16]．また，2万2000人を対象とした大規模な卵巣癌スクリーニング臨床研究の1つによると，CA125単独では感受性が58％，特異性が98.5％であったという．このように現在のところ，CA125は卵巣癌のスクリーニングとして極めて有用な手段であるとまではいえない[16]．

卵巣癌の早期発見を進歩させる戦略の1つは，CA125をさらに精練して測定と解釈を行うことである．CA125 ⅡのRI(ラジオイムノアッセイ)は，CA125とよく相関するためにCA125をほとんど置き換えることができ，また低い偽陽性率である．CA125Ⅱは，優れた解析能をもつ高い親和性の抗体を用いており，さらにアッセイ系の変動を50％減少させた[14]．

CA125 Ⅱによるもう1つの発展は，CA125の値が腫瘍量と相関し，さらに腫瘍増殖の初期段階では指数関数的に上昇することが観察されたことである．一方，他の非悪性疾患では，時間が経過してもCA125の上昇はみられなかった(図1)．したがって，オカルト卵巣癌女性の検出には，CA125値の経時的変化のほうが，ただ1回の測定より期待がもてる．Skatesらは，40歳を超えた5,550人の女性をストックホルムスクリーニング研究に参加させて，そのなかから初めにCA125が高値を示した175人の女性集団から得られた血清を再解析して，この仮説を検証した．CA125が高値を示した集団では，3か月ごとにCA125の検査による厳重な管理が実施された．年齢を一致させた175人の集団も，CA125値を一部の医師に秘匿して，同様に管理された．血清の保存は，この研究に参加した女性のために十分な経過観察と診断を提供できるスウェーデン腫瘍登録所と入院登録所(Swedish Tumor Registry and Hospitalization Registry)が共同で行った．

対数にとった長期的なCA125値を分析することにより，各々の患者の線形回帰直線が作られた．初期スクリーニングの段階では，回帰直線の切片が，対数値(CA125)を最もよく推定する値である．また，回帰直線の傾きは，1年後の切片からのずれを表すものである．コンピュータアルゴリズムは，担癌女性と非担癌女性の回帰直線の傾きと切片の正規分布を組み入れ，年齢による卵巣癌の発生率も組み入れることにより，卵巣癌の確率を計算するものである．この方法は，回帰直線の切片を横軸に，傾きを縦軸にしてデータをプロットし，担癌女性と非担癌女性を仕分けるのに最もよい点を決める方法である(図2)．これらの値の比と年齢に基づいた卵巣癌の見込みとの積は，ある患者が卵巣癌である見込みとなる．この後方視的解析を別の検証集団でも実施したところ，卵巣癌のリスクアルゴリズム(risk of ovarian cancer algorithm；ROCA)は，特異性99.7％，感受性83％および陽性的中率16％であった．患者の年齢に応じて，CA125の理想的な基準値を，標準的な35 U/mLより下げることも考慮されるが，初期にCA125値が高い患者では，短期間の間

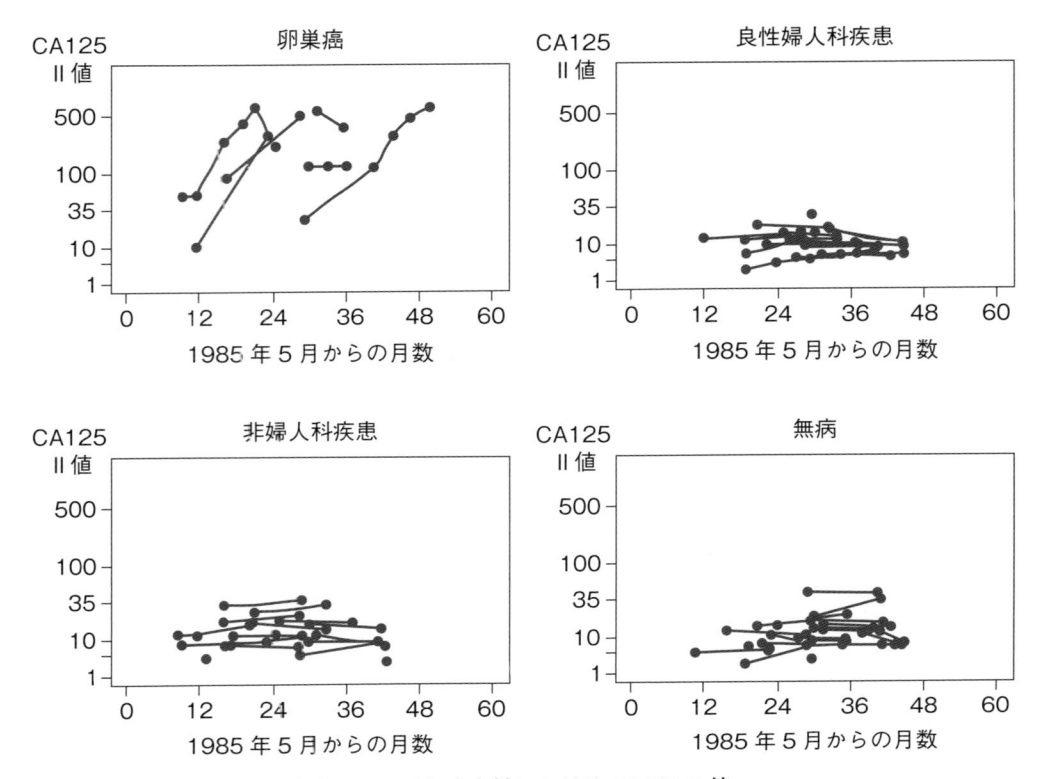

図1　卵巣癌女性 対 良性疾患あるいは無病女性におけるCA125 II値
（文献14から引用）

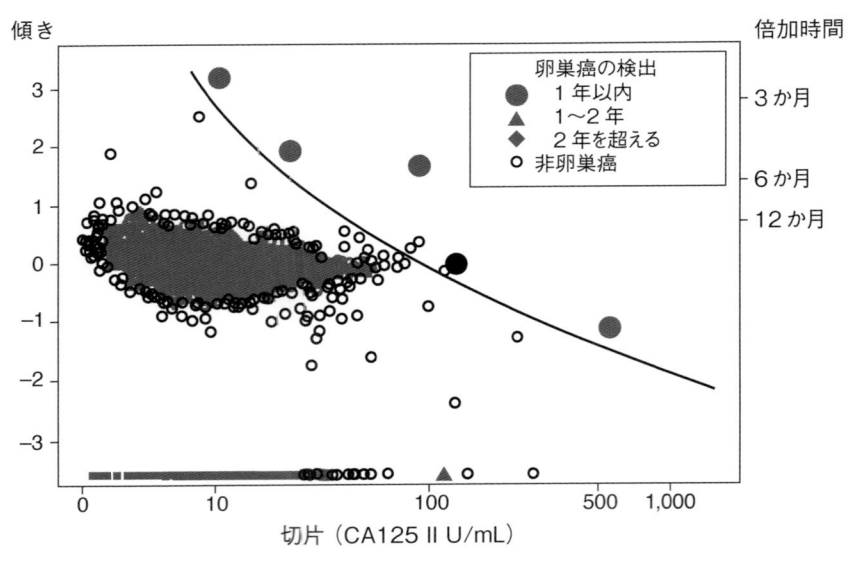

図2　検証集団におけるCA125 II値の傾き 対 切片
（文献14から引用）

有効な血清腫瘍マーカー　43

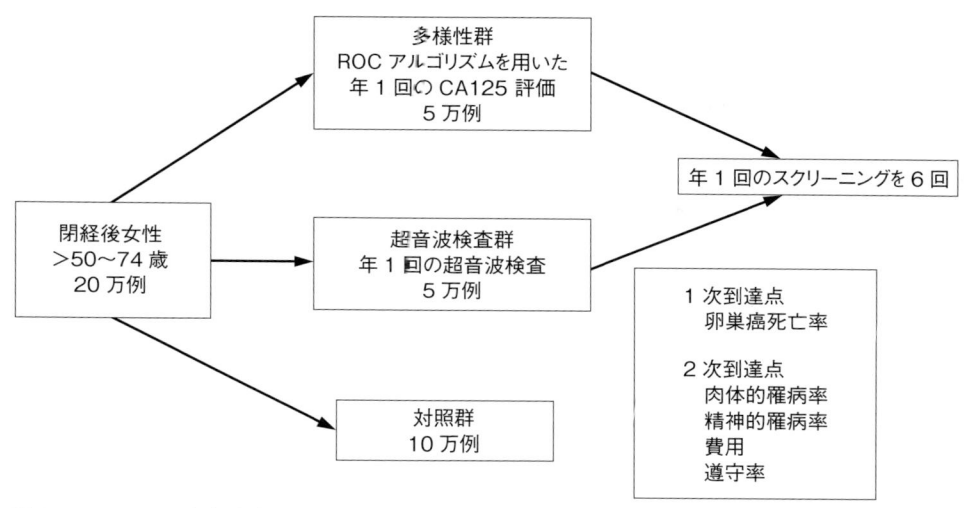

```
         ┌──────────────┐
         │ 多様性群       │
     ┌──→│ ROCアルゴリズムを用いた│
     │   │ 年1回のCA125評価 │──┐
     │   │ 5万例          │   │
     │   └──────────────┘   │
     │                        ↓
┌─────────┐  ┌──────────────┐  ┌──────────────┐
│閉経後女性│  │ 超音波検査群   │  │年1回のスクリーニングを6回│
│>50～74歳 │─→│ 年1回の超音波検査│─→│              │
│20万例    │  │ 5万例         │  └──────────────┘
└─────────┘  └──────────────┘
     │                        ┌──────────────┐
     │                        │ 1次到達点      │
     │   ┌──────────────┐   │   卵巣癌死亡率  │
     └──→│ 対照群         │   │              │
         │ 10万例          │   │ 2次到達点      │
         └──────────────┘   │   肉体的罹病率  │
                             │   精神的罹病率  │
                             │   費用         │
                             │   遵守率       │
                             └──────────────┘
```

図3　UKCTOS 臨床試験企画図
すべての女性は国立統計事務局により「敷石舗装」[訳注1]のように，そして郵送による質問票で7年間管理される．
（文献6から引用）

に繰り返しCA125を再検することが，卵巣癌スクリーニングのためのROCA戦略では求められる[14]．

　ROCAは卵巣癌スクリーニングにおけるイギリス卵巣癌スクリーニング共同試験（United Kingdom Collaborative Trial of Ovarian Cancer Screening：UKCTOS）に取り入れられ，大規模前方視的・無作為割付臨床試験の1つとして，20万人の閉経後女性を対象として企画された（図3）[6]．臨床試験の集団は，CA125を含めたアルゴリズムで監視される5万人の女性と年1回の超音波検査で経過観察がなされる5万人の女性，および10万人の対照群から構成されている．この試験では7年間の経過観察がなされる．CA125選択肢に割り付けされた女性では，CA125の値に基づいてリスク群が分類された．低リスク群女性では年1回のCA125検査の繰り返し，中等度のリスク群女性では3か月ごとに検査を繰り返し，ハイリスク群女性では直接経腟超音波検査が取り入れられた．1万3000人の女性で実施されたパイロット試験の結果では，ROCAは高い特異性と陽性的中率を示し，それぞれ99.8％と19％であった．初回の検査で高値を示したこと（91人），あるいは経過観察中に値が上昇したこと（44人）などにより144人がハイリスクと判定された．さらに16人に手術が施行され，5人で卵巣悪性腫瘍が検出された[17]．

　ハイリスク女性における前方視的・多施設共同のスクリーニング臨床試験の前置的結果（preliminary results）は，この集団においてROCAの高い陽性的中率を再現した．2,343人のハイリスク群女性が登録され，このうち38人が手術を受ける臨床試験に加わった．ROCAは，試験期間中に新たに発生した3人の初期癌患者のうち2人と，初回スクリーニング時にすでに罹患していた3人すべての癌患者を識別しており，その結果13％の陽性的中率と83％の感受性を示した．試験期間中に発生した残りの3人の患者

[訳注1]："flagging"抜けのないよう，丁寧にあるいは厳重にという意味か．

は，予防的卵巣卵管摘出術により発見された．これらの結果を追認するためには，多数の集団において，ROCAにおそらく他の腫瘍マーカーを組み合わせた臨床試験が必要である[18]．

経時的なCA125値に基づいたもう1つのアルゴリズムが，オランダにおいてハイリスク女性に用いられている．このモデルでは，中央値が12か月以上の患者の経時的記録について，CA125の相対的変化の対数値と，CA125の絶対値の経時的記録を比較して分析が行われた．そのために，患者それぞれが自分自身の対照にもなっている．このモデルは，CA125の基準値が月経周期により変動する若年女性において，明らかな利益をもたらした．遺伝的に癌のハイリスク群である388人と年齢を一致させた対照群370人の症例で，手術前にCA125が経時的に測定された．この臨床試験においては，遺伝的ハイリスク群の平均年齢は40歳で，75％が閉経前であった．この集団では，89人で予防的卵巣卵管摘出術が実施され，このうち60人は明らかな *BRCA* 遺伝子変異の保持者であった．CA125値は，閉経前女性では一般的に高値であるが，この集団では経時的かつ絶対的な値がともに卵巣癌を予測しえた．CA125の経時的と絶対的な値に重複領域があるため，これらの所見の臨床的重要性には限界があるものの，卵管や卵巣の異形成は，予防的手術施行例においてはCA125値が14 U/mLで予測可能であった．なお筆者らは，CA125値は，卵巣癌のハイリスク女性と対照群の間で異なった動きがなく，ともに年齢と閉経の条件に影響されていると結論づけている[11, 19]．

新しい腫瘍マーカー

もう1つの戦略は，CA125に代わる新しい腫瘍マーカーを開発することである．健康な女性と卵巣癌患者では腫瘍マーカーの表現型に異質性があると仮定すれば，いくつかの腫瘍マーカーを組み合わせることは，必然的な取り組み方である．Crumpらは，卵巣癌スクリーニングプログラムに参加したハイリスク女性を5年以上にわたって観察し，5種の血清腫瘍マーカーの動きを特徴づけた．1,237人のハイリスク健常女性の管理中に，CA125，HER-2/neu，尿中ゴナドトロピン，脂質関連シアル酸およびDianon marker 70/Kの経時的測定が6年間実施された．これら5種のマーカーは，卵巣癌ばかりでなく他の腫瘍でも上昇がみられた．それぞれのマーカー，特にCA125の動きは，これらの女性のなかで明らかな異質性が観察され，さらにそれらのマーカーはそれぞれ独立した動きを示した．ここで観察されたマーカーの独立性は，特異性を増し，偽陽性の可能性を最小限にするというマーカーの組み合わせをさらに支持するものである[20]．

Skatesらは，初期卵巣癌の検出を改善するために，CA125に卵巣癌以外の固形癌で用いられている他のマーカー，すなわちCA15-3，CA72-4，マクロファージ・コロニー刺激因子（macrophage colony-stimulating factor；M-CSF）を加えて，別の統計学的解析モデルを検討した．混合識別解析（mixture discriminant analysis；MDA）モデルは，早期癌の検出を発展させるために使用すべきマーカーの知識の獲得に，最も有効に結びついた．このMDAモデルは，腫瘍組織型などいくつかの卵巣癌バイオマーカーの分布の変動と結びつけ，癌のなかに占める各組織型の割合を評価するものである．CA125，CA72-4，

およびM-CSFの組み合わせにより，98％の特異性で，早期癌における感受性は70％となった[21]．

新しい腫瘍マーカーを確立する1つの方法は，腫瘍特異的抗体を得るためにヒト卵巣癌組織をマウスに免疫することである．卵巣癌患者の血清から抗原を検出するために，mesothelinおよびM-CSFに対するネズミのモノクローナル抗体を作製する[22,23]．有効なバイオマーカーを見つけるもう1つの方法は，マイクロアレイ解析法を用いて正常卵巣組織と比べて卵巣癌組織で過剰発現を示す遺伝子の証明である．WFDC2(HE4)遺伝子は卵巣癌で増幅され，さらに良性と悪性疾患の識別にHE4蛋白の血清値はCA125より優れている[24]．その他の期待される候補マーカーは，prostasin, human kallikreinsおよびosteopontinである[25~28]．組織での過剰発現と循環血液中から分離された抗原の血清濃度との相関は，多くの前方視的研究によるさらなる確認が必要である．

卵巣癌患者における腫瘍マーカー発現の不一致の原因の1つは，卵巣癌のさまざまな組織型に起因すると考えられる．CA125の組織での発現は組織型によりさまざまであり，混合型Müller管腫瘍や粘液性癌に比べて漿液性や類内膜癌で強く発現する．Luら[29]は，卵巣癌での遺伝子発現について組織型による相違を研究した．アフィメトリクスアッセイ(Affymetrix assay)法を用いて，彼らは異なった進行期および組織型を有する42人の卵巣癌患者組織と，5種の正常卵巣表層擦過組織を比較した．その結果，卵巣癌においては，逆転写(reverse transcription；RT)で強発現を示した遺伝子のmRNA発現はアレイのデータ(array data)とよく相関し，さらに免疫組織学的染色法では，強発現を示した遺伝子の蛋白質強染色が確認された．CLDN3(claudin 3), CA125およびMUC1の3種の蛋白マーカーが，158人の癌患者のうち157人(99.4％)に存在し，さらに全腫瘍でCLDN3, CA125および血管内皮増殖因子(vascular endothelial growth factor；VEGF)が明らかとなった．なおclaudinは，細胞間接着結合での透過性に関与する膜蛋白質の一種である．

CA125腫瘍マーカーのもう1つの限界は，早期癌の半数および進行癌の20％でCA125値が正常域であるという臨床的な事実である[7]．術前の血清CA125値は，組織中のCA125の染色強度と必ずしも相関しない[30]．CA125を補完するマーカーを検出するためには，CA125がほとんどみられない卵巣癌組織でのマイクロアッセイが研究されることである．kallikrein 6, 8, osteopontinおよびclaudin 3は，CA125が欠落した卵巣癌で100％の発現がみられた．これらのCA125が染色されない卵巣癌の少数例では，DF3, VEGF, MUC1, mesothelin, HE4およびCA19-9の発現もみられた[5,30]．最適なバイオマーカーの組み合わせを見つけるには，腫瘍組織における可能性のあるバイオマーカーの発現と血清値のさらなる相関が必要である．

Morらは，28人の健常女性と18人の卵巣癌新患者および40人の再発進行卵巣癌患者からなる86人の女性の血清で，抗体スクリーニングをマイクロアレイ解析により検討した．169蛋白質のうち，leptin, prolactin, osteopontinおよびinsulin-like growth factorの4種が，卵巣癌患者と健常女性とを識別できることが明らかとなった．これらの4種の蛋白質は，106人の健常女性と100人の卵巣癌患者からなる交差確認試験において追試された．単一蛋白質では，卵巣癌患者を確実に識別することができなかったが，これらの4

種の蛋白質の組み合わせでは，感受性，特異性，陽性的中率がそれぞれ95％で，陰性的中率が94％を達成した[31]．

大規模な分光光度法を用いた血清蛋白質解析は，卵巣癌スクリーニングに適合する最も新しい技術である．大規模な分光光度法は，健常女性と卵巣癌患者を鑑別できる独特なペプチドパターンを識別するために用いられている．初期のデータでは，プロテオミクススペクトルムが初期癌を含めた卵巣癌患者と健常女性を正しく識別したことを示した[32]．これに続く研究は，腫瘍関連蛋白質から人工産物を除去する技術を進歩させ，蛋白質スペクトルムの解析に用いられるアルゴリズムをさらに精錬させた[5,6]．最近の研究では，卵巣癌に特徴的な候補血清蛋白質が分離されている．Kozakら[33,34]は，11人の初期癌患者中の10人を含めて，22人の浸潤癌患者中の21人を正しく識別できるバイオマーカーの組み合わせを報告した．それに続いて筆者らは，transthyretin，β-hemoglobin，apolipoprotein A1およびtransferrinの蛋白質の特性を報告した．バイオマーカーの適切な組み合わせは，卵巣癌の発見を進歩させ，標準的なCA125の検査と比較して，粘液性卵巣癌の検出を特異的に進歩させた．153人の卵巣癌患者からなる多施設共同の症例対照臨床試験では，初期卵巣癌に特異的な有用性の高いバイオマーカーを分離するために，血清プロテオミクスの発現が研究されている．さらに他の2つの施設で独立して，初期卵巣癌患者と健常女性とを比較した交差試験が実施された．その結果，3種のバイオマーカーが分離された．apolipoprotein A1，transthyretinの切断型（癌でともに減弱）およびinter-α-trypsin heavy chain H4の断片（癌で増強）である．多変量モデルにおいて特異性を95％にした場合，CA125に加えた3種のバイオマーカーの感受性は，CA125単独より優れており，前者が74％に対して後者では65％であった[35]．

現在，卵巣癌スクリーニングの臨床試験において，前方視的にプロテオミクス技術が検討されている．これらの研究から得られる成果は，プロテオミクスを研究するのに最もよい方法を会得する手助けになり，さらに卵巣癌バイオマーカーの最適な組み合わせの発展に寄与するであろう．

低リスク群における卵巣癌スクリーニング

これまでは，死亡率を下げるような卵巣癌スクリーニングの前方視的・無作為割付試験はほとんど示されていなかった．すなわち，低リスク群女性である一般女性において，いかなるスクリーニング検査でも有効となるゴールドスタンダードは示されなかった．Jacobsら[36]は，一般的なリスク度を有する女性において，CA125と超音波検査を用いた前方視的かつ無作為割付の多様なスクリーニングの臨床試験を実施した．閉経後女性は，初回のスクリーニングとしてCA125により3年間毎年スクリーニングを行う群（1万958人）と対照群（1万997人）に，無作為に割り付けられた．スクリーニング群では，29人が異常な検査結果のために手術が実施された．そのなかで16人の卵巣癌患者が発見された．初回のスクリーニングで6人の卵巣癌が割り出され，8年間の観察期間中に，10人が併発性の卵巣癌に進展した．この臨床試験は，死亡率を低下させるほどの十分な力はないものの，スクリーニングで発見された16人の卵巣癌患者の生存期間の中央値は，対照群から

発見された20人の卵巣癌患者より良好で，それぞれ72.9か月と41.8か月であった（$p =$ 0.011）．さらに両群間で進行期の有意な差はなかったものの，スクリーニングで発見された卵巣癌は，対照群より早期癌が多かった．

　アメリカでは前立腺，肺，大腸，および卵巣（prostate, lung, colorectal, and ovarian；PLCO）癌を対象とした，別の現在進行中の臨床試験がある．この前方視的・多施設共同無作為割付試験は，卵巣癌低リスク群におけるCA125Ⅱと経腟超音波検査を用いた卵巣癌スクリーニングの有効性を研究するために企画された．1993年11月から2001年12月までに3万9115人の女性が登録され，年1回のCA125の測定を6年間実施の群と，年1回の経腟超音波検査を4年間実施の群に，無作為に分けられた．最近，2万5403人が，臨床試験の必要条件である最初の4年間を経過した．無作為に割り付けられた女性のなかで，95人の卵巣癌患者のうち63人が，この臨床試験のスクリーニングで検出された．この臨床試験では，最初の4年間に1,166回の卵巣生検が実施された．卵巣癌を発見できた生検の頻度が，1年目に3.5％であったものが4年目では9.6％に上昇しているが，この数値はいまだに極めて低い．超音波検査で得られた異常所見は，CA125の異常値よりも生検数を多くする．また，CA125の異常値で検出された卵巣癌のほとんどが進行癌であるのに対して，超音波検査の異常所見では，CA125が正常値であったにもかかわらず，13人の初期癌患者中10人を検出するという結果であった．陽性的中率は，CA125の異常値群では2.4〜4.4％であったのに対して，超音波検査の異常所見群では0.54〜0.99％であった．

　対照群である3万9000人の無スクリーニング女性の結果がまだ明らかではないため，研究者たちは，この群から何人の患者が診断されるかをいまだわかっていない．現時点では，実施された検査の95％は正常であり，また大多数の患者は進行癌で診断されているということである．これらの当座の結果に基づけば，一般女性において，死亡率の観点からは，卵巣癌のスクリーニングとして十分に影響を与えるまでには至っていない．そのため，1996年から実施されているU.S. Preventative Services Task Force（アメリカ予防局タスクフォース）により示された卵巣癌スクリーニングガイドラインにおける現時点での声明は，「超音波検査，血清腫瘍マーカーあるいは内診による卵巣癌のルーチンスクリーニングは推奨できない」と述べており，各自の注意が最も実践的であるとしている[15, 37]．

ハイリスク群における卵巣癌スクリーニング

　BRCA遺伝子変異の保持者に対する最近の推奨は，CA125と経腟超音波によるスクリーニングを年2回実施し，30〜35歳の間，あるいはもし家族のなかに卵巣癌と診断された女性がいる場合には，彼女が最初に診断された年齢より5〜20年早く開始する，としている[38〜40]．スクリーニングの開始時期と間隔は，卵巣癌の発癌過程の自然史で明らかになっている事実よりは，専門家の意見や一般常識に基づいているのがほとんどである[41]．スクリーニングの目標は，より早期の状態で卵巣癌を検出し，患者の満足度を改善することである．現在のところ，これらのガイドラインを遵守しても，結果的には目標に達していない．

表1 ハイリスク群女性における卵巣癌スクリーニング

報告者(文献番号)	年	症例数	登録基準	スクリーニング法
Bourne (45)	1994	1,502	家族歴, 第1度近親者	経腟超音波検査 ± CA125
Karlan (42)	1999	1,261	家族歴, 第1度近親者	経腟超音波検査, CA125 1995年までは年2回, その後は毎年
Dorum (51)	1999	803	家族歴, 第1度近親者あるいは乳癌	経腟超音波検査, CA125 年1回
Liede (44)	2002	290*	BRCA遺伝子検査を行ったユダヤ人	経腟超音波検査, CA125 1995年までは年2回, その後は毎年
Scheuer (53)	2002	部分群 62	BRCA遺伝子変異保持者	経腟超音波検査, CA125 2年ごと
Tailor (54)	2003	2,500	家族歴, 第1度近親者	経腟超音波検査, 異常があればCA125
Vasen (52)	2005	138	家族に既知のBRCA遺伝子変異	経腟超音波検査, CA125 年1回
Stirling (50)	2005	1,110	中リスク群 (4〜10%の生涯リスク)	経腟超音波検査, CA125 (1施設で経腟超音波検査に異常があればCA125)
Fishman (47)	2005	4,526	少なくとも第1度近親者に個人または家族性に既知のBRCA遺伝子変異	経腟超音波検査
Olivier (48)	2006	312	個人または家族性に既知のBRCA遺伝子変異	経腟超音波検査, CA125 年1回
Bosse (43)	2006	676	少なくとも第1度近親者に個人または家族性に既知のBRCA遺伝子変異	経腟超音波検査, CA125 2年ごと
Oei (49)	2006	512	少なくとも第1度近親者に個人または家族性に既知のBRCA遺伝子変異	経腟超音波検査, CA125 年1回
Hermsen (19)	2007	388	親戚に2人を超える乳癌・卵巣癌患者	経腟超音波検査, CA125 年1回

*これらの対象は文献42で報告されたものの一部を含む.
訳注1: 初回スクリーニングで検出した症例数
訳注2: 2回目以降のスクリーニングで検出した症例数
訳注3: スクリーニングで検出できなかった症例数

診断的手術数	罹患数[訳注1]	発生数[訳注2]	間欠発生数[訳注3]
62	(3)IA LMP (2)IA (1)III	(1)IIA	(1)IIB (3)III (2)腹膜癌
?	(1)IB 境界悪性腫瘍	(1)IB 境界悪性腫瘍 (1)IC (3)IIIC 腹膜癌	(4)IIIC 腹膜癌
?	(3)I 境界悪性腫瘍 (1)I (1)II (9)III	(1)I 境界悪性腫瘍 (1)III	
24		(1)IC (1)IIC (1)IIIC 卵管癌/腹膜癌 (2)IIIC 腹膜癌	(3)IIIC
10	(1)IC (1)IIC 腹膜癌 (1)IIC (1)進行期未決定	(1)IA	
104	(2)IA 境界悪性腫瘍	(2)IA 境界悪性腫瘍 (1)IA 顆粒膜細胞腫 (2)IA, (1)IC (1)IIB (2)IIB	(2)IIIC 腹膜癌 (7)IIIC
?	(2)III	(2)III (1)IV	(1)III
39		(1)IC 境界悪性腫瘍 (1)IC, (1)IC 卵管癌 (1)IIB, (1)IIC (1)IIIB, (3)IIIC (1)IV	(1)IIIA, (1)IIIC (1)IV
49		(1)IIIA 腹膜癌 (2)IIB 腹膜癌 (1)IIIC 腹膜癌 (4)IIIC 卵管癌, (2)IIIC	
49		(1)IC (1)IIIB (1)IV	(1)IV
10		(1)IC	
24		(1)IIIC (1)IC (1)IIB (3)IIIC	

ハイリスク群女性において，数種の大規模で新しいスクリーニング臨床試験を解釈するときには，いくつかの注意点がある(**表1**)．臨床試験では，登録基準，患者の母集団および BRCA 遺伝子変異の全長に及ぶ検査の有無など，条件がさまざまである．初期の臨床試験では，リスク評価の最新手段の発展のために，BRCA 遺伝子変異のリスクを定量化することが優先的に開始された．その一方で他の臨床試験では，ハイリスク患者を識別するために，修正された基準が使用された[42〜45]．多くの臨床試験は，既知の遺伝子変異をもった患者の家族が受診している遺伝性癌クリニックからデータが集められた．一方，他の臨床試験では，自主的に参加した群から集められた．それぞれの臨床試験で採用したハイリスク群の定義および対応した登録基準は異なっているが，卵巣癌の家族歴，乳癌の既往歴，第1度近親者に多数の卵巣癌患者がいること，および明らかな BRCA 遺伝子変異があることが含まれている[19,46〜52]．それぞれの臨床試験に用いられているさまざまな登録基準は，疾患の罹患率やスクリーニング手段の実践に直接的に影響を与え，さらに，BRCA 遺伝子変異の保持者の比率にも影響を与える．最もハイリスクの群，すなわち明らかな BRCA 遺伝子変異を有する保持者で実施された臨床試験[19,43,48,49,52〜54]は，より多くの卵巣癌患者を検出し，さらにそれらのスクリーニングプログラムの成功に結びつくことが期待された．

現在，ハイリスク患者において，スクリーニングにより検出された卵巣癌患者の生存率が向上したとみなされる唯一の臨床試験がある．Van Nagell らは，初期卵巣癌を検出するために2万5000人の女性に対して年1回の経腟超音波検査によるスクリーニングを実施し，この臨床試験が成功したと報告している．第1度ないし第2度近親者に卵巣癌患者がいる家族歴は患者の23%であり，遺伝子検査はほとんど実施しなかった．初期の超音波検査から異常所見が継続している女性に対しては，CA125，形態学的指標およびカラードプラーを第2段階の検査法として実施した．スクリーニング検査で異常所見が継続している364人の患者のうち，35人の原発性浸潤癌，9人の境界悪性卵巣腫瘍，そして7人の他臓器癌からの卵巣転移例が検出された．9人の女性は，正常なスクリーニング検査から12か月以内に卵巣癌が診断された．経腟超音波検査は，感受性85%，特異性98.7%，および陽性的中率14%であった．非上皮性悪性腫瘍および境界悪性腫瘍を除くと，スクリーニングで検出された患者の多くは初期癌，すなわち30人中22人(73%)であり，過去の対照群の34%より高率であった．また，浸潤・上皮性癌に限った分析では，5年生存率もスクリーニング患者群では対照群より有意に良好で，それぞれ77.2%，48.7%であった($p<0.001$)．これらの所見を，そのままハイリスク女性に当てはめることは困難である．しかしながら，筆者らは，ハイリスク女性ではスクリーニングの頻度を増やすことがより適切であると推奨している[46]．

スクリーニングプログラム成功の報告を検討する場合，別な問題点は，スクリーニングで検出された卵巣癌が，試験期間中に新たに発生した例とすでに罹患していた例との鑑別が可能かということである．スクリーニングの有用性の検討は，初めのスクリーニングで正常であったものが経過観察中に新たに発生した卵巣癌を分析するのが最もよい方法と考える．すでに罹患していた例はより進行癌であり，またより長い前駆状態をもっていると考えられる[41]．したがってリスクの低減を目的とした予防的な卵巣卵管摘出術(risk-

表2 卵巣癌スクリーニング臨床試験における早期発見の要約

報告者（文献番号）	スクリーニングで検出された卵巣癌症例数	スクリーニングで検出されたI/IIB期卵巣癌症例数（総症例数に対する頻度，％）	スクリーニングで検出された浸潤・上皮性卵巣癌症例数	スクリーニングで検出されたI/IIB期浸潤・上皮性卵巣癌症例数（総浸潤・上皮性症例に対する頻度，％）
Bourne (45)	7	6(86)	4	2(50)
Karlan (42)	6	3(50)	4	1(25)
Dorum (51)	16	6(38)	12	2(16)
Liede (44)	5	1(20)	5	1(20)
Scheuer (53)	5	2(40)	5	2(40)
Tailor (54)	11	7(63)	6	2(33)
Vasen (52)	5	0	5	0
Stirling (50)	10	4(40)	9	3(33)
Fishman (47)	10	0	10	0
Olivier (48)	3	1(33)	3	1(33)
Bosse (43)	1	1(100)	1	1(100)
Oei (49)	1	0	1	0
Hermsen (19)	5	2(40)	5	2(40)
合計			70	17(24)

reducing salpingo-oophorectomy；RRSO)で明らかとなったオカルト癌例は，この分析では含めるべきではない．理想的には，スクリーニング検査で異常があったため，診断を目的に実施された手術のみが陽性的中率の決定のために評価され，用いられるべきである．

表1に示されたスクリーニングで検出された卵巣癌のより詳しい調査では，浸潤・上皮性卵巣癌が手術でのみ発見されたのでないことが明らかになった．正確な組織型と思われたいくつかのデータは不完全であり，癌と診断された15例が境界悪性腫瘍[14]あるいは顆粒膜細胞腫[1]であった．これらの腫瘍は進行期I期で発見される傾向にあり，またしばしば無症状である．浸潤・上皮性卵巣癌と自然史が異なるこれらの組織型（境界悪性腫瘍あるいは顆粒膜細胞腫）の卵巣腫瘍を除いた場合，これらの腫瘍（境界悪性腫瘍あるいは顆粒膜細胞腫）に基づいて卵巣癌の死亡率を低下させたとしても，一般的には期待できない．また，浸潤卵巣癌に移行するかもしれない良性卵巣疾患の摘出により生まれる利益は，いまだ明らかではない．限られたデータではあるが，粘液性上皮性卵巣癌は，BRCA遺伝子変異保持者ではあまり一般的ではないが，嚢胞腺腫，境界悪性，浸潤癌の組織学的連続性があるとしている[41,55,56]．

スクリーニングで検出された卵巣癌の発見により，患者の生存率を劇的に変化させたかという疑問が残る．境界悪性腫瘍および顆粒膜細胞腫を除くと，初期浸潤・上皮性卵巣癌の実際の比率は，スクリーニングを行わない一般女性にみられる比率と同様であり，患者の生存率を有意に向上させるまでには至らなかった．スクリーニングで検出された70人の浸潤・上皮性卵巣癌のうち，17人(24%)が進行期I/IIB期であった（表2)[1]．また，ス

クリーニングで検出された進行癌患者は，自覚症状で発見された進行癌患者に比べて腫瘍量が少なく，予後が良好と解釈することが可能である．しかしながら，この点については結論が見送られたままである．

ハイリスク患者における初期の検出スクリーニングプログラムとして，課題の1つは，*BRCA*遺伝子関連婦人科癌の表現型である．*BRCA*遺伝子変異保持者は，卵管癌および腹膜癌の高いリスクを有しているが，卵巣癌ほど容易には早期発見できない[44, 57〜59]．一般女性における原発性腹膜癌の発症頻度は，卵巣癌のおよそ1/10である．ハイリスク群では，原発性腹膜癌の発症頻度は2倍高いと考えられる[57]．Liedeらは，彼らの臨床試験で，一般女性における原発性腹膜癌の頻度に基づくと，*BRCA*遺伝子変異保持者では原発性腹膜癌の生涯の累積リスクが20%になると算出した[44]．表1で示された111人の患者のうち，19人（17%）が原発性腹膜癌であった．一般的に原発性腹膜癌では，卵巣の腫大は軽度で，大網や腹膜表面に顕著な播種がみられる[42]．同様に原発性卵管癌でも，卵管の腫大や病変は軽度であるが，著しい播種病変が確認できる[60]．このように，経腟超音波検査によるスクリーニング検査では，癌の進行過程において早期の出来事である付属器腫瘤として認識するために，卵巣癌に比べて原発性卵管癌や腹膜癌の検出には限界がある．

卵巣癌ハイリスク女性において最も優れたスクリーニング戦略を決定するためには，さらに統一された登録基準を用いた前方視的臨床試験が必要である．しかしながら，母集団を無スクリーニング群に割り付けた無作為割付臨床試験の企画は，卵巣癌ハイリスク女性に対しては非倫理的である．ハイリスク女性群における最適なスクリーニング手段および間隔は，既存の臨床試験ではいまだ得られていない．UKCTOSにおける一般女性の調査は，卵巣癌のハイリスク女性を除外した臨床試験である．このため，卵巣癌の生涯リスクが10%を超える女性を対象としたイギリス家族性卵巣癌スクリーニング臨床試験（U. K. Familial Ovarian Cancer Screening Study；UK FOCSS）が必要となることは当然のことである．この前方視的研究では，年1回のCA125と経腟超音波検査に加え，将来的に後方視的研究を行って新しいバイオマーカーが発見できるように，4か月ごとに血清検体を収集している．研究者らは，特徴的な家族性ROCA指標（familial ROCA index）は，ハイリスク女性における前方視的スクリーニングプログラムの検証から得られると仮定した．期待される研究成果は，2007年までに患者登録が完了し，2012年に明らかになる予定である[6, 10]．

アメリカ婦人科癌グループ（Gynecologic Oncology Group；GOG）では，遺伝子的に卵巣癌のリスクが高い女性群において，そのリスクを減らすための最適な戦略を現在評価しているところである．この前方視的研究（GOG#199）は，RRSOや長期的なCA125のスクリーニングと比較されている．この研究の1つの目標は，実態調査に参加した女性のために，3か月ごとのCA125測定と年1回の超音波検査を基本としたROCAの陽性的中率と特異性を高めることである．厳格にするために，患者は明らかな*BRCA*遺伝子の欠失変異，あるいは家族歴，履歴に*BRCA*遺伝子変異の存在が高い可能性（>20%）をもっていることである．このように，患者の特徴や遺伝子検査歴が，2,593人の評価可能な患者のうち2,503人で確認された．なお，2,593人のうち，30%がRRSOにも参加している．

長期間の血清，血漿および組織の保存により，ハイリスク女性のために考えられた有望な新しいバイオマーカーの評価を，将来行うことを容易にするであろう．これらの2つの前方視的研究により得られる確かな進歩は，ハイリスク女性をふるい分ける最適なスクリーニングプログラム，スクリーニングの開始時期，および間隔を決定させるであろう．

ハイリスク女性における卵巣癌スクリーニングプログラムの容認性

ハイリスク女性におけるスクリーニングプログラムでは，高水準の容認性と遵守性が常に報告されている．内診や超音波検査に伴う不便さ，不安および軽度の不快感にもかかわらず，長期間の臨床試験における患者の脱落率は，23％以下であった[6, 18]．一般女性での年1回のマンモグラフィと子宮頸癌スクリーニングの受診遵守率と比較すると，ハイリスク女性は，一般的に検査に非常に積極的で，卵巣癌の不安を除外することに懸命な女性の集団である．

M. D. アンダーソン癌センターから出された単一施設での臨床試験では，2001年から2005年までに遺伝子検査が実施された554人において，卵巣癌のリスクを下げるのに役立つ要因を研究した．大多数の女性はコーカサス人で，12.5％がユダヤ人であり，また64％に乳癌の既往があり，そのうち74％は50歳前に診断された．387人(69.9％)が調査に参加し，9.4％で乳房摘出と卵巣摘出が選択され，5.4％で卵巣摘出のみが選択された．非BRCA遺伝子変異保持者での予防的手術が32％に実施されたのに対して，132人のBRCA遺伝子変異保持者では63％に実施された．予防的手術の選択に関与した要因は，BRCA遺伝子変異，乳癌あるいは乳腺生検の既往，あるいは卵巣癌の家族歴であった[61]．

同様な臨床試験として，Schwartzらは，家族歴に基づいて289人の女性の遺伝子検査を行い，リスクの軽減に役立つ戦略のために12か月間追跡した．先のM. D. アンダーソン癌センターの臨床試験と同様に，大多数の患者はコーカサス人(94％)で，大学卒(77％)であった．79人の患者はBRCA遺伝子の欠失変異があり，このうち27％がRRSOにも参加していた．RRSOで予測した要因は，卵巣癌の家族歴，卵巣癌の既知のリスク因子および基本的な卵巣癌に対する不安度であった．筆者らは，潜在するリスクの認識は，遺伝カウンセリングで提供された情報の解釈のしかたに，強く影響されることを示唆した．基本的なリスクの認識の誤りを修正することにより，遺伝カウンセリングおよび遺伝子検査における成果および満足度が増強されると考える[62]．

これらの発見を他の患者集団に当てはめることには限界がある．なぜなら，遺伝子検査や遺伝カウンセリングの活用が不十分であり，BRCA遺伝子関連の卵巣癌の浸透について，ある人種群では不明だからである．遺伝子検査を実施する患者は高学歴，乳癌や卵巣癌の診断が若年でなされたこと，祖先がユダヤ人であることと関連しており，そして最近の健康管理は家庭医よりも産婦人科医によって実施されていることを，臨床試験では示している．アフリカ系アメリカ人は遺伝カウンセリングをあまり受けない傾向にある．BRCA遺伝子変異の見込み，社会経済的立場，癌リスクの認識度，あるいは検査に対する取り組み方の違いなどは，人種の違いだけでは説明できない[40]．

結論

　多くの限界があるにもかかわらず，ハイリスク女性における卵巣癌の早期検出は，進行中の研究に託された重要な目標である．臨床試験の企画の改善やバイオマーカー発見のための手技の進歩により，重要な発展はこれまでに実施された臨床試験や経験に基づいて達成されている．現在進行中のいくつかの大規模前方視的臨床試験により，われわれは卵巣癌の発癌過程に対する理解をさらに深めることができ，また分子生物学的経路における卵巣癌の早期の変化を理解することができるであろう．初期癌の検出の改善は，一般女性のみならず，生涯にわたって卵巣癌に進展する重大なリスクとなる BRCA 遺伝子変異の保持者にとっても大きな意味をもつであろう．

症例報告 Case Report

　M. B. 氏は 63 歳の女性であるが，彼女の姉が 66 歳のときに卵巣癌と診断され，さらに遡って 40 歳のときに乳癌と診断されたという家族歴をもつため，ハイリスク卵巣（癌）スクリーニング診療所を受診した．CA125 は正常域であったが，初回のスクリーニングである超音波検査を行ったところ，右卵巣がわずかに腫大していた．彼女は予防的子宮全摘出術および卵巣卵管摘出術（total abdominal hysterectomy and bilateral salpingo-oophorectomy；TAHBSO）の実施を選択し，これによりオカルト進行期 IC 期卵巣癌と診断された．この診断の後で，彼女は遺伝子検査を行い，意義不明な BRCA1 遺伝子の変異が確認された．

銘記すべき点 Learning Points

- 卵巣癌スクリーニングの目標は早期癌で発見することである．
- 目下のところ，多数のハイリスク集団における卵巣癌のスクリーニングは，血清 CA125 と経腟超音波検査を 6 か月ごとに実施することである．
- CA125 は，早期癌では患者の 50％ が正常域と思われる．

文献 References

1. Heintz AP, Odicino F, Maisonneuve P, et al. Carcinoma of the ovary. FIGO 6th Annual Report on the Results of Treatment in Gynecological Cancer. Int J Gynaecol Obstet 2006; 95(suppl 1):S161–S192.
2. Skates SJ, Singer DE. Quantifying the potential benefit of CA 125 screening for ovarian cancer. J Clin Epidemiol 1991; 44(4–5):365–380.
3. Jacobs I, Oram D. Screening for ovarian cancer. Biomed Pharmacother 1988; 42(9):589–596.
4. King MC, Marks JH, Mandell JB. Breast and ovarian cancer risks due to inherited mutations in BRCA1 and BRCA2. Science 2003; 302(5645):643–646.
5. Bast RC Jr., Badgwell D, Lu Z, et al. New tumor markers: CA125 and beyond. Int J Gynecol Cancer 2005; 15(suppl 3):274–281.

6. Rosenthal AN, Menon U, Jacobs IJ. Screening for ovarian cancer. Clin Obstet Gynecol 2006; 49(3):433–447.
7. Bast RC Jr., Klug TL, St John E, et al. A radioimmunoassay using a monoclonal antibody to monitor the course of epithelial ovarian cancer. N Engl J Med 1983; 309 (15):883–887.
8. Zurawski VR Jr., Knapp RC, Einhorn N, et al. An initial analysis of preoperative serum CA 125 levels in patients with early stage ovarian carcinoma. Gynecol Oncol 1988; 30(1):7–14.
9. Einhorn N, Sjövall K, Knapp RC, et al. Prospective evaluation of serum CA 125 levels for early detection of ovarian cancer. Obstet Gynecol 1992; 80(1):14–18.
10. Jacobs IJ, Mackay J, Menon U, et al. Familial ovarian screening—effective or ineffective? Br J Cancer 2006; 95(8):1124; author reply 1126–1127.
11. Karlan BY, McIntosh M. The quest for ovarian cancer's Holy Grail: can CA-125 still be the chalice of early detection? J Clin Oncol 2007; 25(11):1303–1304.
12. Zurawski VR Jr., Orjaseter H, Andersen A, et al. Elevated serum CA 125 levels prior to diagnosis of ovarian neoplasia: relevance for early detection of ovarian cancer. Int J Cancer 1988; 42(5):677–680.
13. Zurawski VR Jr., Sjovall K, Schoenfeld DA, et al. Prospective evaluation of serum CA 125 levels in a normal population, phase I: the specificities of single and serial determinations in testing for ovarian cancer. Gynecol Oncol 1990; 36(3):299–305.
14. Skates SJ, Xu FJ, Yu YH, et al. Toward an optimal algorithm for ovarian cancer screening with longitudinal tumor markers. Cancer 1995; 76(10 suppl):2004–2010.
15. Buys SS, Partridge E, Greene MH, et al. Ovarian cancer screening in the Prostate, Lung, Colorectal and Ovarian (PLCO) cancer screening trial: findings from the initial screen of a randomized trial. Am J Obstet Gynecol 2005; 193(5):1630–1639.
16. Jacobs I, Davies AP, Bridges J, et al. Prevalence screening for ovarian cancer in postmenopausal women by CA 125 measurement and ultrasonography. BMJ 1993; 306(6884):1030–1034.
17. Menon U, Skates SJ, Lewis S, et al. Prospective study using the risk of ovarian cancer algorithm to screen for ovarian cancer. J Clin Oncol 2005; 23(31):7919–7926.
18. Skates SJ, Drescher CW, Isaacs C, et al. A prospective multi-center ovarian cancer screening study in women at increased risk. J Clin Oncol 2007; 25(18S):5510.
19. Hermsen BB, von Mensdorff-Pouilly S, Berkhof J, et al. Serum CA-125 in relation to adnexal dysplasia and cancer in women at hereditary high risk of ovarian cancer. J Clin Oncol 2007; 25(11):1383–1389.
20. Crump C, McIntosh MW, Urban N, et al. Ovarian cancer tumor marker behavior in asymptomatic healthy women: implications for screening. Cancer Epidemiol Biomarkers Prev 2000; 9(10):1107–1111.
21. Skates SJ, Horick N, Yu Y, et al. Preoperative sensitivity and specificity for early-stage ovarian cancer when combining cancer antigen CA-125II, CA 15-3, CA 72-4, and macrophage colony-stimulating factor using mixtures of multivariate normal distributions. J Clin Oncol 2004; 22(20):4059–4066.
22. Scholler N, Fu N, Yang Y, et al. Soluble member(s) of the mesothelin/megakaryocyte potentiating factor family are detectable in sera from patients with ovarian carcinoma. Proc Natl Acad Sci U S A 1999; 96(20):11531–11536.
23. Xu FJ, Ramakrishnan S, Daly L, et al. Increased serum levels of macrophage colony-stimulating factor in ovarian cancer. Am J Obstet Gynecol 1991; 165(5 pt 1): 1356–1362.
24. Hellstrom I, Raycraft J, Hayden-Ledbetter M, et al. The HE4 (WFDC2) protein is a biomarker for ovarian carcinoma. Cancer Res 2003; 63(13):3695–3700.
25. Diamandis EP, Scorilas A, Fracchioli S, et al. Human kallikrein 6 (hK6): a new potential serum biomarker for diagnosis and prognosis of ovarian carcinoma. J Clin Oncol 2003; 21(6):1035–1043.
26. Diamandis EP, Yousef GM, Petraki C, et al. Human kallikrein 6 as a biomarker of Alzheimer's disease. Clin Biochem 2000; 33(8):663–667.

27. Mok SC, Chao J, Skates S, et al. Prostasin, a potential serum marker for ovarian cancer: identification through microarray technology. J Natl Cancer Inst 2001; 93(19): 1458–1464.
28. Kim JH, Skates SJ, Uede T, et al. Osteopontin as a potential diagnostic biomarker for ovarian cancer. JAMA 2002; 287(13):1671–1679.
29. Lu KH, Patterson AP, Wang L, et al. Selection of potential markers for epithelial ovarian cancer with gene expression arrays and recursive descent partition analysis. Clin Cancer Res 2004; 10(10):3291–3300.
30. Rosen DG, Wang L, Atkinson JN, et al. Potential markers that complement expression of CA125 in epithelial ovarian cancer. Gynecol Oncol 2005; 99(2):267–277.
31. Mor G, Visintin I, Lai Y, et al. Serum protein markers for early detection of ovarian cancer. Proc Natl Acad Sci U S A 2005; 102(21):7677–7682.
32. Petricoin EF, Ardekani AM, Hitt BA, et al. Use of proteomic patterns in serum to identify ovarian cancer. Lancet 2002; 359(9306):572–577.
33. Kozak KR, Amneus MW, Pusey SM, et al. Identification of biomarkers for ovarian cancer using strong anion-exchange ProteinChips: potential use in diagnosis and prognosis. Proc Natl Acad Sci U S A 2003; 100(21):12343–2348.
34. Kozak KR, Su F, Whitelegge JP, et al. Characterization of serum biomarkers for detection of early stage ovarian cancer. Proteomics 2005; 5(17):4589–4596.
35. Zhang Z, Bast RC Jr., Yu Y, et al. Three biomarkers identified from serum proteomic analysis for the detection of early stage ovarian cancer. Cancer Res 2004; 64(16): 5882–5890.
36. Jacobs IJ, Skates SJ, MacDonald N, et al. Screening for ovarian cancer: a pilot randomised controlled trial. Lancet 1999; 353(9160):1207–1210.
37. Partridge E, Kreimer AR, Buys S, et al. Ovarian cancer screening in the Prostate, Lung, Colorectal and Ovarian Screening Trial: Results from 4 years of annual screening in a randomized trial. Gynecol Oncol 2007; 104(3 suppl):S14.
38. National Comprehensive Cancer Network. Clinical Practice Guidelines in Oncology. Genetic/Familial High-Risk Assessment: Breast and Ovarian cancer. 2006. Accessed at www.nccn.org/professionals/physician_gls/PDF/genetics_screening.pdf version 1.
39. Burke W, Daly M, Garber J, et al. Recommendations for follow-up care of individuals with an inherited predisposition to cancer: II. BRCA1 and BRCA2. Cancer Genetics Studies Consortium. JAMA 1997; 277(12):997–1003.
40. Armstrong K, Micco E, Carney A, et al. Racial differences in the use of BRCA1/2 testing among women with a family history of breast or ovarian cancer. JAMA 2005; 293(14):1729–1736.
41. Hogg R, Friedlander M. Biology of epithelial ovarian cancer: implications for screening women at high genetic risk. J Clin Oncol 2004; 22(7):1315–1327.
42. Karlan BY, Baldwin RL, Lopez-Luevanos E, et al. Peritoneal serous papillary carcinoma, a phenotypic variant of familial ovarian cancer: implications for ovarian cancer screening. Am J Obstet Gynecol 1999; 180(4):917–928.
43. Bosse K, Rhiem K, Wappenschmidt B, et al. Screening for ovarian cancer by transvaginal ultrasound and serum CA125 measurement in women with a familial predisposition: a prospective cohort study. Gynecol Oncol 2006; 103(3):1077–1082.
44. Liede A, Karlan BY, Baldwin RL, et al. Cancer incidence in a population of Jewish women at risk of ovarian cancer. J Clin Oncol 2002; 20(6):1570–1577.
45. Bourne TH, Campbell S, Reynolds K, et al. The potential role of serum CA 125 in an ultrasound-based screening program for familial ovarian cancer. Gynecol Oncol 1994; 52(3):379–385.
46. van Nagell JR Jr., DePriest PD, Ueland FR, et al. Ovarian cancer screening with annual transvaginal sonography: findings of 25,000 women screened. Cancer 2007; 109(9):1887–1896.
47. Fishman DA, Cohen L, Blank SV, et al. The role of ultrasound evaluation in the detection of early-stage epithelial ovarian cancer. Am J Obstet Gynecol 2005; 192(4): 1214–1221; discussion 1221–1222.

48. Olivier RI, Lubsen-Brandsma MA, Verhoef S, et al. CA125 and transvaginal ultrasound monitoring in high-risk women cannot prevent the diagnosis of advanced ovarian cancer. Gynecol Oncol 2006; 100(1):20–26.
49. Oei AL, Massuger LF, Bulten J, et al. Surveillance of women at high risk for hereditary ovarian cancer is inefficient. Br J Cancer 2006; 94(6):814–819.
50. Stirling D, Evans DG, Pichert G, et al. Screening for familial ovarian cancer: failure of current protocols to detect ovarian cancer at an early stage according to the international Federation of gynecology and obstetrics system. J Clin Oncol 2005; 23(24):5588–5596.
51. Dorum A, Heimdal K, Løvslett K, et al. Prospectively detected cancer in familial breast/ovarian cancer screening. Acta Obstet Gynecol Scand 1999; 78(10):906–911.
52. Vasen HF, Tesfay E, Boonstra H, et al. Early detection of breast and ovarian cancer in families with BRCA mutations. Eur J Cancer 2005; 41(4):549–554.
53. Scheuer L, Kauff N, Robson M, et al. Outcome of preventive surgery and screening for breast and ovarian cancer in BRCA mutation carriers. J Clin Oncol 2002; 20(5):1260–1268.
54. Tailor A, Bourne TH, Campbell S, et al. Results from an ultrasound-based familial ovarian cancer screening clinic: a 10-year observational study. Ultrasound Obstet Gynecol 2003; 21(4):378–385.
55. Jordan S, Green A, Webb P. Benign epithelial ovarian tumours-cancer precursors or markers for ovarian cancer risk? Cancer Causes Control 2006; 17(5):623–632.
56. Cass I, Baldwin RL, Varkey T, et al. Improved survival in women with BRCA-associated ovarian carcinoma. Cancer 2003; 97(9):2187–2195.
57. Nossov V, Shapiro A, Li A, et al. Jewish women are at higher risk for primary peritoneal carcinoma. Gynecol Oncol 2007; 104(3):S39.
58. Levine DA, Argenta PA, Yee CJ, et al. Fallopian tube and primary peritoneal carcinomas associated with BRCA mutations. J Clin Oncol 2003; 21(22):4222–4227.
59. Brose MS, Rebbeck TR, Calzone KA, et al. Cancer risk estimates for BRCA1 mutation carriers identified in a risk evaluation program. J Natl Cancer Inst 2002; 94(18):1365–1372.
60. Crum CP, Drapkin R, Kindelberger D, et al. Lessons from BRCA: the tubal fimbria emerges as an origin for pelvic serous cancer. Clin Med Res 2007; 5(1):35–44.
61. Uyei A, Peterson SK, Erlichman J, et al. Association between clinical characteristics and risk-reduction interventions in women who underwent BRCA1 and BRCA2 testing: a single-institution study. Cancer 2006; 107(12):2745–2751.
62. Schwartz MD, Kaufman E, Peshkin BN, et al. Bilateral prophylactic oophorectomy and ovarian cancer screening following BRCA1/BRCA2 mutation testing. J Clin Oncol 2003; 21(21):4034–4041.

> **Column** 漿液性腺癌をいかに検出できるか
>
> 　卵巣癌スクリーニングの最終目標は，スクリーニングの実施により卵巣癌の死亡率を減少させることである．できれば費用対効果の面からも納得できることが望ましい．しかしながら現在のところ，一般女性に対してスクリーニングを行うことの有効性を証明した臨床試験はほとんどない．
>
> 　上皮性卵巣癌を組織型により，漿液性腺癌と非漿液性腺癌（類内膜腺癌，明細胞腺癌および粘液性腺癌など）の大きく2つに分けて，その特徴をあげてみる．非漿液性腺癌の発育は比較的ゆっくりで，腫瘍は大きくなり，また腹腔内播種も少ないため，多くは早期癌で発見されることが多い．このように，数年かけて徐々に発癌する可能性が高い癌に対しては，経腟超音波検査を中心としたスクリーニングが有効かもしれない．しかしながら，約半数を占める漿液性腺癌は *de novo* 発癌であり，短期間のうちに癌性腹膜炎を呈する．また，原発巣である卵巣があまり腫大しないのに，顕著な腹腔内播種を引き起こす症例も少なからずみられる．したがって，卵巣癌スクリーニングの善し悪しは，漿液性腺癌をいかに早期の段階で検出できるかにかかっている．この型の卵巣癌に対しては，最もよく用いられている経腟超音波検査やCA125は無力である．現在，血清プロテオミクス解析による新しいバイオマーカーの探索による有効なスクリーニング法の開発が試みられており，新しいスクリーニング法の確立が期待される．
>
> 　スクリーニングの対象については，広く一般女性を対象とすることは費用対効果の面から否定的である．まずは，家系内に癌が集積している，あるいは癌の既往があるなど，いわゆるハイリスク女性を対象とするのが現実的であると考える．
>
> （大和田倫孝）

第 5 章

卵巣癌の化学予防についての現在の考え方

Current Concepts in Chemoprevention of Ovarian Cancer

Mack N. Barnes

キーポイント Key Points

- 有効なスクリーニングの方針を確立することが困難な状況であるため，卵巣癌のリスクの高い人たちに対する有効な化学予防法についての研究を今後も行う必要がある．
- 経口避妊薬を使用することがリスクの高い人々ならびに普通のリスクの人々の卵巣癌のリスクを下げると思われる．
- 非ステロイド性抗炎症薬（NSAIDs），アセトアミノフェン（acetaminophen），レチノイド（retinoid）誘導体を用いる化学予防についてはまだ研究段階である．

はじめに

　卵巣癌は女性の癌死の 4 番目の原因であり，最も致死的な婦人科の悪性腫瘍である．卵巣癌は診断された時点でその約 70％ がすでに III 期あるいは IV 期となっている．現在では手術や化学療法により 70％ の症例で臨床的完全奏効（CR）となる[1]．しかし，その大半は再発し，「サルベージ」治療（"salvage" treatment）により得られる効果は通常短期間しか続かない[2]．ほとんどの進行した固形腫瘍では補助療法で十分な効果を得られることが稀であることを考えると，卵巣癌のこの状況は驚くにあたらない．したがって，この 30 年間，進行した卵巣癌の長期生存率の改善はほとんどなかった．

　この章では，一般の人々に対する卵巣癌のスクリーニングの状況を簡単に振り返り，また卵巣癌発生の原因についての研究結果も歴史的に振り返る．一般の人々ならびにリスクの高い人々での化学予防の今後についても考察する．そして最後に卵巣癌の自然発生モデルをいかに確立させるか，さらに化学予防薬の評価に用いる研究方法にはどのようなものがあるかについても言及する．

一般の人々での卵巣癌のスクリーニング

　進行した固形腫瘍の治療成績があまり芳しくないことを考慮すると，治癒切除が可能な

早期に病気を見つけるためのスクリーニングに注目が集まる．しかし，スクリーニングでの根本的な問題は一般の人々での卵巣癌の有病率が比較的低いことである．さらに，いずれのスクリーニングの方法もその陽性反応的中率が低いことも問題である．10万人中50人の有病率と仮定すると，99％の特異度で100％の感度の検査を用いた場合，陽性の結果となり卵巣癌疑いとしての手術を受ける21人中の，たったの1人しか本当の卵巣癌患者はいないことになる[3]．現在までに行われてきたスクリーニングの臨床試験の結果はこの統計予測を支持している．Jacobsらは2万2000人に対してCA125と超音波検査で行ったスクリーニングの結果を後方視的に研究した[4]．そのなかで41人に陽性の結果を得，そのうちの11人が癌を有していた．重要なことは見つかった癌の70％がⅢ期あるいはⅣ期であったことである．こういった結果より，アメリカ国立衛生研究所（National Institutes of Health；NIH）のコンセンサスカンファレンスではCA125や経腟超音波検査を用いるスクリーニングを広く実施することで，卵巣癌の死亡率を低下させられるという証拠はまだない，と結論づけている[3]．

　したがって，癌の発生予防を目指すことのほうが，卵巣癌による死亡を有意に減少させる最も合理的なアプローチであるのかもしれない．卵巣癌患者のうちで遺伝により伝わる遺伝子の異常についての知識が増えることにより，リスクの高い人々を同定できるようになった．また，卵巣癌が発生するまでの分子レベルの変化については不明であるが，細胞増殖を促進するホルモン環境で絶え間なく起こる排卵が癌化する過程で関係し，このことが遺伝子の変異を起こしやすくし，腫瘍のクローン（clone）を増やすことにつながることが示唆されている[5]．

歴史的にみた卵巣癌の原因論

　妊娠は無排卵の期間を延ばし，血液中のプロゲステロンを高値とする生理的な状態である．疫学的な研究結果では，多産であることが卵巣癌のリスクが低いことと相関していることを示している[5]．特に未経妊女性を1.0とすると，1回妊娠した女性での相対リスクは0.6～0.8で，さらに妊娠を1回するごとにそのリスクは10～15％ほど下がる[5]．

　経口避妊薬を用いることと卵巣癌のリスクの低減との関連もいくつかの研究で示されている（表1）．卵巣癌のリスクの低減は経口避妊薬を数か月間使用しただけで明らかとなるが，その予防効果は長期使用することで最大となる[5]．エストロゲン/プロゲステロン合剤の経口避妊薬を3年以上使用している女性でのリスクは約40％下がる[6]．経口避妊薬の使用をやめてもリスク低減効果は数年間続くと思われる[6]．

　環境中の癌の原因物質が卵巣癌の発生に関与しているかもしれないとする説が，タルク（talc）を会陰部に使用したときのデータや環境と卵巣をつなぐ生理的経路である卵管を結紮したあとのデータより支持されている[5,7,8]．卵管結紮や子宮摘出のあと，たとえ卵巣には手をつけなくても卵巣癌のリスクが下がることが観察研究から示されている[5]．

　絶え間なく起こる排卵が卵巣癌の発生に強く関与しているという説が歴史的には主流である．その説では，排卵が起こると卵巣の表面を被っている上皮が破れ，そのあと修復が起こるが，このときに存在するホルモン環境が制御から外れたクローンを誘導して，増殖

表 1　経口避妊薬と卵巣癌のリスク

著者（文献番号）	発表年	症例数	対照群	相対リスク（RR）	95％信頼区間（CI）
Ness (11)	2001	727	1,360	0.6	0.5-0.8
Siskind (12)	2000	794	853	0.57	0.4-0.82
Narod[*1] (13)	1998	207	161	0.5	0.3-0.8
Vessey (14)	1995	42	N.S.[*2]	0.3	0.1-0.7
Hankinson (15)	1995	260	N.S.	0.65	0.4-1.05
Rosenberg (16)	1994	441	2,065	0.6	0.4-0.8
John (17)	1993	251	114	0.62	0.24-1.6
Parazzini (18)	1991	505	1,375	0.7	0.5-1.0
Franceschi (19)	1991	971	2,258	0.6	0.4-0.8
Parazzini (20)	1991	91	237	0.6	0.2-1.4
Gwinn (21)	1990	436	3,833	0.5	0.5-0.7
CASH GRP (22)	1987	546	4,228	0.6	0.5-0.7
Tzonou (23)	1984	150	250	0.4	0.1-1.1
La Vechia (24)	1984	209	418	0.6	0.3-1.0
Rosenberg (25)	1982	136	187	0.6	0.4-0.9
Cramer (26)	1982	144	139	0.11	0.04-0.33
Willett (27)	1981	47	464	0.8	0.4-1.5
Weiss (28)	1981	112	552	0.57	N.S.

[*1] 研究対象者は BRCA1 あるいは BRCA2 遺伝子の病的変異の保持者
[*2] 記述なし（not stated）

させる方向にはたらく．もし，卵管が開いていて（子宮摘出や卵管結紮を受けていない卵管），癌の原因となりうる物質が入ってくれば，癌化しかけた細胞の癌化を促進させることになる．したがって，絶え間なく起こる排卵は上皮細胞に変異を起こさせる可能性を高める．そして臨床的な癌になるまでの癌化を進めることになるかもしれない．想定されている妊娠や経口避妊薬のいずれの卵巣癌予防効果も，排卵の回数を減らすことと関係づけて説明されており，これらが遺伝子に異常を有する細胞が出現する確率を下げるとされる．しかし，近年の研究ではプロゲスチンが遺伝子に異常を起こした細胞，つまり癌化するかもしれない細胞にアポトーシスを引き起こすことが示唆されている[9,10]．

化学予防の可能性

一般の人々での経口避妊薬

　観察研究で経口避妊薬が卵巣癌のリスクを下げることが繰り返し示されてきた（表1）[11～28]．歴史的にこの効果は経口避妊薬を定期的に使用することで，排卵回数が減ることによると説明されてきた．しかし，最近の研究結果によると，経口避妊薬のこの予防効果はもっと複雑なメカニズムによることが示唆されている．プロゲスチンを化学予防薬として用いることを支持する画期的な研究が Rodriguez らにより行われた．彼らは130匹の排卵のある年齢のサルを無作為割り付けし，レボノルゲストレル（levonorgestrel）の卵巣上皮に及ぼす効果を検討した[9]．彼らはプロゲスチンを35か月間投与し，そのあと屠殺・解剖し，免疫染色法を用いて卵巣上皮のアポトーシスを調べた．その結果，プロゲス

テロンを使用した群で卵巣上皮のアポトーシスを起こしている細胞数が有意に増加していた．そこで，彼らはプロゲスチンで誘導された卵巣上皮のアポトーシスが，経口避妊薬での卵巣癌予防の原因であるという仮説を立てた．この考え方は，経口避妊薬による卵巣癌予防効果は絶え間なく起こる排卵を抑制することがその機序であるとする，広く受け入れられていた説とは異なるものである[9]．さらに，遺伝子の異常をすでに起こしている卵巣上皮細胞にアポトーシスを起こす傾向を強めることで，経口避妊薬のプロゲスチンがまだ腫瘍細胞にはなっていない異常な細胞のアポトーシスを引き起こすはたらきをしていて，このことで卵巣癌のリスクを下げているのかもしれないと彼らは考えた．

経口避妊薬での卵巣癌予防の程度は，それを使用した期間と相関していることがいくつかの研究から示唆されている[16, 18, 19, 29～31]．卵巣癌の予防効果のある期間は，経口避妊薬使用期間と強く相関していると思われる．経口避妊薬を4～6年以上使用すると卵巣癌のリスク低減効果のみられる期間が長くなることが報告されており[16, 18, 30, 31]，その使用を6か月～2年に限定してもわずかに予防効果は認められる．卵巣癌予防効果は経口避妊薬の使用をやめると減少し，最後の使用から約15年でもとのレベルに戻る[16, 18, 19]．

経口避妊薬に含まれるエストロゲン/プロゲスチンの量が卵巣癌のリスクに及ぼす影響については今後研究が必要な問題である．Nessらは高エストロゲン/高プロゲスチン量の経口避妊薬での卵巣癌リスク低減効果と低エストロゲン/低プロゲスチン量の経口避妊薬でのそれとは同等であることを示した[32]．しかし，Schildkrautらは低プロゲスチンの薬剤を使用した場合は高プロゲスチンのものの場合に比して，卵巣癌のリスクが有意に高いことを観察研究から示している[33]．

Johnらは経口避妊薬を6年以上使用しているアフリカ系アメリカ人の卵巣癌リスク低減効果は0.6であることを示しており，経口避妊薬の卵巣癌予防効果は人種間で差はなく同様に認められると思われる[17]．

■ハイリスクの人々での経口避妊薬使用

卵巣癌発生の最も強いリスク因子の1つに家系のなかに複数の卵巣癌患者がいるという家族歴がある．GrossとSchlesselman，Tavaniらは強い家族歴を有する女性が経口避妊薬を使用すると卵巣癌リスクは下がることを示した[34, 35]．こういった結果を得て，Tavaniらはハイリスクの女性が経口避妊薬を5年間内服することで，低リスクの女性での研究でみられたリスクのレベルや，経口避妊薬を使用していないが妊娠をしたハイリスク女性でみられたレベルまで卵巣癌のリスクを下げることを示唆した[35]．また，*BRCA*遺伝子の変異を有していることがわかっている女性を対象にいくつかの研究が行われてきた．Narodらは*BRCA1/BRCA2*遺伝子の変異が確認されている207人の女性を対象に行われたこの種の最初の研究で，経口避妊薬が統計学的に有意な50%の卵巣癌のリスク低減をもたらすことを示したが[13]，Modanらによって244人の女性を対象にこのあと行われた同様の研究で，卵巣癌のリスク低減を認めたものの，その差は統計学的に有意ではなく，Noradらの結果を確認することはできなかった[36]．なお，その後の研究はこのようなハイリスクの人々の卵巣癌のリスクを経口避妊薬で下げられることを支持している．Whittemoreらは，長期間経口避妊薬を使用することで，*BRCA1*あるいは*BRCA2*遺伝

子の変異を有する女性の卵巣癌のリスクを下げられることを示唆した[37]．彼らの症例 ($n=147$) 対照 ($n=304$) 研究では，6年間経口避妊薬を使用するとそのオッズ比(OR)は 0.62であったが，その信頼区間(CI)は1.00をまたいでいた(0.35-1.09)．*BRCA1* あるいは，*BRCA2* 遺伝子の病的変異を有する女性を対象に今まで行われた最大の研究は McLaughlin らによって行われた[38]．彼らは卵巣癌の既往歴を有する799人の変異保持者を2,424人の対照群と比較した．経口避妊薬の使用により *BRCA1* 遺伝子変異保持者(OR=0.56；CI，0.45-0.71)でも *BRCA2* 遺伝子変異保持者(OR=0.39；CI，0.23-0.66)でも卵巣癌の有意なリスク低減が認められた．

■非ステロイド性抗炎症薬

非ステロイド性抗炎症薬(NSAIDs)は特に大腸癌の領域では化学予防薬として注目を集めてきた[39]．NSAIDs 誘導体を用いると卵巣癌のリスクが下がるという観察研究がいくつかあるが，NSAIDs を卵巣癌の化学予防に使おうというほどのインパクトはなかった．しかし，実験動物を用いた NSAIDs の正常な排卵に及ぼす影響を調べた最近の研究結果をみると，この薬剤で化学予防できるかもしれないと思わせる．実際，数種類の NSAIDs は複数の脊椎動物で排卵を抑制することが示されている[40]．インドメタシンは用量依存性に排卵抑制効果があると思われる[40~42]．*in vitro* では局所でのプロスタグランジンの形成阻害が，主席卵胞の表面の破裂に必要な表面上皮細胞のアポトーシスを阻害するかもしれないことが示唆されている[40]．NSAIDs は卵巣癌細胞の増殖を強く抑制し，アポトーシスを引き起こすことも示されている[43]．さらに最近では，シクロオキシゲナーゼ2(COX-2)の過剰表出と卵巣上皮の基底膜消失(腫瘍化する前段階の可能性のある現象)との間に関連があることを Roland らは示唆している[44]．彼らは NSAIDs を使用することにより，COX-2 抑制によって基底膜消失を予防するという効果を想定している．

アセトアミノフェンには動物で抗ゴナドトロピン作用もあることが示されている．アセトアミノフェンはフェノール環(これがエストラジオールに似ている)と，プロゲステロンに似たアセチル基を有している．このことはアセトアミノフェンが強い抗性ホルモン作用を有している可能性を示している[45]．このアセトアミノフェンの抗ゴナドトロピン作用については，アセトアミノフェン2万5000ppmで飼ったラットで子宮，卵巣，精巣の萎縮を認めることからも示唆されている[46]．この研究では，卵巣嚢胞を認める頻度がアセトアミノフェン3,000~6,000ppmで飼われたマウスで23%であったのに対し，アセトアミノフェンにまったく曝露されていないか，ほとんど曝露されなかったマウスでは38%であった[46]．

鎮痛剤使用と卵巣癌のリスクとの相関を調べたいくつかの観察研究の結果は一致した内容とはなっていない(表2)．Cramer らは6か月以上にわたって1週間に1回以上アスピリンを内服すると卵巣癌のリスクが0.75に下がることを示し，Tavani らは「以前アスピリンを使用したこと」で卵巣癌のリスクが0.72に下がることを示した[45, 47]．ただ，これらの結果では95%信頼区間(CI)が1.00をまたいでおり，また，Moysich らの研究ではアスピリン使用者での卵巣癌リスクの低減を認めていないため，彼らの結果の解釈には注意が必要である[48]．

表2 鎮痛剤使用と卵巣癌のリスク

著者(文献番号)/鎮痛剤	症例数	対照群	相対リスク(RR)	95%信頼区間(CI)
Moysich(48)				
アスピリン	547	1,094	1.0	0.73-1.39
アセトアミノフェン	547	1,094	0.56	0.34-0.86
Tavani(47)				
アスピリン	749	898	0.72	0.35-1.47
Rosenberg(50)				
アスピリン	780	2,570	0.5	0.2-0.9
アセトアミノフェン	780	2,570	0.9	0.6-1.4
Cramer(45)				
アスピリン	563	523	0.75	0.52-1.1
イブプロフェン	563	523	1.03	0.64-1.64
アセトアミノフェン	563	523	0.52	0.31-0.86

　アセトアミノフェンにも疫学的エビデンスがある．Cramerらは，アセトアミノフェンを毎日内服していると卵巣癌のリスクが0.39 (95% CI, 0.21-0.74) に下がることを示した[45]．また，Moysichらはアセトアミノフェンを「最も高頻度」に使用していた女性では卵巣癌のリスクが0.32 (95% CI, 0.27-0.97) であったことを報告した[48]．Rodriguezらも毎日アセトアミノフェンを内服している女性での卵巣癌死亡率が45%低いことを報告した．しかし，信頼区間(CI)は1.00をまたいでいた[49]．また，Rosenbergらの症例対照研究では，定期的にアセトアミノフェンを内服することが卵巣癌予防に有効ではない可能性が示された[50]．彼らのデータではアセトアミノフェンでの卵巣癌のリスク低下はほとんどみられていない．しかし，これらを総合すれば，現時点でのデータは臨床や基礎研究で，これらの薬剤について今後も続けて調べていく意義があることを示している．

■レチノイド誘導体

　理論的には化学予防に使用できる薬剤は，明らかな癌細胞となるよう運命づけられた細胞をアポトーシスまで分化させうる効果を有している必要がある．卵巣癌細胞の増殖抑制や細胞の分化誘導をレチノイド誘導体が起こすことが実験的に示されている．実際に，*in vitro*の実験でCAOV3細胞にオールトランスレチノイン酸を用いると増殖抑制が起こることが示されている[51]．さらに，CalieroらとBrooksらは卵巣癌細胞にレチノイン酸を曝露すると，サイトケラチンを誘導することを示している．このことはレチノイン酸が細胞の分化にかかわっていることを示唆している[52,53]．また，Supinoらはフェンレチニドを卵巣癌細胞系に曝露したところ，A2780卵巣癌細胞にアポトーシスが起こることを観察した[54]．レチノイド誘導体で卵巣癌を予防できることが，VeronesiらやDe Paloらの観察研究によっても示唆されている[55,56]．彼らは新たな2つ目の乳癌(second breast cancer)の予防目的でフェンレチニド(fenretinide)を第III相試験で用いた．そのサブグループ解析でフェンレチニド使用群の卵巣癌発生頻度が有意に下がっていた．しかし，これらの結果は卵巣癌症例数が少ないことと，サブグループ解析という手法そのものの統計学的問題点もあるため，注意をして解釈すべきである．こういった研究は，卵巣癌の家系

内発生のリスクが高いために予防的卵巣摘出術を受ける女性での，フェンレチニド投与の組織学的影響を調べる臨床試験(GOG#190)を行う根拠となった．しかし，この研究は残念ながら登録が進まず中止された．

自然発生卵巣癌モデルの開発

■げっ歯類でのモデル

　研究者たちはまず，上皮性卵巣癌のモデルをげっ歯類の動物で作ろうとした．しかし，ここで問題は卵巣癌発生の頻度が低かったり，さらに誘導される卵巣癌の大半は上皮性ではなく，その発生までの期間は極めて長く，また癌の原因物質の投与が時間を要するものであった(手術が必要であったり，動物を長期に飼わなければならなかった)ことである．これらの問題点を解消したモデルができれば，卵巣癌化学予防効果を有する新しい物質を見つけ出すスクリーニングを速くできるし，卵巣癌早期発見に使えるバイオマーカー測定の開発もできるだろう．K-ras 遺伝子を操作することで卵巣癌を発生させるネズミの実験モデルを Dinulescu らは作製した．このモデルを卵巣癌予防目的の新しい薬物の研究に使えるかもしれない[57]．彼らは活性型 K-ras を有するマウスを，組換え酵素(recombinase)により標的とされる DNA 配列により挟み込まれた $PTEN$ 遺伝子をもつマウスと交配させた．マウスの卵嚢(ovarian bursa)に Cre 組換え酵素を注入し，その結果，K-ras を表出し，$PTEN$ の活性をもたなくなると，転移性類内膜卵巣腺癌(metastatic endometrioid ovarian adenocarcinoma)の発生がみられるのである．

■雌鶏のモデル

　「誘発させた」癌についての研究は数多くされてきたが，誘発させた腫瘍と自然発生でできた腫瘍の間で生物学的な違いがあるため，「誘発させた」癌の研究結果には問題があった．ニワトリに自然発生の卵巣癌ができることが発見されたことで，このジレンマを解決できるかもしれない．Fredrickson の報告によると，平均 4 歳で雌鶏の 19% が卵巣の腺癌を自然発生で起こしていることが組織学的に確認された[58]．Fredrickson は 2〜7 歳の雌鶏 466 羽を調べた[58]．彼は卵巣癌の発生頻度は 32% であったと述べている．年齢が上がるとその頻度は上昇する傾向にあった．平均年齢 3.9 歳で 12%，4.2 歳で 32%，6.1 歳で 50% であった．組織学的にその癌は腺癌であることが確認された．このことは Papsolomontos らによる 1,000 羽のニワトリの病理学的研究によっても確認された．すなわち高齢のニワトリで卵巣癌の頻度が高かった[59]．これらの「モデル」腫瘍での魅力的な点は癌の原因物質を使用することなく自然発生することにある．さらに，こういった腫瘍について考えられているその発生機序は，絶え間なく起こる排卵(ニワトリでは 28 時間ごとに起こる)で，これはヒトでいわれている卵巣腺癌の発生機序と共通している．

　筆者らは 200 羽の 2 歳の雌鶏の屠殺・解剖をした．このうちの 9 羽に肉眼的に転移性卵巣癌と腹水を認めた[60]．これらの標本をアラバマ大学バーミンガム校の病理医に送って組織学的にみてもらった．9 例中 8 例が卵巣の漿液性乳頭癌(papillary serous carcinoma)であることが確認された．この研究の目的は 2 歳の雌鶏での卵巣癌発生頻度を調べること

ではなかったが，肉眼的にわかる卵巣癌が若い雌鶏の 4% にみられたというのは，雌鶏の年齢が上がると卵巣癌の頻度が上昇するという Frederickson の報告内容と一致するものである．さらに，これらの腫瘍の組織所見はヒトの上皮性卵巣癌の組織所見と類似した乳頭状漿液性腺癌（papillary serous adenocarcinoma）であった．この研究の最も重要な所見は，既知のヒト卵巣癌の組織バイオマーカーのうちで，種を超えて認められたり，トリの卵巣癌でも認められるものが同定されたことである．こういったバイオマーカーには cytokeratin，AE1/AE3，EGFr，erbB-2，Lewis Y，CEA，TAG-72 があった[60]．このモデルを用いた 2 つ目の研究では酢酸メドロキシプロゲステロン徐放剤（Depo-Provera®）を投与することで排卵を抑制すると，生殖腺癌（genital tract adenocarcinoma）のリスクが低減することが示唆されたことである[61]．自然発生の卵巣癌の動物モデルを用いてこのようなバイオマーカーを調べることで，卵巣癌の発生原因を突き止める糸口を見つけ出せるかもしれないし，予防に使う薬物の生物学的効果を調べられるかもしれない．さらに重要なことは，動物実験で化学予防薬によってバイオマーカーの表出に変化がみられれば，ヒトでの化学予防の臨床試験を行うとき，そのバイオマーカーの変化を指標にできることである．

卵巣癌のリスクのある人での化学予防薬の評価

現在のところ，後に悪性転化を起こして臨床的に明らかな卵巣癌に確実になっていく前癌病変については，まだ同定されていない．しかし，Salazar らの研究によって，ハイリスクの女性で卵巣癌になっていく可能性の高い早期の病理学的変化についての糸口がつかめた[62]．彼らは，卵巣癌に罹患するリスクが家系的に高いとみなされる女性 20 人から予防的に摘出された卵巣を調べた．こういった患者から摘出された卵巣に，後に癌への進行することと関連し，統計学的に有意に高頻度で見つかる組織学的変化が認められた．

組織の評価で重要なのは，後に癌になることと関連した遺伝子レベルで起こっている変化を検出しうるサロゲート・エンドポイント・バイオマーカー（surrogate endpoint biomarker）を免疫組織化学的に評価できるようにすることである．有用である可能性の高いマーカーとしては，上皮成長因子（epidermal growth factor；EGFr），erbB-2，形質転換成長因子（transforming growth factor），血管内皮増殖因子（vascular endothelial growth factor；VEGF），増殖マーカー（proliferation markers），アポトーシス・アッセイ（apoptosis assays）がある．化学予防に使えそうな物質が，これらのマーカーにどのように影響を及ぼしているか，つまり癌への進展をどのように阻止できているかを検出できれば，このようなマーカーを同定することの価値がある．

こういった考え方に基づいて，臨床研究で癌にまだなっていない卵巣上皮に対して化学予防薬がどのような効果を及ぼしているかの検討がされている．こういった研究では，遺伝子変異がすでにあることがわかっていたり，家族歴よりハイリスクであることがわかっていて卵巣癌のリスクが高いとみなされていたりする女性に，予防的卵巣摘出術を行う前に化学予防薬が投与される．そのあと卵巣摘出を行い，摘出した卵巣の組織学的変化やバイオマーカーの変化を，「正常」の対照群の卵巣と比較することになる．こういった人々

を対象に実行可能性調査(feasibility study)が行われた[63]．16か月間で登録を終了した．29例の登録条件を満たした症例のうち，20例が研究に入った．各群1例ずつが卵巣の外科的摘出を受けなかった．群間で背景因子に有意差はなかった．オカルト卵巣癌症例はなかった．また，卵胞嚢胞(follicular cyst)，出血性嚢胞(hemorrhagic cyst)あるいは封入嚢胞(inclusion cyst)の頻度に差はなかった．COX-2阻害薬投与後の血中VEGFの平均値は投与前に比べて6例中5例で低下していたが，その差には統計学的有意差はなかった($p=0.359$)．しかし，有意差がなかったのは入手できたサンプル数が少なかったためである可能性が高い．さらなる研究が必要である．

卵巣癌ハイリスク者の現時点での化学予防法

　リスク低減手術を受けない卵巣癌ハイリスク者には，現時点では経口避妊薬が最もよく調べられていて，有効な化学予防法である．現在入手できるのは低用量のものであるが，卵巣癌のリスクの高い人には経口避妊薬を勧めるべきである．しかし，こういったハイリスクの人では，乳癌のリスクも考慮して本人と相談すべきである．Noradらの症例対照研究では，生殖細胞レベルでのBRCA遺伝子変異を有する女性に経口避妊薬を用いると，乳癌のリスクが少し上昇していた(OR＝1.2；CI，1.02-1.40)[64]．BRCA1遺伝子変異を有する女性では経口避妊薬を5年以上内服している場合(OR＝1.20；CI，1.11-1.60)，1975年よりも前に経口避妊薬を使用していた場合(OR＝1.42；CI，1.17-1.75)，30歳より前に経口避妊薬を使用していた場合(OR＝1.29；CI，1.09-1.52)に乳癌のリスクが上昇していた．BRCA2遺伝子変異のある女性では乳癌のリスクの上昇はみられなかった(OR＝0.94；CI，0.72-1.24)．しかし，BRCA2遺伝子変異を有する保持者のデータは少なく，信頼区間(CI)は1.00をまたいでいた．

　Milneらの研究ではBRCA1遺伝子変異保持者の乳癌のリスク上昇はみられておらず，1年以上経口避妊薬を用いていると少しリスクが下がっていた(OR＝0.22；CI，0.10-0.49，$p<0.001$)[65]．1975年よりも前に経口避妊薬を使用していた場合BRCA1陽性女性でリスクは上昇していたが，統計学的に有意ではなかった．ここでも，BRCA2陽性女性では症例数が少なく，95％信頼区間(CI)が1.00をまたいでおり，そのデータの解釈には注意が必要である．BRCA2遺伝子変異陽性女性では，経口避妊薬使用でのオッズ比(OR)は1.02，信頼区間(CI)は0.34-3.09であった．BRCA1ならびにBRCA2遺伝子変異を有する女性での経口避妊薬とその後の乳癌リスクとの関連についてはさらなる研究が必要である．

結論

　　現在のところ卵巣癌予防は研究対象としては，ほとんど無視されてきた領域である．しかし，分子生物学，治療薬，癌の原因学の進歩により，卵巣癌による死亡を減らすアプローチとしての予防法を見つけ出そうという気運が高まってきている．卵巣癌予防の領域（化学予防を含む）での最近の進歩に関する情報を広めることで，新たな研究を行う努力が促されることを期待している．

症例報告 Case Report

　　C. P. 氏は妊娠経験がなく，BRCA2 遺伝子変異を有しており，癌の既往がない．姉妹の1人が BRCA2 遺伝子変異を有すると診断された後で，2年前に彼女は初めて遺伝カウンセリングを受けた．彼女の父親が72歳で乳癌の診断を受けていた．彼女には4人の姉妹がいるが，そのうちの2人が閉経する前に乳癌になった．その診断時の年齢はそれぞれ44歳，48歳であった．それ以外の血縁者で癌になった人は，父方にも母方にもいない．

　　C. P. 氏は初潮が18歳で，経口避妊薬を4年間使用していた．彼女は自分の BRCA 遺伝子変異のことを知る前に，毎月乳房の自己触診をしていたし，1年に1回のマンモグラフィ撮影，乳房の触診，内診を受けていた．

　　C. P. 氏はカウンセリングで両側の卵巣卵管摘出術を受けると乳癌のリスクを50％下げ，卵巣癌のリスクを90％以上下げられることを知らされた．彼女は子どもを産める可能性を残しておきたかったので，リスク低減手術を受けないことにして，卵巣卵管摘出術を受けることを拒否した．化学予防の方法についてさらにカウンセリングを受け，経口避妊薬を用いたリスク低減を行うことにした．

銘記すべき点 Learning Points

- 卵巣癌のリスクを最も下げる方法は卵巣卵管摘出術を受けることであるが，この手術を受けない人には，経口避妊薬を内服する化学予防法が現時点では最も有効な選択肢である．
- 5年以下の低用量経口避妊薬の使用では BRCA1/BRCA2 遺伝子変異保持者の乳癌リスクを上昇させることは示されていない．

文献 References

1. McGuire W, Hoskins W, Brady M. Cyclophosphamide and cisplatin compared with paclitaxel and cisplatin in patients with stage III and stage IV ovarian cancer. N Eng J Med 1996; 334:1–6.
2. Partridge E, Barnes M. Epithelial ovarian cancer: prevention, diagnosis, and treatment. CA Cancer J Clin 1999; 49:297–316.
3. NIH Consensus Development Panel on Ovarian Cancer. Ovarian cancer; screening, treatment and follow-up. JAMA 1995; 273:491–497.
4. Jacobs I, Davies A, Bridges J, et al. Prevalence screening for ovarian cancer in postmenopausal women by CA125 measurement and ultrasonography. BMJ 1993; 306:1030–1034.
5. Engstrom P, Meyskens F. Cancer prevention. In: Hoskins W, Perez C, Young R, eds. Principles and Practice of Gynecologic Oncology. Philadelphia: Lippincott-Raven Publishers, 1997.
6. Hankinson S, Colditz G, Hunter D, et al. A quantitative assessment of oral contraceptive use and risk of ovarian cancer. Obstet Gyencol 1992; 80:708–714.
7. Longo D, Young R. Cosmetic talc and ovarian cancer. Lancet 1979; 2:349–351.
8. Wong C, Hempling R, Piver M, et al. Perineal talc exposure and subsequent epithelial ovarian cancer: a case control study. Obstet Gynecol 1999; 93:372–376.
9. Rodriguez G, Walmer D, Cline M, et al. Effect of progestin on the ovarian epithelium of macaques: cancer prevention through apoptosis. J Soc Gynecol Invest 1998; 5:271–276.
10. Risch H. Hormonal etiology of epithelial ovarian cancer, with a hypothesis concerning the role of androgens and progesterone. J Natl Cancer Inst 1998; 90:1774–1786.
11. Ness R, Grisso J, Vergona R, et al. Oral contraceptives, other methods of contraception, and risk reduction for ovarian cancer. Epidemiology 2001; 12:307–312.
12. Siskind V, Green A, Bain C, et al. Beyond oral contraceptives and epithelial ovarian cancer. Epidemiology 2000; 11:106–110.
13. Narod S, Risch H, Moslehi R, et al. Oral contraceptives and the risk of hereditary ovarian cancer. Hereditary ovarian cancer clinical study group. N Engl J Med 1998; 339:424–428.
14. Vessey M, Painter R. Endometrial and ovarian cancer and oral contraceptives-findings in a large cohort study. Br J Cancer 1995; 71:1340–1342.
15. Hankinson S, Colditz G, Hunter D, et al. A prospective study of reproductive factors and risk of epithelial ovarian cancer. Cancer 1995; 76:284–289.
16. Rosenberg L, Palmer J, Zauber A, et al. A case control study of oral contraceptive use and invasive epithelial ovarian cancer. Am J Epidemiol 1994; 139:654–661.
17. John E, Whittemore A, Harris R, et al. Characteristics relating to ovarian cancer risk: collaborative analysis of seven US case control studies. Epithelial ovarian cancer in black women. J Natl Cancer Inst 1993; 85:142–147.
18. Parazzini F, La Vechia C, Negri E, et al. Oral contraceptive use and the risk of ovarian cancer: an Italian case control study. Eur J Cancer 1991; 27:594–598.
19. Franceschi S, Parazzini F, Negri, et al. Pooled analysis of 3 European case control studies of epithelial ovarian cancer. Oral contraceptive use. Int J Cancer 1991; 49:61–65.
20. Parazzini F, Restelli C, La Vechia C, et al. Risk factors for epithelial ovarian tumors of borderline malignancy. Int J Epidemiol 1991; 20:871–877.
21. Gwinn M, Lee N, Rhodes P. Pregnancy, breast feeding, and oral contraceptives and the risk of ovarian cancer. J Clin Epidemiol 1990; 43:559–568.
22. Cancer and Steroid Hormone (CASH) Group. The reduction of risk of ovarian cancer associated with oral contraceptive use. N Engl J Med 1987; 316:650–655.
23. Tzonou A, Day N, Trichopoulos D, et al. The epidemiology of ovarian cancer in Greece: a case control study. Eur J Cancer Clin Oncol 1984; 20:1045–1052.
24. La Vechia C, Franceschi S, Decarli A. Oral contraceptive use and the risk of epithelial ovarian cancer. Br J Cancer 1984; 50:31–34.
25. Rosenberg L, Shapiro S, Slone S, et al. Epithelial ovarian cancer and combination

oral contraceptives. JAMA 1982; 247:3210–3212.
26. Cramer D, Hutchinson G, Welch W. Factors affecting the association of oral contraceptives and ovarian cancer. N Engl J Med 1982; 307:1047–1051.
27. Willett W, Bain C, Hennekens C. Oral contraceptives and risk of ovarian cancer. Cancer 1981; 48:1684–1687.
28. Weiss N, Lyon J, Liff J, et al. Incidence of ovarian cancer in relation to the use of oral contraceptives. Int J Cancer 1981; 28:669–671.
29. Wu M, Whittemore A, Paffenbarger R, et al. Personal and environmental characteristics related to epithelial ovarian cancer. Reproductive and menstrual events and oral contraceptive use. Am J Epidemiol 1988; 128:1216–1227.
30. Gross T, Schlesselman J, Stadel B. The risk of epithelial ovarian cancer in short term users of oral contraceptives. Am J Epidemiol 1992; 136:46–53.
31. Hartge P, Whittemore A, Itnyre J et al. Rates and risks of ovarian cancer in subgroups of white women in the Unites States. Obstet Gynecol 1994; 84:760–764.
32. Ness R, Grisso J, Klapper J, et al. Risk of ovarian cancer in relation to estrogen and progestin dose and use characteristics of oral contraceptives. Am J Epidemiol 2000; 152:233–241.
33. Schildkraut J, Calingaert B, Marchbanks P, et al. Impact of progestin and estrogen potency in oral contraceptives on ovarian cancer risk. J Natl Cancer Inst 2002; 94:32–38.
34. Gross T, Schlesselman J. The estimated effect of oral contraceptive use on the cumulative risk of ovarian cancer. Obstet Gynecol 1994; 83:419–424.
35. Tavani A, Ricci E, La Vechia C, et al. Influence of menstrual and reproductive factors on ovarian cancer risk in women with and without family history of breast or ovarian cancer. Int J Epidemiol 2000; 29:799–802.
36. Modan B, Hartge P, Hirsh-Yechezkel G, et al. Parity, oral contraceptives, and the risk of ovarian cancer among carriers and noncarriers of a BRCA1 or BRCA2 mutation. N Engl J Med 2001; 345:235–240.
37. Whittemore A, Balise R, Pharoe P, et al. Oral contraceptive use and ovarian cancer risk among carriers of BRCA1 or BRCA2 mutations. Br J Cancer 2004; 91:1911–1915.
38. McLaughlin J, Risch H, Lubinski J, et al. Reproductive risk factors for ovarian cancer in carriers of BRCA1 or BRCA2 mutations: a case control study. Lancet Oncol 2007; 8:26–34.
39. Ahnen D. Colon cancer prevention by NSAIDs: what is the mechanism of action? Eur J Surg 1998; 582s:111–114.
40. Murdoch W, Lund S. Prostaglandin independent anovulatory mechanism of indomethacin action: inhibition of tumor necrosis factor alpha induced sheep ovarian cell apoptosis. Biol Reprod 1999; 61:1655–1659.
41. Espey L, Khonda H, Mori T, et al. Rat ovarian prostaglandin levels and ovulation as indicators of the strength of non-steroidal anti-inflammatory drugs. Prostaglandins 1988; 36:875–879.
42. Ando M, Kol S, Irahara M, et al. Non-steroidal anti-inflammatory drugs (NSAIDs) block the late, prostanoid-dependent/ceramide independent component of ovarian IL1 action: implications for the ovulatory process. Mol Cell Endocrinol 1999; 157: 21–30.
43. Burford C, Barnes M, Oelschlager D, et al. Effects of non-steroidal anti-inflammatory agents (NSAIDS) on ovarian carcinoma cell lines: preclinical evaluation of NSAIDs as chemopreventive agents. Clin Cancer Res 2002; 8:202–209.
44. Roland I, Yang W, Yang D, et al. Loss of surface and cyst epithelial basement membranes and preneoplastic morphologic changes in prophylactic oophorectomies. Cancer 2003; 98:2607–2623.
45. Cramer D, Harlow B, Titus-Ernstoff L, et al. Over the counter analgesics and risk of ovarian cancer. Lancet 1998; 351:104–107.
46. National Toxicology Program. Toxicology and carcinogenesis studies of acetominophen in F344/N rats and B6C3F1 mice. Technical report series no 394. NIH publication no 93-2849, Research Triangle Park, North Carolina, USA, 1993.

47. Tavani A, Gallus S, La Vechia C, et al. Aspirin and ovarian cancer: an Italian case control study. Ann Oncol 2000; 11:1171–1173.
48. Moysich K, Mettlin C, Piver M, et al. Regular use of analgesic drugs and ovarian cancer risk. Cancer Epidemiol Biomarkers Prev 2001; 10:903–906.
49. Rodriguez C, Henley S, Calle E, et al. Paracetamol and risk of ovarian cancer mortality in a prospective study of women in the USA. Lancet 1998; 352:1354–1355.
50. Rosenberg L, Palmer J, Rao R, et al. A case-control study of analgesic use and ovarian cancer. Cancer Epidemiol Biomarkers Prev 2000; 9:933–937.
51. Wu S, Zhang D, Donigan A, et al. Effects of conformationally restricted synthetic retinoids. J Cell Biochem 1998; 68:378–388.
52. Caliero M, Marmouget C, Guichard S, et al. Response of four human ovarian carcinoma cell lines to all-trans retinoic acid: relationship with induction of differentiation and retinoic acid receptor expression. Int J Cancer 1994; 56:743–748.
53. Brooks S, Timmerman J, Lau C, et al. Effect of differentiation agents on expression of CA125, alkaline phosphatase, and cytokeratins in human ovarian adenocarcinoma cells (OVCA 433). Gynecol Oncol 1991; 42:265–272.
54. Supino R, Crosti M, Clerici M, et al. Induction of apoptosis by fenretinide (4HPR) in human ovarian carcinoma cells and its association with retinoic acid receptor expression. Int J Cancer 1996; 65:491–497.
55. Veronisi U, De Palo G, Marubini E, et al. Randomized trial of fenretidine to prevent second breast malignancy in women with early breast cancer. J Natl Cancer Inst 1999; 91:1847–1856.
56. De Palo G, Veronesi U, Camerini T, et al. Can fenretidine protect women against ovarian cancer? (letter). J Natl Cancer Inst 1995; 87:146–147.
57. Dinulescu D, Ince T, Quade B, et al. Role of K-ras and Pten in the development of mouse models of endometriosis and endometroid ovarian cancer. Nat Med 2005; 11: 63–70.
58. Fredrickson T. Ovarian tumors of the hen. Environ Health Perspect 1987; 73:35–51.
59. Papsolomontos P, Appleby E, Mayor O. Pathologic findings in condemned chickens: a survey of 1000 carcases. Vet Rec 1969; 85:459–464.
60. Burford C, Barnes M, Berry W, et al. Immunohistochemical expression of molecular markers in an avian model: a potential model for preclinical evaluation of agents for ovarian cancer chemoprevention. Gynecol Oncol 2001; 81:373–379.
61. Barnes M, Berry W, Straughn M, et al. A controlled trial of ovarian cancer chemoprevention using medroxyprogesterone acetate in an avian model of spontaneous ovarian carcinogenesis. Gynecol Oncol 2002; 87:57–63.
62. Salazar H, Godwin A, Daly M, et al. Microscopic benign and invasive malignant neoplasms and a cancer prone phenotype in prophylactic oophorectomies. J Natl Cancer Inst 1996; 88:1810–1820.
63. Barnes MN, Chheing DF, Dreher M, et al. Feasibility of performing chemoprevention trials in women at elevated risk of ovarian carcinoma: initial examination of celecoxib as a chemopreventive agent. Gynecol Oncol 2005; 98(3):376–382.
64. Narod SA, Dubé MP, Klijn J, et al. Oral contraceptives and the risk of breast cancer in BRCA1 and BRCA2 mutation carriers. J Natl Cancer Inst 2002; 94(23):1773–1779.
65. Milne RL, Knight JA, John EM, et al., Oral contraceptive use and risk of early-onset breast cancer in carriers and noncarriers of BRCA1 and BRCA2 mutations. Cancer Epidemiol Biomarkers Prev 2005; 14(2):350–356.

> **Column** 卵巣癌の予防について訳者の意見
>
> 　遺伝性乳癌・卵巣癌症候群での癌の予防法について，アメリカ NCCN (National Comprehensive Cancer Network) がガイドラインを出している．乳癌については 25 歳より 1 年に 1～2 回の視・触診，25 歳からあるいはその家系で最も早く乳癌にかかった人のそのときの年齢を考慮して 1 年に 1 回のマンモグラフィと乳房 MRI 検査が推奨され，これによって乳癌が発生しても実際にかなり早期に診断がつくことが期待できる．もちろん予防的両側乳房切除術も予防法の選択肢の 1 つとしてあるが，アメリカでもこれを選択する *BRCA* の病的変異を有する人は少ないと聞く．
>
> 　一方，卵巣癌は本文中でも述べられているとおり，早期診断が極めて困難な疾患で，定期的に経腟超音波検査と CA125 の測定を行っていても，なかなか早期には見つからない．致死率の高い疾患だけに，NCCN のガイドラインでは 35～40 歳くらいでかつ子どもを産み終えたあとで，あるいはその家系で最も早く卵巣癌にかかった人のそのときの年齢を考慮して予防的卵巣卵管摘出術を受けることを推奨している．NCCN では予防的卵巣卵管摘出術を受けない人に対して，(十分なエビデンスはないが) 1 年に 2 回の経腟超音波検査と CA125 の測定を考慮するように，と述べている．一方，日本では予防的卵巣卵管摘出術は現実的にほとんどされていない (タブー視されている？)．経口避妊薬による化学予防法は本文中で述べられているとおり，卵巣癌のリスクをある程度下げることが期待できるが，安心できるほどのものでもない．また，NCCN のガイドラインでは経口避妊薬での卵巣癌予防については risk/benefit ratio が不明確だとして推奨まではせず，「考慮」にとどめている．*BRCA* の変異を有する保持者に対する推奨の予防法として，日本でも予防的卵巣卵管摘出術ができるようになることを期待したい．
>
> 1. NCCN Clinical Practice Guidelines in Oncology, NCCN Guidelines for Detection, Prevention, & Risk Reduction, Genetic/Familial High-Risk Assessment: Breast and Ovarian
>   http://www.nccn.org/professionals/physician_gls/pdf/genetics_screening.pdf
>
> 　　　　　　　　　　　　　　　　　　　　　　　　　　　　　　　　　　　（大住省三）

第 6 章

遺伝性乳癌・卵巣癌予防のための
リスク低減卵巣卵管摘出術

Risk-Reducing Salpingo-Oophorectomy for the Prevention of Inherited Breast and Ovarian Cancer

Sharyn N. Lewin, Noah D. Kauff

🔒 キーポイント Key Points

- リスク低減卵巣卵管摘出術は卵巣癌発症リスクを 85～90% 低減させる.
- リスク低減卵巣卵管摘出術は乳癌発症リスクを 40～70% 低減させる.
- リスク低減卵巣卵管摘出術施行後でも原発性腹膜癌発症リスクが 1～6% ある.
- 手術の際には卵管と卵巣を完全に切除すべきである.
- 手術を行ったチームは手術にかかわる情報を病理担当者と共有し,卵巣および卵管の全部位について連続切片を作製してもらうことで,潜在している癌(occult cancer)の存在を鑑別しなくてはならない.
- リスク低減手術の一環として子宮摘出術が行われる可能性がある.しかし,卵管の子宮内腔部位まで進展した卵管癌症例の報告は今のところ認められない.

はじめに

　　BRCA 遺伝子のどちらかに生殖細胞変異を有している場合,約 8～13% の割合で上皮性卵巣癌発症を引き起こす[1～3].BRCA1 遺伝子変異を有する女性の 35～60% は 70 歳までに BRCA 関連婦人科癌(卵巣癌,卵管癌あるいは原発性腹膜癌)に罹患する可能性があり,これは一般女性母集団と比較し 35～40 倍の相対リスクに相当する[4～6].同様に BRCA2 遺伝子変異を有する女性の 10～27% は 70 歳までに BRCA 関連婦人科癌に罹患する可能性があり,これは一般女性と比較し 6～20 倍の相対危険度である.BRCA1/2 いずれかに遺伝子変異を有している場合は乳癌発症リスクが著しく上昇し,遺伝子変異保持者の 56～84% が 70 歳までに乳癌発症を認める[4～7].過去 10 年間以上,これら一方の遺伝子が 2 次的に変異を起こす遺伝的な素因をもつ女性に対するリスク低減治療の有効性について数多く検討されてきた.残念なことに現在のところ卵巣癌の有効なスクリーニング方法は示されておらず,このことは遺伝的に卵巣癌発症リスクを有する女性に対するスクリーニング方法が確立されていないことを意味する.一方で経口避妊薬による化学予防は卵巣癌のリスクを低下させる可能性があるが,卵巣癌予防には十分でなく,乳癌発症リス

クにかかわる有害な影響があるためこれらの薬剤を予防的治療として単独で用いるには限界がある．

これらの事実より，リスク低減卵巣卵管摘出術(risk-reducing salpingo-oophorectomy；RRSO)は卵巣癌の遺伝的リスクを有する女性に対する基本理念の1つとなっており，*BRCA1* または *BRCA2* 遺伝子変異を有するすべての女性に対して検討すべきものである．本章ではRRSOについての研究および手術前後のカウンセリングに関する重要な課題につき総説する．

リスク低減卵巣卵管摘出術にかかわる歴史

歴史的な観点から述べると，卵巣卵管摘出術は卵巣癌予防としての役割以前に，乳癌の予防やその治療として行われてきた．卵巣卵管摘出術は1889年にドイツの外科医であるSchinizerにより乳癌の治療として初めて紹介された．しかしその施行にかかわる報告は7年間発表されなかった［Love and Philips[8]］．1968年にFeinleibは閉経前卵巣摘出術がその後に生じる乳癌発生を減少させると報告しており[9]，Brintonは1982年に予防的卵巣摘出術は乳癌が多い家系の女性の乳癌発症リスクを低減させるために有効であると提唱している[10]．

卵巣摘出術が卵巣癌の発症を予防するという概念は1950年に病理学者のA.F. Liberにより初めて提唱された[11]．彼は母親とその5人の娘全員が病理学的に卵巣癌が発症したと認められたケースについて検討し，他の血縁者については卵巣癌発症前に卵巣摘出術を検討したほうがよいと報告している．その後30年の間に卵巣摘出術は乳癌家族歴のある女性に対し一般的に行われるようになった．しかしながら1982年にTobacmanは，家系的に強い卵巣癌家族歴があるため予防的卵巣摘出術を施行した16家系中3人の女性において，後に卵巣癌由来の組織学的に判定困難な散在性腺癌を発生したと報告している(現在は原発性腹膜癌とみなされている)[12]．

この最初の報告に続き，1993年にPiverらは第1度または第2度近親者内に少なくとも2人の卵巣癌患者が存在する931家系の情報を解析した．このなかでPiverらは予防的卵巣摘出術を受けた女性324人のうち当該術後に腹膜癌に罹患した患者が6例存在したことを見出している[13]．1995年にStruewingはTobacmanの遺伝的卵巣癌16家系のデータを再解析して卵巣癌患者の第1度近親者の癌発症率を調査することで，一般女性における卵巣癌発症率と比較した[14]．この研究でStruewingは卵巣摘出術を受けなかった436人における卵巣癌発症リスクは24倍に増加し，卵巣摘出術を受けた場合の44人についても「卵巣」癌発症リスクが13倍になったことを示した．なおこの結果は統計学的に有意差がない．

1997年にCancer Genetic Studies Consortiumがレビューを行い，「卵巣癌発症リスクの低減手段としての予防的卵巣摘出術を推奨すべきか否かについては十分なエビデンスがない．*BRCA1* 遺伝子変異を有する女性にとって同手術は1つの選択肢であるとのカウンセリングがなされるべきである．予防的な卵巣摘出術を考えている人には，同手術後に癌が発症したという文献があることを伝えるカウンセリングを行うべきである」[15]と報告を

行った.

BRCA1 および BRCA2 遺伝子変異保持者における リスク低減卵巣卵管摘出術について

　前述のような背景のもと，メモリアル・スローン・ケタリング癌センター（Memorial Sloan-Kettering Cancer Center；MSKCC）の研究グループは，BRCA 遺伝子変異保持例における RRSO の有効性を検証するための前方視的研究を施行した[16]．1995～2001 年にかけて，35 歳以上の BRCA1 または BRCA2 生殖細胞変異を有し両側卵巣を有する女性 173 人を前方視的フォローアップ研究の 3 群に割り付けた．173 人の女性のうち，101 人（58％）が遺伝子検査結果を受けた後，中央値 3.6 か月の期間で RRSO を選択した．一方，72 人（42％）はサーベイランスを選択した．RRSO 施行時，3 人にオカルト卵巣癌（2 人），およびオカルト卵管癌（1 人）が認められた．サーベイランスを選択した女性を除いた RRSO を受けた 98 人中のうち，2 年間のフォローアップ期間中に 1 人が腹膜癌，3 人が乳癌と診断された（RRSO 後，前者が 16.3 か月後，後者が平均 10.3 か月後だった）．一方，サーベイランスを選択した 72 人中 5 人に BRCA 関連婦人科癌が，8 人に乳癌が発症した．これらの結果，RRSO は乳癌と婦人科癌を含めた発症リスクを 75％低減させる結果となった〔HR（ハザード比）＝0.25；95％ CI（信頼区間），0.08-0.74〕[16]．

　この報告と同時に，Prevention and Observation of Surgical Endpoints（PROSE）研究グループが後方視的研究を行った．それによると，RRSO は乳癌と BRCA 関連婦人科癌両者の発症リスクを有意に減少させた．（乳癌 HR＝0.47；95％ CI，0.29-0.77，BRCA 関連婦人科癌 HR＝0.04；95％ CI，0.01-0.16）[17]．手術施行群 259 人のうち 2 人が卵巣卵管摘出術を受けた後に原発性腹膜癌を発症した一方，リスク低減手術非施行群 292 人のうち 58 人が卵巣癌あるいは原発性腹膜癌を発症した．これら 2 研究結果が報告された後，BRCA 関連癌発症リスクにかかわる RRSO の影響について少なくとも 5 件の追加的な研究が報告されている[18～23]．表 1 にそれらの研究をまとめた．

手術手技

　RRSO の生命予後に対する影響に関して直接的なエビデンスは限られているものの，RRSO を受けた BRCA 遺伝子変異保持者は平均余命が 2.6 年延長すると分析されている[24]．さらに RRSO は腹腔鏡下で施行することがおおむね可能であり，その多くが即日退院可能である．低侵襲手術のさらなる利点としては回復時間が短期であること，死亡率を下げること，ボディイメージへの悪影響をより少なくさせる点があげられる．それゆえ多くの症例で腹腔鏡を用いた手術が実施され始めている．重大な癒着や体型による技術的困難が存在した折には小開腹手術へ転換する可能性がある．同様に癌が見出された場合には開腹術が必要となるであろう．腹腔鏡による RRSO を施行する例では，開腹術への術式変更の必要性については手術前にカウンセリングをすべきである．また RRSO 後に原発性腹膜癌が発症するリスクはおおむね 1～6％であるという意見を手術に関する同意書に明確に記載されるべきである．手術合併症，すなわち出血，感染や周囲臓器（腸，膀胱，

表1 *BRCA1* および *BRCA2* 遺伝子異保持者に対するリスク低減卵巣卵管摘出術が乳癌または *BRCA* 関連婦人科癌発症リスクにおよぼす影響

著者(文献番号) 文献名・発表年	研究デザイン	n(RRSO)	婦人科癌	乳癌
Kauff ら(16) NEJM 2002	前方視的	98	HR=0.15 (95% CI, 0.02-1.31)	HR=0.32 (95% CI, 0.08-120)
Rebbeck ら(17) NEJM 2002	後方視的	259	HR=0.04 (95% CI, 0.01-0.16)	HR=0.53 (95% CI, 0.33-0.84)
Rutter ら(18) JNCI 2003	後方視的	251	OR=0.29 (95% CI, 0.12-0.73)	
Eisen ら(19) Clin Oncol 2005	後方視的	1,439		OR=0.46 (95% CI, 0.32-0.65)
Domchek ら(20) Lancet Oncol 2006	前方視的	155	HR=0.11 (95% CI, 0.03-0.47)	HR=0.36 (95% CI, 0.20-0.67)
Finch ら(21) JAMA 2066	双方向	1,045	HR=0.20 (95% CI, 0.07-0.58)	
Kauff ら(22) Clin Oncol 2008	前方視的	509	HR=0.12 (95% CI, 0.03-0.41)	HR=0.53 (95% CI, 0.29-0.96)

尿管など)損傷の発症率はほとんどない[16].これらのリスクと患者への利点は外科的処置に先立って,患者と十分に話し合われるべきである.

腹腔内操作を行うに際しては,細胞診の目的で骨盤内洗浄を行うべきである.RRSO施行例の骨盤内洗浄液から悪性細胞が見出されることがある.ある報告によればRRSOを受けた35例中の1例においては手術検体の全連続切除にても原発性卵巣癌が見出されなかったにもかかわらず,細胞診上は陽性であった[25].さらに,卵巣および卵管全体に悪性形質転換のリスクがある場合,リスクのある組織すべてを除去することが必須である.卵巣動静脈は卵巣まで少なくとも2cmのところで切断すべきである.この操作は骨盤側壁腹膜を開放し,後腹膜腔を露出させ尿管を確認し,卵巣への血液供給を行っている骨盤漏斗靱帯を分離させることが必要である.いかなる癒着も注意深く剝離する必要がある.このような技術は卵巣の遺残組織を最小限とするために必要なことである[26].*BRCA*遺伝子変異保持者の卵巣遺残組織中で卵巣癌が発達したという報告はないが,卵巣摘出術後に卵巣遺残組織に卵巣癌が生じたという文献は少なくとも5報ある[27~31].

同様にRRSOの際には可能な限り卵管組織を取り除く必要がある.このことは卵巣卵管に隣接した子宮の摘出も要求されるのかという議論につながる.子宮摘出術を行わない場合は子宮の卵管角部にわずかな卵管上皮組織が残ってしまう可能性がある.この遺残した卵管組織は理論上,悪性形質転換のリスクを有しているが,*BRCA*遺伝子変異保持者におけるRRSO施行後にそのようなことが生じたという報告は認めない[23].さらに卵管癌に関する現在まで最も多数例の臨床病理学的検討において,その92%は卵管の遠位部あるいは中央部より発生したと特定されている[32].

■RRSO時における子宮摘出術について

　BRCA遺伝子変異保持女性がRRSOと同時に子宮摘出術を行うべきか否かという点については答えにくい問題である．前述した子宮卵管角部に遺残卵管組織が存在するという問題に関して，それが悪性形質転換したという報告はなされていない．さらに，両側卵巣卵管摘出術（bilateral salpingo-oophorectomy；BSO）後に生じた原発性腹膜癌においては，6例すべてがBSOと同時に子宮摘出術を施術された後に発症したものである[13]．RRSOと同時に子宮摘出術施行することに関する他の議論として，① ホルモン補充療法（hormone replacement therapy；HRT）が容易になる，② BRCA遺伝子変異保持者に対するタモキシフェン療法に関連する子宮内膜癌発症リスク上昇の回避，③ BRCA遺伝子変異保持者の子宮漿液性腺癌発症リスクを低減させる，などがあげられる．

　RRSOと同時に子宮摘出術を施術した後のHRTは，エストロゲン＋プロゲステロン療法ではなく，エストロゲン単独療法でよい一方，BRCA遺伝子変異保持例に関しては有効性，許容性あるいは術後の乳癌発症リスクにかかわるデータは認めない[23]．さらにWomen's Health Initiative（WHI）の試行結果から推定されることが適切か否か明確ではない．なぜなら遺伝的リスクを有する外科的早期閉経治療を受けた女性に対するHRT治療と，心保護的治療目的とした60歳代の無症状女性群における治療とを比較するとまったく異なった結果をもたらすといえるからである．

　子宮摘出術はRRSOと同時に行うべきか否かという課題を説明するため，BRCA遺伝子変異保持者の子宮内膜癌発症率を評価したいくつかの研究がある．現在までのところ，その結果は確定していない．ある疫学的研究によれば，BRCA1遺伝子変異保持者では子宮内膜癌発症リスクが2.6倍高いとされている[33]．しかしながらMSKCC（メモリアル・スローン・ケタリング癌センター）の他の研究では，200人のアシュケナージ子宮内膜癌例においてBRCA1遺伝子変異保持例の増加が認められないとしている[34]．最近の症例対照研究でBRCA遺伝子変異保持者は主にタモキシフェン治療を受けると子宮内膜癌発症リスク上昇が示された[35]．しかしながらこの研究から結論を出すには限界がある．すなわちタモキシフェン治療を受け子宮内膜癌を有しているBRCA遺伝子変異保持者4人の内2人がタモキシフェンを8〜13年間にわたって服用しているが，その期間は実際に推奨される治療期間を大幅に上回っているという事実があるからである．

　最近のイスラエルからの報告によればBRCA遺伝子変異と子宮体部漿液性腺癌発症に相関があることが示されている[36]．しかし，子宮体部漿液性腺癌を有する56例を対象としたカナダの研究によればその相関は認められなかった[37]．

　これらをまとめると，子宮摘出術はRRSOと同時に行うことは合理的かもしれないが，最近のデータに基づくと明確に要求されるべきものではない．一方，例えばDukeらのように，腹腔鏡下でBSOおよび腹腔鏡補助下子宮摘出術を行う場合，合併症の主要因は子宮摘出術に伴うものであると述べる報告もある[38]．潜在している易罹患性が，いまだ証明されていない利益を上回るのかという課題が未解決となっている．RRSOを検討している遺伝子変異保持女性は相対的なリスクと利益を知らされるべきであり，この手術を理解したうえで告知内容についての決定を行うべきである[39]．

■RRSO 検体の病理学的評価

　　RRSO を受けた BRCA 遺伝子変異保持者の 2〜10% にオカルト浸潤癌があるとの報告が複数存在する[16,17,40〜42]．さらに前述のとおり，卵巣癌や卵管癌が潜在していないにもかかわらず，RRSO を受けた女性の腹腔洗浄液中に悪性細胞が見出される場合がある．このことは，卵巣や卵管の全部位の 2〜3 mm の連続切片の結果からも示されている．RRSO 時の検体については病理学者と情報共有することが重要である．腹腔鏡を用いて検体を採取する場合はモルスレーターなどを使用することで微細断片としてはならず，回収用の腹腔鏡バッグに収納し回収すべきである．このように卵巣，卵管組織を保存し病理学者による切除・解析にまわす．

■RRSO 施行後の管理

　　RRSO 施行後の重大な課題は人工的早発閉経の影響に対する治療である．例えば，血管運動障害，腟乾燥，骨量減少，さらには外科的閉経による性欲，気分，睡眠や心血管リスクに対する潜在的影響がある．これら項目のいくつかは腫瘍発生や生命予後に影響を与えないが，ある報告によればRRSO 措置を受け入れる際は性的満足感が最も重要な要素となるとしている[43]．

　　乳癌歴のない女性にとって短期間の全身性 HRT は選択肢の1つである．Rebbeck らは，BRCA 遺伝子変異保持女性の HRT と RRSO 後の乳癌発症リスク低減に対する影響を検討した．RRSO 後短期間の HRT 治療は HRT 未使用群と比較して乳癌発症リスクに有意な増加を認めず(HR＝1.35；95% CI，0.16−11.58)，HRT 治療患者は RRSO を受けていない女性群と比べ，その後の癌発症リスクの著しい低減が認められた(HR＝0.37；95% CI，0.14−0.96)[44]．しかし，著者らは，RRSO と HRT との相互作用をより深く調べるには，大規模なサンプルサイズでより長いフォローアップが必要であるとしている．

　　The Hormonal Replacement Therapy After Breast Cancer-Is It Safe (HABITS) 試験の結果，全身性 HRT は乳癌の病歴のある多くの女性において投与しないほうがよいとされている[45]．乳癌歴を有する女性の更年期障害治療の選択肢として，血管運動症状に対しては選択的セロトニン再取り込み阻害薬(SSRI)，腟症状に対しては非ホルモン性の保湿クリームが考慮される．SSRI は乳癌患者のおおよそ 2/3 の血管運動症状の苦痛や頻度を低減させることが示されている[46]．非ホルモン性の腟用保湿クリームは外科的早発閉経となった患者に認められる腟症状を低減させることが示されている[47]．

　　乳癌既往を有する女性に低濃度で腟へエストロゲンを投与することは，全身性吸収を低くすることができるためより効果的であるものの，この方法は適用外であるという課題がある．アロマターゼ阻害薬治療施行例では特別に注意が必要である．というのは，アロマターゼ阻害薬とともに低濃度の腟エストロゲン製剤を用いると血清エストラジオール濃度の上昇を認めるという報告があるからである[48]．この報告に基づきアロマターゼ阻害薬と低用量腟エストロゲン製剤の両方を用いる場合は患者の血清エストラジオール濃度を定期的にモニターする必要があると主張する者もいる[23]．

■RRSOが他の健康リスクに及ぼす影響について

　早期閉経は骨粗鬆症発症リスクに影響し[49]，心血管系疾病リスクにも影響を与える可能性があり[50]，これらの事実はRRSOを受ける女性に説明しなくてはならない．骨密度測定による骨粗鬆症リスク評価は術後1年以内に行われるべきである[23]．その際の管理は客観的基準で行う必要がある．人工的早発閉経となった女性はさらに心血管系疾病リスクの増加が考えられるので，RRSOを受けた女性は考えられる循環器系のリスク要因を評価する必要がある．その要因とは高コレステロール血症，高血圧症，糖尿病および喫煙である．このようなリスク要因は適切に対処され最小限にしなくてはならない[23,39]．

■RRSOのタイミングについて

　RRSOの最適実施タイミングを議論するうえで考慮しなければならない要素がいくつかある．それは，女性の出産希望，婦人科癌や乳癌の発症リスク，さらには患者が行っている付加的なリスク低減治療などである．明らかにRRSOは出産が終わるまで延期されるべきである．しかしながら女性が出産を30歳代後半，40歳代まで遅らせると，BRCA1遺伝子変異保持者の卵巣癌発症リスクが顕在化してくる可能性がある（50歳までには11〜21％）[51〜53]．BRCA2遺伝子変異保持者の場合には，卵巣癌発症リスクはおおむね10年間後まで顕在化せず，50歳までに卵巣癌を発症するリスクはわずか2〜3％である[51〜53]．このことにより，BRCA2変異を有する場合には，自然閉経する時点までRRSOを延ばすことが合理的であろう．しかしこのような選択をしたBRCA2遺伝子変異保持女性は，引き続きRRSOが乳癌に及ぼす利益を享受することができないということを理解しなくてはならない[22,23,39]．

BRCA1あるいはBRCA2遺伝子変異を明らかに認めない女性に対するRRSOについて

　ここまで本章ではBRCA1あるいはBRCA2遺伝子変異が証明された女性のみにつき言及してきた．遺伝子検査を施行して遺伝子変異を有しなかった遺伝性乳癌家系の女性に対してRRSOは役立つのであろうか？　この課題に答えるには遺伝的に乳癌のみ発症した家系（site-specific hereditary breast cancer families）の女性と，血縁内に卵巣癌例を有する遺伝的乳癌家系の女性とを別々に取り扱う必要があるだろう．1998年，linkage consortium[訳注1]は60歳までに乳癌と診断された少なくとも4症例を含む237家系のデータを集約し報告した[5]．もし家系内に卵巣癌が1人いた場合，たとえ遺伝子検査をして変異を見つけることができなくても，90％の家系はBRCA1あるいはBRCA2遺伝子に関係していることが示された．このデータから若年発症型乳癌のさまざまな例および卵巣癌を1例でも有する家系は潜在的にBRCA1あるいはBRCA2遺伝子変異が存在すると推定して管理されるべきであるといえる．しかしながら家系内に卵巣癌患者が存在しない遺伝性乳癌家系においてBRCA1あるいはBRCA2遺伝子変異によるものは約半分しか説明す

訳注1：The breast cancer linkage consortium（BCLC）のこと．

ることができないとされる．それでは*BRCA*遺伝子変異陰性家系の女性に対するRRSOの役割とは何であろうか．この問いに答えるにはMSKCCの研究グループによる前方視的研究があり，*BRCA*遺伝子変異陰性で乳腺に限局した遺伝型乳癌の165家系における乳癌および卵巣癌発症率を評価して観察された発症率とSEER[訳注2]プログラムに基づく期待される発症率との比較を行っている．3～4年間のフォローアップ期間中，これら家系女性の乳癌発症リスクは，一般集団と比較して3倍であった〔SIR（標準化罹患比）＝3.13；95% CI（信頼区間），1.88－4.89〕．しかしながら，この群では卵巣癌発症リスクに大きな増加は認められなかった．（SIR＝1.52；95% CI，0.02－8.46）[54]．このデータはプレリミナリーなものであるが*BRCA*遺伝子変異陰性で乳腺に限局した遺伝型乳癌家系における婦人科癌の予防のためにはRRSOが役立たない可能性を示唆している．しかしながらある後方視的研究によれば，RRSOはすべてのリスクレベルの乳癌に対して予防的であり，これらの家系における乳癌予防のためには，RRSOは意味があるということを忘れないことが重要である[55]．

結論および将来の展望について

卵巣癌の生涯発症リスクはベースライン[訳注3]では1.5%であるが，*BRCA1*遺伝子変異保持者の場合にはおおむね39～46%まで上昇し，*BRCA2*遺伝子変異保持者の場合には10～27%まで上昇する．スクリーニング法の有用性と化学予防の限界を鑑みると，RRSOは*BRCA1*または*BRCA2*遺伝子変異をもつすべての女性に議論されなければならない方法である．RRSOを検討している女性にとって同時に考慮しなければいけないことは，乳癌発症率と卵巣癌発症率の両方ともに減少することが明確にされているものの，さまざまな肉体的，精神的，性的課題があるということである．遺伝的リスクを有する女性患者の管理については，経験あるチームによって議論されることが最適であろう．

RRSOは現在のところ*BRCA*遺伝子変異保持女性の卵巣癌発症リスクを低減させる方法として最も効果的であるが，将来的にはそれが最適なアプローチでなくなる可能性もある．スクリーニング方法と予防法，および遺伝性卵巣癌の基本的な病態を継続的に研究することが，健常臓器を予防的に切除することを許すことになるであろう．そして筆者らはそのような研究の到達点に向けて励まなくてはならない．

謝辞

筆者らは，本稿の編集に助力していただいたJesse HansenとKristi Kosarinに感謝する．同時に財政的支援を受けた以下の組織に感謝する．　Department of Defense Breast Cancer Research Program（DAMD 17-03-1-0375 to N.D.K.），the Project Hope Fund for Ovarian Cancer Research and Education, the Genet Fund, the Koodish Fellowship Fund,

---

[訳注2]：SEERはSurveillance, Epidemiology and End Results. http://seer.cancer.gov/
[訳注3]：ここでのベースラインは遺伝的素因のない群を指す．

the Lucius L. Littauer Foundation, the Frankel Foundation, the Edward Spiegel Memorial Fund, the Prevention Control and Population Research Program of Memorial Sloan-Kettering Cancer Center.

症例報告 Case Report

　N. B. 氏は42歳の女性で子どもが2人いる．彼女および母親が*BRCA1*遺伝子検査で遺伝子変異陽性という結果を受けて，彼女はリスク低減卵巣卵管摘出術（RRSO）を選択した．彼女の母親は36歳で乳癌と診断されており，その後64歳で遺伝性癌発症リスク評価と遺伝子検査を受け，その時点で卵巣癌との診断も受けている．N. B. 氏の家族歴も重要であり，祖母は62歳で卵巣癌との診断を受けており，彼女の姉妹も40歳で乳癌と診断されている．N. B. 氏は癌があると診断されていない．

　RRSO時に，N. B. 氏の卵管と卵巣は肉眼的に正常であった．しかしながら最終的な病理検査で，遠位卵管部位に2 mmの浸潤性漿液性腺癌が認められた．その後，N. B. 氏は助言とフォローアップを求めて婦人科の腫瘍医に相談した．

銘記すべき点 Learning Points

- RRSOは，出産直後に行うのが最も効果的である．
- リスク低減手術において，術者は卵巣卵管の全部位を除去するように努めなければならない．
- 卵巣と卵管の病理的評価は卵巣卵管全体を連続切片法で検索しなくてはならない．
- *BRCA1*および*BRCA2*遺伝子変異保持者はその卵巣が正常にみえるとしても，厳密な病理学的評価を行うことによりオカルト浸潤型卵巣癌あるいは卵管癌が2〜10％見出されるリスクがある．
- RRSO時にオカルト癌が見出された患者については婦人科腫瘍医に相談すべきである．

文献 References

1. Risch HA, McLaughlin JR, Cole DE, et al. Prevalence and penetrance of germline *BRCA1* and *BRCA2* mutations in a population series of 649 women with ovarian cancer. Am J Hum Genet 2001; 68:700–710.
2. Rubin SC, Blackwood MA, Bandera C, et al. *BRCA1, BRCA2* and hereditary non-polyposis colorectal cancer gene mutations in an unselected ovarian cancer population: relationship to family history and implications for genetic testing. Am J Obstet Gynecol 1998; 178:670–677.
3. Pal T, Permuth-Wey J, Betts JA, et al. *BRCA1* and *BRCA2* mutations account for a large proportion of ovarian carcinoma cases. Cancer 2005; 104:2807–2816.
4. Struewing JP, Hartge P, Wacholder S, et al. The risk of cancer associated with specific mutations of *BRCA1* and *BRCA2* among Ashkenazi Jews. N Engl J Med 1997; 336:1401–1408.
5. Ford D, Easton DF, Stratton M, et al. Genetic heterogeneity and penetrance analysis of the *BRCA1* and *BRCA2* genes in breast cancer families. The Breast Cancer Linkage Consortium. Am J Hum Genet 1998; 62:676–689.

6. Antoniou A, Pharoah PD, Narod S, et al. Average risks of breast and ovarian cancer associated with *BRCA1* or *BRCA2* mutations detected in Series unselected for family history: a combined analysis of 22 studies. Am J Hum Genet 2003; 72:1117–1130.
7. King MC, Marks JH, Mandell JB, and New York Breast Cancer Study Group. Breast and ovarian cancer risks due to inherited mutations in *BRCA1* and *BRCA2*. Science 2003; 302:643–646.
8. Love RR, Philips J. Oophorectomy for breast cancer: history revisited. J Natl Cancer Inst 2002; 94:1433–1434.
9. Feinleib M. Breast cancer and artificial menopause: a cohort study. J Natl Cancer Inst 1968; 41:315–329.
10. Brinton LA, Schairer C, Hoover RN, et al. Menstrual factors and risk of breast cancer. Cancer Invest 1988; 6:245–254.
11. Liber AM. Ovarian cancer in a mother and five daughters. Arch Pathol 1950; 49:280–290.
12. Tobacman JK, Greene MH, Tucker MA, et al. Intra-abdominal carcinomatosis after prophylactic oophorectomy in ovarian-cancer-prone families. Lancet 1982; 2:795–797.
13. Piver MS, Jishi MF, Tsukada Y, et al. Primary peritoneal carcinoma after prophylactic oophorectomy in women with a family history of ovarian cancer. A report of the Gilda Radner Familial Ovarian Cancer Registry. Cancer 1993; 71:2751–2755.
14. Struewing JP, Watson P, Easton DF, et al. Prophylactic oophorectomy in inherited breast/ovarian cancer families. J Natl Cancer Inst Monogr 1995:33–35.
15. Burke W, Daly M, Garber J, et al. Recommendations for follow-up care of individuals with an inherited predisposition to cancer. II. *BRCA1* and *BRCA2*. Cancer Genetics Studies Consortium. JAMA 1997; 277:997–1003.
16. Kauff ND, Satagopan JM, Robson ME, et al. Risk-reducing salpingo-oophorectomy in women with a *BRCA1* or *BRCA2* mutation. N Engl J Med 2002; 346:1609–1615.
17. Rebbeck TR, Lynch HT, Neuhausen SL, et al. Prophylactic oophorectomy in carriers of *BRCA1* or *BRCA2* mutations. N Engl J Med 2002; 346:1616–1622.
18. Rutter JL, Wacholder S, Chetrit A, et al. Gynecologic surgeries and risk of ovarian cancer in women with *BRCA1* and *BRCA2* Ashkenazi founder mutations: an Israeli population-based case-control study. J Natl Cancer Inst 2003; 95:1072–1078.
19. Eisen A, Lubinski J, Klijn J, et al. Breast cancer risk following bilateral oophorectomy in *BRCA1* and *BRCA2* mutation carriers: an international case-control study. J Clin Oncol 2005; 23:7491–7496.
20. Domchek SM, Friebel TM, Neuhausen SL, et al. Mortality after bilateral salpingo-oophorectomy in *BRCA1* and *BRCA2* mutation carriers: a prospective cohort study. Lancet Oncol 2006; 7:223–229.
21. Finch A, Beiner M, Lubinski J, et al. Salpingo-oophorectomy and the risk of ovarian, fallopian tube, and peritoneal cancers in women with a *BRCA1* or *BRCA2* Mutation. JAMA 2006; 296:185–192.
22. Kauff ND, Domchek SM, Friebel TM, et al. Risk-reducing salpingo-oophorectomy for the prevention of *BRCA1* and *BRCA2* associated breast and gynecologic cancer: a multi-center, prospective study. J Clin Oncol 2008; 26:1331–1337.
23. Kauff ND, Barakat RR. Risk-reducing salpingo-oophorectomy in patients with germline mutations in *BRCA1* or *BRCA2*. J Clin Oncol 2007; 25:2921–2927.
24. Grann VR, Jacobson JS, Thomason D, et al. Effect of prevention strategies on survival and quality-adjusted survival of women with *BRCA1/2* mutations: an updated decision analysis. J Clin Oncol 2002; 20:2520–2529.
25. Colgan TJ, Boerner SL, Murphy J, et al. Peritoneal levage cytology: as assessment of its value during prophylactic oophorectomy. Cancer Res 2002; 85:397–403.
26. Nezhat CH, Seidman DS, Nezhat FR, et al. Ovarian remnant syndrome after laparoscopic oophorectomy. Fertil Steril 2000; 74:1024–1028.
27. Fueyo J, Garces JM, Soriano JC, et al. Adenocarcinoma of the ovary in the ovarian remnant syndrome. Rev Clin Esp 1990; 186:415–416.

28. Bruhwiler H, Luscher KP. Ovarian cancer in ovarian remnant syndrome. Geburtshilfe Frauenheilkd 1991; 51:70–71.
29. Kazadi Buanga J, Laparre Escorza MC, Lopez Garcia G. Ovarian remnant syndrome. A case report of a malignancy. J Gynecol Obstet Biol Reprod 1992; 2:769–772.
30. Glaser D, Burrig KF, Mast H. Ovarian cancer in ovarian syndrome? Geburtshilfe Frauenheilkd 1992; 52:436–437.
31. Narayansingh G, Cumming G, Parkin D, et al. Ovarian cancer developing in the ovarian remnant syndrome. A case report and literature review. Aust N Z J Obstet Gynaecol 2000; 40:221–223.
32. Alvarado-Cabrero I, Young RH, Vamvakas EC, et al. Carcinoma of the fallopian tube: a clinicopathological study of 105 cases with observations on staging and prognostic factors. Gynecol Oncol 1999; 72:367–379.
33. Thompson D, Easton DF. Breast Cancer Linkage Consortium. Cancer Incidence in *BRCA1* mutation carriers. J Natl Cancer Inst 2002; 94:1358–1365.
34. Levine DA, Lin O, Farakat RR, et al. Risk of endometrial carcinoma associated with *BRCA* mutation. Gynecol Oncol 2001; 80:395–398.
35. Beiner ME, Finch A, Rosen ME, et al. The risk of endometrial cancer in women with *BRCA1* and *BRCA2* mutations. A prospective study. Gynecol Oncol 2007; 104:7–10.
36. Lavie O, Hornreich G, Ben-Arie A, et al. *BRCA* germline mutations in Jewish women with uterine serous papillary carcinoma. Gynecol Oncol 2004; 92:521–524.
37. Goshen R, Chu W Elit L, et al. Is uterine papillary serous adenocarcinoma a manifestation of the hereditary breast-ovarian cancer syndrome?Gynecol Oncol 2000; 79: 477–481.
38. Havrilesky LJ, Peterson BL, Dryden DK, et al. Predictors of clinical outcomes in the laparoscopic management of adnexal masses. Obstet Gynecol 2003; 102:243–251.
39. Society of Gynecologic Oncologists: Clinical Practice Committee. Statement on Prophylactic Salpingo-Oophorectomy. Gynecol Oncol 2005; 98:179–181.
40. Lu KH, Garber JE, Cramer DW, et al. Occult ovarian tumors in women with *BRCA1* or *BRCA2* mutations undergoing prophylactic oophorectomy. J Clin Oncol 2000; 18:2728–2732.
41. Colgan TJ, Murphy J, Cole DE, et al. Occult carcinoma in prophylactic oophorectomy specimens: prevalence and association with *BRCA* germline mutation status. Am J Surg Pathol 2001; 25:1283–1289.
42. Powell CB, Kenley E, Chen LM, et al. Risk-reducing salpingo-oophorectomy in *BRCA* mutation carriers: role of serial sectioning in the detection of occult malignancy. J Clin Oncol 2005; 23:127–132.
43. Robson M, Hensley M, Barakat R, et al. Quality of life in women at risk for ovarian cancer who have undergone risk-reducing oophorectomy. Gynecol Oncol 2003; 89:281–287.
44. Rebbeck TR, Friebel T, Wagner T, et al. Effect of short-term hormone replacement therapy on breast cancer risk reduction after bilateral prophylactic oophorectomy in *BRCA1* and *BRCA2* mutation carriers: the PROSE Study Group. J Clin Oncol 2005; 23:7804–7810.
45. Holmberg L, Anderson H, and HABITS Steering and Data Monitoring Committees. HABITS (hormonal replacement therapy after breast cancer—is it safe?), a randomised comparison: trial stopped. Lancet 2004; 363:453–455.
46. Nelson HD, Vesko KK, Haney E, et al. Nonhormonal therapies for menopausal hot flashes: systematic review and meta-analysis. JAMA 2006; 295:2057–2071.
47. Loprinzi CL, Abu-Ghazaleh S, Sloan JA, et al. Phase III randomized double-blind study to evaluate the efficacy of a polycarbophil-based vaginal moisturizer in women with breast cancer. J Clin Oncol 1997; 15:969–973.
48. Kendall A, Dowset M, Folkerd E, et al. Caution: vaginal estradiol appears to be contraindicated in postmenopausal women on adjuvant aromatase inhibitors. Ann Oncol 2006; 17(4):584–587.

49. NIH Consensus Development Panel on Osteoporosis Prevention, Diagnosis, and Therapy. Osteoporosis prevention, diagnosis, and therapy. JAMA 2001; 285:785–795.
50. Colditz GA, Willett WC, Stampfer MJ, et al. Menopause and the risk of coronary heart disease in women. N Engl J Med 1987; 316:1105–1110.
51. Satagopan JM, Boyd J, Kauff ND, et al. Ovarian cancer risk in Ashkenazi Jewish carriers of *BRCA1* and *BRCA2* mutations. Clin Cancer Res 2002; 8:3776–3781.
52. Kauff ND, Barakat RR. Surgical risk-reduction in carriers of *BRCA* mutations: where do we go from here?Gynecol Oncol 2004; 93:277–279.
53. King MC, Marks JH, Mandell JB, and New York Breast Cancer Study Group. Breast and ovarian cancer risks due to inherited mutations in *BRCA1* and *BRCA2*. Science 2003; 302:643–646.
54. Kauff ND, Mitra M, Robson ME, et al. Risk of ovarian cancer in *BRCA1* and *BRCA2* mutation negative hereditary breast cancer families. J Natl Cancer Inst 2005; 97: 1382–1384.
55. Olsen JE, Sellers TA, Iturria SJ, et al. Bilateral oophorectomy and breast cancer risk reduction among women with a family history. Cancer Detect Prev 2004; 28(5): 357–360.

Column　本邦の現状

　本邦においてRRSOは現在のところ汎用されているとはいい難い．その理由として遺伝カウンセリング部門を設置している医療機関が少ない，そのためにBRCA遺伝子検査可能施設が限られている，RRSOが保険診療では認められていないなどが考えられるが，最も重要なのが医療関係者のなかでも遺伝診療に関する知識や経験が少ないことであると考えられる．現時点でRRSOを施行するに当たっては各施設の倫理委員会承認の過程を経ることが望まれるが，今後，本邦でRRSOを施行可能な環境を広く整えるためにもこの過程を経ることが重要であると考えられる．

（平沢　晃）

第7章

遺伝性乳癌のリスクマネジメント

Risk Management of Hereditary Breast Cancer

Banu Arun

キーポイント Key Points

- アメリカ癌協会（American Cancer Society）は，BRCA の変異をもつ女性，または明らかに乳癌の生涯発症リスクが 20〜25％ もしくはそれ以上と予想される女性に対し，年1回の MRI 検査とマンモグラフィ検査を推奨している．
- タモキシフェン（tamoxifen）は，ハイリスク者の浸潤性乳癌の発症リスクを，49％ 程度低減することが期待されるので，化学予防（chemoprevention）として試みられるべきである．BRCA1 変異保持者に対する効果については，意見が分かれている．
- 生殖細胞系列（germline）に BRCA 変異がある人々は，リスク低減乳房切除術によって 90〜95％ も乳癌の発症リスクを低くすることができる．また，リスク低減卵巣摘出術によって，45〜50％ 程度乳癌の発症リスクを低くできる．

はじめに

　　BRCA1 遺伝子が発見されて以来，乳癌の易罹患性を調べるための遺伝子検査は，腫瘍学の臨床実践に取り入れられてきた．この過程で，リスクの高い人々は特定され，適切なリスクマネジメント（risk management）についての検討が重ねられてきた．この章では，遺伝性乳癌の発症リスクが高い人々に対するリスクマネジメントについて概説する．

スクリーニング

　　スクリーニングの目的は，外科手術の適応となる乳癌を，理想的にはリンパ節転移のない小さな乳癌の段階で発見することである．Cancer Genetics Studies Consortium によると，遺伝性乳癌の可能性のある人に対するスクリーニングと管理方法として，18〜21 歳で毎月の乳房自己検診を開始し，25〜35 歳で年に1回，あるいは半年に1回のマンモグラフィ検査を開始することが推奨されている[1]．これらの最適とされるスクリーニングの方法と頻度は，大部分は専門家の意見に基づいており，死亡率を評価項目とする前方視的

研究によって実証されているわけではない[2,3]．

　Brekelmans らは，BRCA1 と BRCA2 変異のある 128 人に対する検診について，最近報告をしたが，その内容は，少なくとも年に 1 回のマンモグラフィ検査と年に 1 回の視触診検査，月に 1 回の乳房自己検診であった[3]．平均追跡期間 3 年内に，変異保持者の 9 人に乳癌が発症したが，そのうち 4 人は中間期癌（interval cancers）であったにもかかわらずスクリーニングでは見つけられなかった．最近の別の調査でもまた，165 人の BRCA1 と BRCA2 変異保持者のスクリーニングについて報告しているが，その内容は月に 1 回の自己乳房検診，年に 2〜4 回の視触診検診，年に 1 回のマンモグラムであった[4]．平均，24 か月の追跡期間で，12 人が乳癌に罹患した．そのうち 6 例（50％）は中間期癌であった．5 例については本人が乳房のしこりを発見し，1 例は医師によって発見された．残りの 6 例については，ルーチンのマンモグラムで発見された．そのうちの 3 例は浸潤性癌で，残りの 3 例は非浸潤性乳管癌（ductal carcinoma in situ；DCIS）であった．この調査における DCIS の発見と他の最近の調査[5,6]は興味深いが，というのも患者の一部については，放射線によるスクリーニングの結果，非浸潤性癌の段階で発見できたということを示しているからである．

　とはいうものの，標準的な年に 1 回のスクリーニングでは，中間期癌を見逃してしまうことがあるということは，この時点での大きな問題である．中間期癌は高密度の乳腺組織で発症するため，悪性経過をみるやり方では見つけることができず，浸潤性腫瘍の成長は速いため，最後のマンモグラム検診のあとで癌が発症することもある．マンモグラムの回数を半年に 1 回に増やすほうがいいのか，別の新しいスクリーニング法を取り入れたほうがいいのかについてはまだ明確な結論が出ていない．数多くの研究により，ハイリスクの患者に対しては磁気共鳴映像法（MRI）によるスクリーニングが有効であるとされている[5〜7]．ある研究[8]によると，236 人の BRCA1 あるいは BRCA2 変異保持者が，年に 1〜3 回のマンモグラフィ，超音波，MRI を受け，視触診による乳房検診を半年に 1 回受けた．22 人に癌が発見され，MRI は超音波やマンモグラフィ，臨床検査単独よりも感度が高いことがわかった．また別の研究では[9]，1,909 人のハイリスク女性の，うち 358 人は生殖細胞変異をもつ女性であったが，年に 1 回のマンモグラム，MRI，視触診による乳房検診を半年に 1 回行った．浸潤性癌の検出率において，MRI がマンモグラムや視触診に比べて高かった．

　これらの研究に基づき，2007 年 4 月，アメリカ癌協会（American Cancer Society；ACS）は，MRI による乳癌スクリーニングを推奨すると提示した[10]．ACS は，BRCA 変異保持者に対し，年に 1 回の MRI 検査を推奨している．BRCA 変異保持者の第 1 度近親者であるけれども自身は遺伝子検査を行っていない女性，あるいは乳癌の生涯発症リスクが 20〜25％ あるいはそれ以上であると BRCAPRO モデルまたは他のリスク評価モデル（⇒ 204〜頁）により評価される女性も対象となるが，その大きな根拠となっているのは家族歴である．時には，MRI によるスクリーニング結果からは，十分な根拠が示せない場合もある．したがって，信頼しうる推論を根拠とし，専門家による合意のもとに，10〜30 歳の間に胸部放射線を受けた女性，および Li-Fraumeni 症候群，Cowden 症候群，Bannayan-Riley-Ruvalcaba 症候群と診断された女性，およびこれらの疾患の患者の第 1

度近親者に対し，年に1回のMRI検診を推奨している．しかしながら，MRIが生存率を向上させるかどうかについてはまだ答えが出ていない．

化学予防

選択的エストロゲン受容体モジュレーター

現在，選択的エストロゲン受容体モジュレーター(SERM)であるタモキシフェン(tamoxifen)とラロキシフェン(raloxifene)が，ハイリスク患者の乳癌リスクを低減するとして承認されている[11,12]．タモキシフェン承認の根拠となった研究は，National Surgical Adjuvant Breast and Bowel Project(NSABP)[訳注1]による化学予防試験の第III相試験(BCPT-P1)で，1万3388人の乳癌ハイリスク女性に対して行われた，タモキシフェンとプラセボによる無作為試験であった[11]．適格とされる臨床試験参加者は60歳以上であること，もしくは35歳以上59歳以下で非浸潤性小葉癌(lobular carcinoma in situ；LCIS)の診断を受けていること，あるいは，修正Gailモデルで計算された5年内の乳癌発症リスクが1.66％以上であることであった[13]．平均54か月の追跡期間で，タモキシフェン治療を受けると非浸潤癌のリスクが49％低下($p<0.00001$)し，浸潤癌のリスクが50％低下すること($p<0.0001$)が確認された．しかしながら，タモキシフェンはER(エストロゲン)陰性の乳癌の発症率を低減しなかった．IBIS-I試験という別の研究では，乳癌リスクの高い35～70歳の女性7,152人に対する，タモキシフェンとプラセボによる5年間の無作為試験が行われた[14]．平均50か月のフォローアップで，タモキシフェングループにおいて，乳癌の発症相対リスクが32％低下することが確認された．しかしながら，他の2つの研究，Royal Marsden[15]とイタリアにおける研究では，タモキシフェングループとプラセボグループの間には，乳癌の発症率において有意な差が確認されなかった[16]．

NSABP試験におけるタモキシフェンの副作用として，子宮内膜癌リスクの上昇が確認された．タモキシフェングループにおいては，50歳以上の女性の子宮内膜癌のリスクを2.5から4.01に上昇させた．深部動脈血栓症および肺動脈塞栓症も多数認められ，タモキシフェングループの50歳以上の女性においてそれらのリスクが上昇した(深部動脈血栓症の相対リスク1.71，肺動脈塞栓症の相対リスク3.00)[11]．タモキシフェングループにおける脳卒中のリスク上昇については，統計的な有意差が確認されなかった．わずかに差があったのは，タモキシフェングループにおける白内障発症と白内障の手術の増加であった[11]．その他に確認された副作用として，ホットフラッシュ(hot flushes)と腟分泌物の増加があった．

SERMであるラロキシフェンについては，タモキシフェンとラロキシフェンの比較試験(The study of tamoxifen and raloxifene；STAR)，いわゆるNSABP-P2試験により評価が行われた．参加者の適格基準は，閉経後であるという条件以外は同じであった[12]．すると，ラロキシフェンは，タモキシフェンと同等に浸潤性乳癌の発症率を下げ，タモキシフェンよりも毒性プロフィールがわずかによいことがわかった．しかしながら，DCIS

訳注1：アメリカの臨床試験グループである．

を含む，非浸潤性乳癌の発症率減少に関しては，タモキシフェンよりも効果がないことが確認された．

　SERM がハイリスク女性にもたらす恩恵とリスク比について検討することはとても重要であるが，遺伝的ハイリスク女性，例えば BRCA1 あるいは BRCA2 の変異保持者に対する SERM の効果については，今のところよくわかっていない．このため，NSABP-P1 試験に参加したすべての女性（$n=288$）に対し，BRCA1 および BRCA2 遺伝子のシークエンス解析が行われたところ，19 人が BRCA1 あるいは BRCA2 の変異保持者であると判明した[17]．

　8 人の BRCA1 変異保持者のうち 5 人がタモキシフェン治療を受けており，11 人の BRCA2 変異保持者がタモキシフェン治療を受けていた．BRCA1 乳癌の 83％ が ER 陰性であるのに対し，BRCA2 乳癌の 76％ が ER 陽性であった．この研究が示唆することは，タモキシフェンは，BRCA2 変異保持者の乳癌発症リスクを下げるが，BRCA1 変異保持者についてはそうではないということである．しかしながら，サンプルサイズが小さいため，決定的な結論を出すことはまだできない．対照的に，タモキシフェンが BRCA1 あるいは BRCA2 変異保持者の対側乳癌のリスクを下げるという結果が，別の研究で示されている[18]．BRCA1 あるいは BRCA2 変異がある両側乳癌女性 209 人と BRCA1 あるいは BRCA2 変異のある片側乳癌女性 384 人とが，対応症例の対照研究において比較され，原発の乳癌に対するタモキシフェン治療歴についてのデータが取られた．その結果，タモキシフェンは，BRCA1 あるいは BRCA2 変異をもつ女性の両側乳癌のリスクを 50％ 下げることが明らかになった．さらに研究は，予防的両側卵巣摘出術によって，BRCA1 または BRCA2 変異保持者の乳癌発症リスクが下がることを示し，あらためて抗ホルモン治療の効果が示される結果となった[19, 20]．以上を要約すると，タモキシフェンが BRCA1 変異保持者の乳癌発症リスクを下げるかどうかについては疑問が残るところである．現在のところ，ラロキシフェンが BRCA 変異保持者に効果があるとする報告はない．

■新しい治療薬候補

　アロマターゼ阻害薬は，化学予防における治療薬候補として研究されている．アロマターゼ阻害薬は，アンドロゲンがエストロゲンに変化することを妨害する．アロマターゼ活性は，局所におけるエストロゲン合成を増加させることで，乳癌の発症初期にかかわっている[21]．生体におけるモデルでは，乳腺組織におけるアロマターゼの発現は，前癌病変の成長を誘導することが確認された[22]．最近では，アロマターゼ阻害薬であるアナストロゾール，レトロゾール，あるいはエキセメスタンによる 3 種ホルモン補助試験によって，タモキシフェンに対し，50〜58％ の初期両側乳癌のリスクの減少が示された[23〜25]．NSABP-B35 試験では，DCIS の患者に対しアロマターゼ阻害薬とタモキシフェンの比較検討を行い，また IBIS-II 試験で，ハイリスク女性におけるアロマターゼ阻害薬とプラセボの比較評価が行われた．しかしながら，SERM の場合と同様に，アロマターゼ阻害薬は，おそらく ER 陽性の乳癌発症リスクを下げるかもしれないが，BRCA1 変異をもつハイリスク女性には効果が期待できないかもしれないという結果になった．

　ほかにも今現在，ER 陰性の乳癌および BRCA1 関連の乳癌に対し，これまで以上の予

防効果が期待できるとされる治療薬候補が検討されている．非ホルモン治療薬の1つとして，シクロオキシゲナーゼ-2(COX-2)阻害薬があり，セレコキシブ(celecoxib)[26,27]は，現在，乳癌化学予防療法試験の第II相試験において試験中である[28]．ER陰性の乳癌予防に効果があると考えられているものとして，ほかにポリアミン合成阻害薬，ジフルオロメチルオルニチン(DFMO)[29]，ビタミンD類似体，レチノイド(retinoid)[30]，サイクリン依存性キナーゼ抑制剤[31]，テロメラーゼ阻害薬[32]，イソフラボノイド[33]，そして分子化学的予防としてBRCA1変異保持者に対する遺伝子治療がある[34]．

予防的乳房切除術

　予防的乳房切除術によって，乳癌のリスクを減少させる試みは，後方視的研究および前方視的研究の双方で検討されてきた[4,35〜38]．乳癌リスクを大きく低減させるにもかかわらず，手術後も乳癌が発症しうるという現実は，予防的乳房切除術では，技術的にすべての乳腺組織を取り除くことができないという事実を物語っている．一般的に，遺伝的なハイリスク患者に対しては予防的乳房切除術と予防的卵巣摘出術が考慮されるが，平均的なリスクの女性でも，たび重なる乳房生検を受けたり，しこりや高密度の乳腺組織のために身体検査や放射線検査を受けたりしたような場合には，外科的手術が考慮される場合がある．大部分の研究で，家族性の乳癌・卵巣癌症候群患者に対する予防的乳房切除術の効果が確認されている．Hartmanらは，639人の家族歴のある女性に対する予防的両側乳房切除術について報告している．その内訳は，214人がハイリスクで，425人は中程度のリスクであった．ハイリスク群の乳癌の発症リスクは，発端者の姉妹で予防的乳房切除術を選択しなかった女性たちを対照群としたグループと比較された．研究の結果，予防的乳房切除術を受けたグループにおいて，乳癌の発症リスクが90％下がることがわかった[35]．同じ研究者たちは後に，BRCA1またはBRCA2変異保持者の一部である26人の女性たちに対する予防的乳房切除術の効果について報告した．平均13.4年の追跡期間中，乳癌を発症した女性は1人もいなかった[36]．ある前方視的研究では，予防的乳房切除術を選択したBRCA1またはBRCA2変異保持者76人，サーベイランスを選択したBRCA1またはBRCA2変異保持者63人について報告している．平均2.9年の追跡期間で，予防的乳房切除術を選択した女性には乳癌の発症はなかったが，サーベイランスを選択した女性8人に乳癌が発症した[37]．また別の前方視的研究では，194人のBRCA1あるいはBRCA2変異保持者のうち29人が予防的乳房切除術を選択したことで示された効果について報告している．追跡期間は短いが(平均24か月)予防的乳房切除術を選択した女性は誰1人として乳癌を発症しなかったが，残りのサーベイランスを選んだ女性の12人に乳癌が発症した[4]．別の研究では，483人のBRCA1/2の生殖細胞変異保持者に対し，平均6.4年間の追跡調査を行ったが，予防的両側乳房切除術を行った105人の女性中2人(1.9％)が乳癌を発症し，切除をしなかった女性の378人中184人(48.7％)に乳癌が発症した．予防的両側乳房切除術は，同時，あるいは前もって予防的両側卵巣摘出術を行うことで，およそ95％も乳癌のリスクを低下させ，また，卵巣を残した場合にはおよそ90％リスクを下げることがわかった[38]．

予防的卵巣摘出術

　一般の人々に対する予防的卵巣摘出術の乳癌リスク低減効果は，これまでにもいくつかの研究で示されてきた．Brintonらは，40歳以前に予防的卵巣摘出術を行った女性は，自然閉経を迎えた女性に比べると，49%も乳癌リスクが下がることを報告した[39]．Parazziniらは，閉経前の女性が予防的卵巣摘出術を行うと，20%の乳癌リスクの低減が期待できると報告した[40]．別の研究では，50歳未満で予防的卵巣摘出術を行うと乳癌リスクが50%下がると報告しているが，50歳以上の女性についてはリスクの低減がみられないとした[41]．また，ホルモン補充療法(hormone replacement therapy；HRT)を受けていても，閉経前に卵巣摘出術を行うことで，乳癌のリスクが下がるという研究が1例報告されている[42]．

　遺伝的にハイリスクな女性に対する予防的卵巣摘出術の効果についてもまた検討が行われてきた[43]．小規模なコホート研究ではあるが，Rebbeckらは[44]BRCA1変異のある女性($n=43$)が予防的卵巣摘出術を選択した場合，手術を受けなかった女性($n=79$)に比べると少なくとも50%乳癌リスクが下がると報告した．最近，多施設共同研究による後方視的研究によって，BRCA1またはBRCA2変異のある女性が予防的卵巣摘出術を受けた場合に，53%のリスク低減が期待できるという結果が明らかになった[45]．対応する対照群の女性142人のうち60人が乳癌を発症したのに対し，予防的卵巣摘出術を受けた女性は99人のうち21人が乳癌を発症した．最近，平均追跡期間24.2か月におけるBRCA1あるいはBRCA2変異保持者に対する前方視的研究の結果が報告された[46]．サーベイランスを選択した62人のうち8人に乳癌が発症したのに対し，予防的卵巣卵管摘除術を受けた69人の女性では3人に乳癌が発症した．

　両側卵巣摘出術を行った場合の乳癌のオッズ比を推定するために，BRCA1とBRCA2変異保持者登録から得られた1,439人の乳癌患者とそれに対応する対照群1,866人についての分析研究が最近行われた．その結果，卵巣摘出術によってBRCA1変異保持者の乳癌リスクが，有意に56%($OR=0.44$；95% CI, 0.29-0.66)も低減し，BRCA2変異保持者の乳癌リスクは46%($OR=0.57$；95% CI, 0.28-1.15)低減することが確認された．40歳より前に卵巣摘出術を行うほうが，よりリスク低減の効果が高く，その予防効果は卵巣摘出術後15年間は確実であるということが明らかとなった[47]．

乳癌治療に向けての遺伝的リスク情報の統合

　現在，乳癌治療には，腫瘍専門外科医，腫瘍内科医，放射線腫瘍医といった多くの専門医によるチームで取り組むようになっている．特に最近，多様な専門医からなるチーム医療において，遺伝的なリスク評価の重要性が増している．例えば，10年間の対側乳癌発症リスクが32%と推定されているBRCA変異保持者で[48]，進行期IあるいはIIの乳癌に罹患している女性のうち，何人かは予防的卵巣摘出術(リスク低減のための)を選択するかもしれないし，最初の外科手術時に，対側の乳房切除術を行う女性もいるかもしれない．BRCA変異保持者の部分的な乳癌再発に対する放射線治療の効果については，十分

な情報がない．電離(イオン化)放射線が，BRCA変異をもつ女性に対し，特異的な危害を引き起こすことが懸念されているが，というのも，変異保持者は，放射線によってこわれたDNAを修復する能力が不十分であるからである[49]．大規模な臨床研究によって，変異保持者と変異のない女性が，同側に乳癌を再発するリスクは同程度であるとする報告がいくつか存在する[48,50]．MetCalfeらは[48]，乳房温存手術を受け，放射線治療を行わなかったBRCA変異保持女性が，同側に重複して乳癌を発症するリスクを34%とし，放射線治療を受けた女性では9%であったと報告した($p = 0.01$で有意差有．同側乳癌の再発は，部分的再発と新しい同側原発癌の両方を含む)．また，乳腺腫瘍摘出術のあと放射線治療を受けたアシュケナージ(Ashkenazi Jewish)の女性を任意抽出した研究でも，同様の報告がなされている[51]．また一方で，他のいくつかの研究では，晩発性の2次原発癌発症の可能性について示唆している[52,53]．

現在のところ，BRCA1関連乳癌患者は，BRCA1に関連しない乳癌患者と同じタイプの補助化学療法を受けているが，BRCA1関連乳癌は，確かにある特定の化学療法製剤，例えばマイトマイシン(mitomycin)[54]やプラチナ系製剤[41,55,56]に対し，とても感受性が高いことが示唆されている．さらに，BRCA1関連乳癌治療において，例えば新しい標的製剤であるポリ(ADPリボース)ポリメラーゼ(PARP-1)阻害薬の，単独あるいは他の薬剤との組み合わせ投与について，現在研究が行われている[57]．

心理社会的な側面

乳癌リスクを低減させるための治療におけるリスク評価とカウンセリング，および意思決定のプロセスにおける心理社会的側面は，遺伝的にハイリスクな女性にとって，とても大きくかかわってくる．例えばその1つの側面は，遺伝子検査の陽性結果に対する反応や態度である．ある研究で，遺伝子検査の開示に対する自分の感情的な反応を，たいしたことはないと低く見積もったり正しく予想できなかった人は，6か月後の心理的な苦痛が大きく増加していたことがわかった[58]．また別の研究によると，遺伝子検査の要請があったのに断った家族の構成員に，ベースライン時に癌に関連するストレス症状が観察された場合には，うつ症状の始まりの確かな予兆になることがわかり，遺伝子検査を断ったBRCA1とBRCA2遺伝子家系構成員に心理的悪影響を与えるということが明らかになった．これらのうつ症状を示す人の割合は，変異保持者でないとわかった人よりも，さらには遺伝子検査を受けて結果が陽性であった人よりも上昇しており，遺伝子検査を受けて陽性と出るよりも，不確かな状況を抱えていくほうがより困難であるということが示された[59]．

ハイリスク女性のリスクを低減する選択肢には，スクリーニングによる保守的な方法だけでなく，より積極的なリスク低減目的の化学予防や外科手術がある．意思決定のプロセスは，リスク認知と乳癌に対する不安によって大きな影響を受ける．例えばある研究では，333人のうち19%の女性が，検査結果が陽性だった場合に予防的乳房切除術を選択すると答えた一方で，54%の女性はよくわからないと答えた．予防的乳房切除術を選ぶという女性に対して，年齢，リスク推定，乳癌の不安という変数との相関をみたところ，

若い女性で，リスク推定が高く，より不安の強い人ほど，より予防的乳房切除術を選ぶ傾向にあるということがわかった[60]．また別の研究では，142人のBRCA変異保持者を含む554人のハイリスク女性について調査したところ，BRCA変異保持者，乳癌の罹患歴がある女性，DCIS，乳房生検，卵巣癌の家族歴のある女性ほど，リスクを低減させるための外科手術を選ぶ傾向があることが確認された[61]．別の研究では，BRCA1あるいはBRCA2変異保持者の予防的乳房切除術に対する認知について調査している．2つの研究において，予防的乳房切除術を受け入れるという割合は，3〜8％であった[62,63]．それに対し，ロッテルダムで行われた研究では，乳癌を発症していないBRCA1あるいはBRCA2の変異保持者の55％が予防的乳房切除術を受け入れるという結果であった[37]．BRCA1あるいはBRCA2変異保持者194人についての最近の報告によれば，29人（15％）の女性が，予防的乳房切除術を選択した[4]．予防的乳房切除術容認率の違いについて，これらの研究ではよくわかっていないが，文化的な違いが重要な影響を及ぼしているのだろうと思われる．皮膚をあまり切らないで乳房切除術を行い，自家乳房再建を行う手術の進歩もあって，予防的乳房切除術という選択肢が，乳癌のリスクが高い家系のある女性たちにとっては，より受け入れやすい選択肢となっているのかもしれない．

結論

BRCA1遺伝子が同定されて10年以上が経過し，筆者らは，これまでに予防や乳房腫瘍の早期発見の方法を発見するためのモデルとしての役割を果たしてきた，非常にリスクの高い遺伝性乳癌患者を識別（identifying）することを始めた．現在，遺伝性乳癌のハイリスク女性のリスクマネジメントとしての選択肢は，スクリーニングから化学予防さらに予防的外科手術にまで広がっている．BRCA1とBRCA2関連乳癌の分子病態については現在研究が行われているが，最終的には，新しく乳癌とBRCA変異を診断された女性に対し，テーラーメイドの治療法を提供できるようになるだろう．他の領域における研究には，BRCA変異保持者に対する，特定の遺伝子変異が遺伝したことを検討したうえでの個人のリスク評価，また，遺伝や環境の修飾因子の有無についての研究がある．

症例報告 Case Report

M.O.氏は，62歳の乳癌生存者（survivor）である．彼女の家系にみられる乳癌・卵巣癌の家族歴が考慮されて，遺伝カウンセリングを紹介されたが，そこでBRCA1の変異をもつことがわかった．彼女はアリミデックス®（Arimidex®）を内服していたが，さらに2次性乳癌や卵巣癌のリスクを下げる別の手段について希望した．彼女は最近，内視鏡による卵巣卵管摘出術を受けたが，さらなるリスクの低減を期待して，近く両側乳房切除術を受ける予定である．

> **銘記すべき点** Learning Points
> - この患者のリスクマネジメントの選択肢として，月に1回の乳房自己検診に加えて，年に1回のMRIとマンモグラム，タモキシフェンによる化学予防，半年に1回のCA125測定と経腟超音波，そしてリスク低減のための乳房切除術と卵巣卵管摘出術がある．
> - リスク低減のための乳房切除術は，乳癌の発症リスクを少なくとも90％下げ，卵巣卵管摘出術を行うと，乳癌発症リスクが50％低下する．

文献 References

1. Burke W, Daly M, Garber J, et al. Recommendations for follow-up care of individuals with an inherited predisposition to cancer. II. BRCA1 and BRCA2. Cancer Genetics Studies Consortium. JAMA 1997; 277:997–1003.
2. Eisinger F, Alby N, Bremond A, et al. Recommendations for medical management of hereditary breast and ovarian cancer: the French National Ad Hoc Committee. Ann Oncol 1998; 9:939–950.
3. Brekelmans CT, Seynaeve C, Bartels CC, et al. Effectiveness of breast cancer surveillance in BRCA1/2 gene mutation carriers and women with high familial risk. J Clin Oncol 2001; 19:924–930.
4. Scheuer L, Kauff N, Robson M, et al. Outcome of preventive surgery and screening for breast and ovarian cancer in BRCA mutation carriers. J Clin Oncol 2002; 20:1260–1268.
5. Stoutjesdijk MJ, Boetes C, Jager GJ, et al. Magnetic resonance imaging and mammography in women with a hereditary risk of breast cancer. J Natl Cancer Inst 2001; 93:1095–1102.
6. Warner E, Plewes DB, Shumak RS, et al. Comparison of breast magnetic resonance imaging, mammography, and ultrasound for surveillance of women at high risk for hereditary breast cancer. J Clin Oncol 2001; 19:3524–3531.
7. Kuhl CK, Schmutzler RK, Leutner CC, et al. Breast MR imaging screening in 192 women proved or suspected to be carriers of a breast cancer susceptibility gene: preliminary results. Radiology 2000; 215:267–279.
8. Warner E, Plewes DB, Hill KA, et al. Surveillance of BRCA1 and BRCA2 mutation carriers with magnetic resonance imaging, ultrasound, mammography, and clinical breast examination. JAMA 2004; 292:1317–1325.
9. Kriege M, Brekelmans CT, Boetes C, et al. Efficacy of MRI and mammography for breast-cancer screening in women with a familial or genetic predisposition. N Engl J Med 2004; 351:427–437.
10. Saslow D, Boetes C, Burke W, et al. American Cancer Society guidelines for breast screening with MRI as an adjunct to mammography. CA Cancer J Clin 2007; 57:75–89.
11. Fisher B, Costantino JP, Wickerham DL, et al. Tamoxifen for prevention of breast cancer: report of the National Surgical Adjuvant Breast and Bowel Project P-1 Study. J Natl Cancer Inst 1998; 90:1371–1388.
12. Vogel VG, Costantino JP, Wickerham DL, et al. Effects of tamoxifen vs raloxifene on the risk of developing invasive breast cancer and other disease outcomes: the NSABP Study of Tamoxifen and Raloxifene (STAR) P-2 trial. JAMA 2006; 295: 2727–2741.
13. Gail M, Brinton L, Byar D, et al. Projecting individualized probabilities of developing breast cancer for white females who are being examined annually. J Natl Cancer Inst 1989; 81:1879–1886.

14. Cuzick J, Forbes JF, Sestak I, et al. Long-term results of tamoxifen prophylaxis for breast cancer—96-month follow-up of the randomized IBIS-I trial. J Natl Cancer Inst 2007; 99:272–282.
15. Powles T, Eeles R, Ashley S, et al. Interim analysis of the incidence of breast cancer in the Royal Marsden Hospital tamoxifen randomised chemoprevention trial. Lancet 1998; 352:98–101.
16. Veronesi U, Maisonneuve P, Rotmensz N, et al. Italian randomized trial among women with hysterectomy: tamoxifen and hormone-dependent breast cancer in high-risk women. J Natl Cancer Inst 2003; 95:160–165.
17. King MC, Wieand S, Hale K, et al. Tamoxifen and breast cancer incidence among women with inherited mutations in BRCA1 and BRCA2: National Surgical Adjuvant Breast and Bowel Project (NSABP-P1) Breast Cancer Prevention Trial. JAMA 2001; 286:2251–2256.
18. Narod SA, Brunet JS, Ghadirian P, et al. Tamoxifen and risk of contralateral breast cancer in BRCA1 and BRCA2 mutation carriers: a case-control study. Hereditary Breast Cancer Clinical Study Group. Lancet 2000; 356:1876–1881.
19. Kauff ND, Satagopan JM, Robson ME, et al. Risk-reducing salpingo-oophorectomy in women with a BRCA1 or BRCA2 mutation. N Engl J Med 2002; 346:1609–1615.
20. Rebbeck TR. Inherited predisposition and breast cancer: modifiers of BRCA1/2-associated breast cancer risk. Environ Mol Mutagen 2002; 39:228–234.
21. Bulun SE, Price TM, Aitken J, et al. A link between breast cancer and local estrogen biosynthesis suggested by quantification of breast adipose tissue aromatase cytochrome P450 transcripts using competitive polymerase chain reaction after reverse transcription. J Clin Endocrinol Metab 1993; 77:1622–1628.
22. Tekmal RR, Ramachandra N, Gubba S, et al. Overexpression of int-5/aromatase in mammary glands of transgenic mice results in the induction of hyperplasia and nuclear abnormalities. Cancer Res 1996; 56:3180–3185.
23. Anastrozole alone or in combination with tamoxifen versus tamoxifen alone for adjuvant treatment of postmenopausal women with early breast cancer: first results of the ATAC randomised trial. Lancet 2002; 359:2131–2139.
24. Goss PE, Ingle JN, Martino S, et al. A randomized trial of letrozole in postmenopausal women after five years of tamoxifen therapy for early-stage breast cancer. N Engl J Med 2003; 349:1793–1802.
25. Coombes RC, Hall E, Gibson LJ, et al. A randomized trial of exemestane after two to three years of tamoxifen therapy in postmenopausal women with primary breast cancer 10.1056/NEJMoa040331. N Engl J Med 2004; 350:1081–1092.
26. Arun B, Goss P. The role of COX-2 inhibition in breast cancer treatment and prevention. Semin Oncol 2004; 31:22–29.
27. Howe LR, Subbaramaiah K, Brown AM, et al. Cyclooxygenase-2: a target for the prevention and treatment of breast cancer. Endocr Relat Cancer 2001; 8:97–114.
28. Arun B, Logan C, Yin G, et al. Phase II prevention trial of celecoxib in women at increased risk for breast cancer. Proc Am Soc Clin Oncol 2007 (abstr 1501).
29. Meyskens FL Jr., Gerner EW. Development of difluoromethylornithine (DFMO) as a chemoprevention agent. Clin Cancer Res 1999; 5:945–951.
30. Arun B, Mohsin S, Miller A, et al. Acquisition of breast tissue in a biomarker modulation study using bexarotene in women at high risk of breast cancer. Proc Am Soc Clin Oncol 2005; 23:1002 (abstr).
31. Brown PH, Lippman SM. Chemoprevention of breast cancer. Breast Cancer Res Treat 2000; 62:1–17.
32. Herbert BS, Wright AC, Passons CM, et al. Effects of chemopreventive and anti-telomerase agents on the spontaneous immortalization of breast epithelial cells. J Natl Cancer Inst 2001; 93:39–45.
33. Barnes DM, Dublin EA, Fisher CJ, et al. Immunohistochemical detection of p53 protein in mammary carcinoma: an important new independent indicator of prognosis? Hum Pathol 1993; 24:469–476.

34. Fan S, Wang J, Yuan R, et al. BRCA1 inhibition of estrogen receptor signaling in transfected cells. Science 1999; 284:1354–1356.
35. Hartmann LC, Schaid DJ, Woods JE, et al. Efficacy of bilateral prophylactic mastectomy in women with a family history of breast cancer. N Engl J Med 1999; 340: 77–84.
36. Hartmann LC, Sellers TA, Schaid DJ, et al. Efficacy of bilateral prophylactic mastectomy in BRCA1 and BRCA2 gene mutation carriers. J Natl Cancer Inst 2001; 93: 1633–1637.
37. Meijers-Heijboer H, van Geel B, van Putten WL, et al. Breast cancer after prophylactic bilateral mastectomy in women with a BRCA1 or BRCA2 mutation. N Engl J Med 2001; 345:159–164.
38. Rebbeck TR, Friebel T, Lynch HT, et al. Bilateral prophylactic mastectomy reduces breast cancer risk in BRCA1 and BRCA2 mutation carriers: the PROSE Study Group. J Clin Oncol 2004; 22:1055–1062.
39. Brinton LA, Schairer C, Hoover RN, et al. Menstrual factors and risk of breast cancer. Cancer Invest 1988; 6:245–254.
40. Parazzini F, Braga C, La Vecchia C, et al. Hysterectomy, oophorectomy in premenopause, and risk of breast cancer. Obstet Gynecol 1997; 90:453–456.
41. Schairer C, Persson I, Falkeborn M, et al. Breast cancer risk associated with gynecologic surgery and indications for such surgery. Int J Cancer 1997; 70:150–154.
42. Meijer WJ, van Lindert AC. Prophylactic oophorectomy. Eur J Obstet Gynecol Reprod Biol 1992; 47:59–65.
43. Struewing JP, Watson P, Easton DF, et al. Prophylactic oophorectomy in inherited breast/ovarian cancer families. J Natl Cancer Inst Monogr 1995; 17:33–35.
44. Rebbeck TR, Levin AM, Eisen A, et al. Breast cancer risk after bilateral prophylactic oophorectomy in BRCA1 mutation carriers. J Natl Cancer Inst 1999; 91: 1475–1449.
45. Rebbeck TR. Prophylactic oophorectomy in BRCA1 and BRCA2 mutation carriers. J Clin Oncol 2000; 18:100S–103S.
46. Kauff ND, Perez-Segura P, Robson ME, et al. Incidence of non-founder BRCA1 and BRCA2 mutations in high risk Ashkenazi breast and ovarian cancer families. J Med Genet 2002; 39:611–614.
47. Eisen A, Lubinski J, Klijn J, et al. Breast cancer risk following bilateral oophorectomy in BRCA1 and BRCA2 mutation carriers: an international case-control study. J Clin Oncol 2005; 23:7491–7496.
48. Metcalfe K, Lynch HT, Ghadirian P, et al. Contralateral breast cancer in BRCA1 and BRCA2 mutation carriers. J Clin Oncol 2004; 22:2328–2335.
49. Narod S, Lubinski J. Re: Roles of radiation dose, chemotherapy, and hormonal factors in breast cancer following Hodgkin's disease. J Natl Cancer Inst 2003; 95:1552.
50. Pierce LJ, Strawderman M, Narod SA, et al. Effect of radiotherapy after breast-conserving treatment in women with breast cancer and germline BRCA1/2 mutations. J Clin Oncol 2000; 18:3360–3369.
51. Chappuis PO, Nethercot V, Foulkes WD. Clinico-pathological characteristics of BRCA1- and BRCA2-related breast cancer. Semin Surg Oncol 2000; 18:287–295.
52. Turner BC, Harrold E, Matloff E, et al. BRCA1/BRCA2 germline mutations in locally recurrent breast cancer patients after lumpectomy and radiation therapy: implications for breast-conserving management in patients with BRCA1/BRCA2 mutations. J Clin Oncol 1999; 17:3017–3024.
53. Haffty BG, Harrold E, Khan AJ, et al. Outcome of conservatively managed early-onset breast cancer by BRCA1/2 status. Lancet 2002; 359:1471–1477.
54. Moynahan ME, Cui TY, Jasin M. Homology-directed DNA repair, mitomycin-c resistance, and chromosome stability is restored with correction of a Brca1 mutation. Cancer Res 2001; 61:4842–4850.
55. Boyd J, Sonoda Y, Federici MG, et al. Clinicopathologic features of BRCA-linked and sporadic ovarian cancer. JAMA 2000; 283:2260–2265.

56. Warner E, Trudeau M, Holloway C. Sensitivity of BRCA-1-related breast cancer to neoadjuvant chemotherapy: practical implications. Breast J 2003; 9:507–508.
57. De Soto JA, Wang X, Tominaga Y, et al. The inhibition and treatment of breast cancer with poly (ADP-ribose) polymerase (PARP-1) inhibitors. Int J Biol Sci 2006; 2: 179–185.
58. Dorval M, Patenaude AF, Schneider KA, et al. Anticipated versus actual emotional reactions to disclosure of results of genetic tests for cancer susceptibility: findings from p53 and BRCA1 testing programs. J Clin Oncol 2000; 18:2135–2142.
59. Lerman C, Hughes C, Lemon SJ, et al. What you don't know can hurt you: adverse psychologic effects in members of BRCA1-linked and BRCA2-linked families who decline genetic testing. J Clin Oncol 1998; 16:1650–1654.
60. Meiser B, Butow P, Friedlander M, et al. Intention to undergo prophylactic bilateral mastectomy in women at increased risk of developing hereditary breast cancer. J Clin Oncol 2000; 18:2250–2257.
61. Uyei A, Peterson SK, Erlichman J, et al. Association between clinical characteristics and risk-reduction interventions in women who underwent BRCA1 and BRCA2 testing: a single-institution study. Cancer 2006; 107:2745–2751.
62. Wagner TM, Moslinger R, Langbauer G, et al. Attitude towards prophylactic surgery and effects of genetic counselling in families with BRCA mutations. Austrian Hereditary Breast and Ovarian Cancer Group. Br J Cancer 2000; 82:1249–1253.
63. Lerman C, Narod S, Schulman K, et al. BRCA1 testing in families with hereditary breast-ovarian cancer. A prospective study of patient decision making and outcomes. JAMA 1996; 275:1885–1892.

Column　わが国における遺伝性乳癌の診断および治療の現状と今後の課題

　わが国においても諸外国の家族性乳癌の定義に当てはまる患者は少なくとも 10～15% はおり，BRCA 検査を行うと，そのうち 26.7% は陽性（遺伝性）とのデータがある（Cancer Science, 2008；99：1967-1976）．最近では，日本人における BRCA の遺伝子変異のパターンが把握され，迅速検査を依頼した場合は，1 週間ほどで判定がでるようにもなっている．すなわち，欧米では，術前のカウンセリングが一般化し，術式選択（温存手術か，乳房切除術＋再建か，あるいは予防的切除術も追加するか）にも大きな影響を及ぼしつつある．

　また，BRCA 陽性（遺伝性）乳癌患者では，40 歳未満の若年発症が多く，一部は進行が速いとされ，また，同側あるいは対側に乳癌が多発する確率も高い．乳癌の家族歴や BRCA1/2 遺伝子変異を有する若年癌患者およびその家族に対して，適切な検診・診断，治療のオプションが提示できるようなカウンセリングの体制を構築することは，治療成績の向上，すなわち，乳癌死亡率の低下につながることが予想される．したがって，欧米のガイドラインには，本人，未発症陽性者に対する乳癌検診（MRI を含む）や，卵巣癌に対する検診プログラム，タモキシフェンの予防投与なども明記されている．

　さらに，BRCA1 陽性患者では，triple negative の患者の占める割合が多いとされ，海外では PARP1 阻害薬をはじめとする新たな分子標的薬の臨床試験の成果が報告されている．したがって，まず，陽性者を把握し，適切な治療，注意深い経過観察ができる体制を作ることが，ドラッグラグの解消ならびに，さらなる治療成績の向上に結びつくものと期待される．

　一方，わが国では，本領域の研究において著しい遅れがあり，この問題を直近の課題として取り上げ，早急に対策を講ずる必要がある．

〔中村清吾，四元淳子〕

第 8 章

BRCA 遺伝子変異陰性患者のマネジメント

Management of *BRCA* Mutation-Negative Patients

David J. Gallagher, Noah D. Kauff

キーポイント Key Points

- 卵巣癌と若年発症性乳癌の両方の発症例が複数ある家系のほとんどでは，*BRCA1* 遺伝子もしくは *BRCA2* 遺伝子に変異が認められる．しかし，乳癌のみが複数例発症している家系（部位特異的乳癌家系，site-specific breast cancer families）のほぼ半数では，*BRCA1* 遺伝子や *BRCA2* 遺伝子に変異が認められない．
- 乳癌のみが複数例発症している家系に *BRCA1* 遺伝子や *BRCA2* 遺伝子に変異が認められない理由については，以下のものが考えられる．① 癌の集積は偶然の事象である，② 調べた患者が表現型模写（phenocopy）である（つまり，調べた患者は，遺伝的家系性素因とは関係のない散発癌であった），③ 遺伝的素因（inherited predisposition）が，まだ発見されていない癌素因遺伝子（癌になりやすい素因のある遺伝子，cancer predisposition gene）に変異が生じたためである．あるいは，④ 現時点で用いられている変異検出法では，*BRCA1* 遺伝子や *BRCA2* 遺伝子内に存在している変異を検出できない．
- ある研究で，*BRCA* 遺伝子陰性の部位特異的乳癌家系（乳癌が 3 症例以上あり，少なくとも 1 例は，乳癌が 50 歳以前に診断されている）で，卵巣癌のリスクは上昇していなかった．

はじめに

　　遺伝子検査法が使えることへの人々の関心が高まり，併せて，遺伝リスクのある女性に対して，リスク低減戦略が有効であることを示すエビデンスが得られたことから，*BRCA* 遺伝子検査に対する需要が高まってきた．しかし，明確な常染色体優性（autosomal-dominant），遺伝性の癌感受性（癌にかかりやすさ，cancer susceptibility）があるような状況であっても，多くの家系で，*BRCA1* 遺伝子や *BRCA2* 遺伝子の配列を調べても，欠失変異（deleterious mutation）を見つけることができない．とりわけ，乳癌が複数例発症しているが，卵巣癌の発症者はいない家系（部位特異的乳癌家系）では，そのほぼ半数で *BRCA1* 遺伝子もしくは *BRCA2* 遺伝子に変異が見つからない[1,2]．癌の家族歴が疑われる状況で，このように遺伝子検査で陰性の結果が出てくると，患者にも家族にも大きな不安を招くお

それがある．加えて，高浸透率症候群（highly penetrant syndromes）の変異保持者については，治療パラダイムが作られているが[3～5]，癌になりやすい素因があることを示すエビデンスがあるのに，遺伝子検査の結果は野生型（wild-type）であった人についてのガイダンスは少ない．本章では，常染色体優性の遺伝的な素因がある家系で，遺伝子検査の結果が陰性となる理由について検討し，これらの人々のマネジメント法について考えることにする．

BRCA遺伝子変異陰性の遺伝性乳癌が生じる原因

乳癌のみが複数例発症している家系にBRCA1遺伝子やBRCA2遺伝子に突然変異が認められない理由については，いくつかあり，例えば，①癌の集積は偶然の事象である，②調べた患者が表現型模写（phenocopy）である（つまり，調べた患者は，遺伝的家系性素因とは関係のない散発癌であった），③遺伝的素因（inherited predisposition）が，まだ発見されていない癌素因遺伝子（cancer predisposition gene）に突然変異が生じたためである．あるいは，④現時点で用いられている突然変異検出法では，BRCA1遺伝子やBRCA2遺伝子内に存在している突然変異を検出できない，などが考えられる．

▍偶然の集積

乳癌は女性での罹患率が最も高い癌であり，8人に1人ないし9人に1人が，生涯の間に乳癌を発症する[6]．その罹患頻度のみをもとにすると，ある家系に乳癌が偶然に集積する可能性がある．とりわけ，1つの家系のなかに，長寿の女性が多数いる場合には，その可能性が高くなる．しかし，若年では乳癌の発症率ははるかに低くなり，40歳までに乳癌を発症する女性は，わずか211人に1人であり，50歳までの発症は54人に1人である[6]．卵巣癌の発症率ははるかに低く，85歳までに女性79人に1人しか発症しない．高齢発症性乳癌および/あるいは卵巣癌が複数例，偶然に家系に集積する可能性は確かにあるが，若年発症性乳癌（つまり50歳未満での発症）および/あるいは卵巣癌が多数例（>3例），偶然だけにより1つの家系に集積する可能性はほとんどない．

▍調べた患者は表現型模写（phenocopy）である

乳癌が，女性で最も好発する癌であることを考えれば，家系に遺伝的素因があっても，その女性患者には家族性素因が遺伝していないという可能性が十分に考えられる．調べた患者が高齢で，遺伝性リスクに関係なく乳癌を発症するリスクが高ければ，そのような可能性はより高いものとなる．そのため，実際には表現型模写を調べているという可能性を最小限に抑えるため，診断時点で若い被験者を調べることが，最も良好な情報をもたらすことが多い．

▍ほかに乳癌感受性遺伝子がある

BRCA1遺伝子とBRCA2遺伝子が発見されてから10年以上経っている．当初は，乳癌のリスクが著明に高いことと関連して，高い浸透率を示す癌（high-penetrance cancer）

にかかりやすい遺伝子(susceptibility gene)が多数発見されるであろうと考えられていた．しかし，この期待は，今日まで実現していない．TP53 や PTEN など，ほかの高浸透率癌の感受性遺伝子(susceptibility gene)がこれまでに見つかっているが，これらは，BRCA 遺伝子変異陰性の遺伝性乳癌家系のごく少数(<1〜2%)にしか認められない[7]．ATM や CHEK2 などの低浸透率癌(low-penetrance cancer)の感受性遺伝子がいくつか特定されているが，これらのものは，乳癌のリスクを修飾する度合いが比較的少ないことを考えれば(相対リスクは，一般に 2〜3 未満)，これらの低浸透率癌の感受性遺伝子(low-penetrance genes)だけで，明確に常染色体優性の乳癌感受性をもった家系を説明できるかどうか不明である[8]．さらに，家系の集積している環境因子では，家系内の素因のすべてを説明できる可能性は低い[9]．これらの癌感受性は，それぞれ中等度の疾病リスクをもった多くの遺伝子が変異することで成立している可能性が高い．

● 多遺伝子モデル

この仮説は，双生児研究で支えられている．この研究からは，多数の遺伝子感受性(遺伝的な病気などのかかりやすさ，genetic susceptibility)が，多遺伝子モデルに従うことが示唆されている[10,11]．ほかの感受性遺伝子を検出するのに用いられている主な方法は，遺伝子連鎖解析法(linkage analysis)と相関解析法(association studies)である[12]．遺伝子連鎖解析法は，家系を通じてある遺伝子とある表現型が共分離(cosegregation)することによる．しかしこのアプローチでは，別の高浸透率感受性領域を特定することができず，多遺伝子モデルを支持するものとなっている．乳癌症例が集積するが BRCA1/2 遺伝子変異は陰性である家系での遺伝パターンを説明するのに，分離データに基づく 2 つの数学モデルが提案されている．第 1 の Cui らの研究では，劣性遺伝のコンポーネントと多遺伝子性のコンポーネントの両方を含む混合遺伝パターンを提案した[13]．この研究は，古いスクリーニング法が使われたという問題があり，BRCA1/2 遺伝子変異陽性の患者が一部含まれていた可能性がある．最近の研究では，別の主要な遺伝子が関与しているというエビデンスが得られなかったが，その代わりに，わずかな作用を有するいくつかの遺伝子が相乗的に組み合わさるという多遺伝子モデルが提唱された[14]．これら一連のエビデンスから考えると，BRCA 遺伝子変異陰性家系に生じる癌は，少なくともいくつかの例では，高浸透率(high-penetrance)の組み合わせで遺伝する複数のアレル(allele)の変異により生じるものであると思われる．

相関解析法は，症例対照研究であり，癌症例と対照例における変異の出現頻度を比較する方法である．調べた変異に，乳癌のわずかな相対リスクが伴っていた場合には，十分な統計検出力をもった研究，すなわち数百例，数千例の被験者を必要とする可能性がある．このアプローチの結果が早期に得られることを目的として，情報共有を容易にするための公的データベースが構築されてきている．新しい低浸透率(low-penetrance)の乳癌感受性遺伝子座を見つけた最新の方法であるゲノムワイド相関解析法が，低い乳癌リスクに伴う変異の出現頻度を特定するのに適しているが，中等度のリスクをもった稀な変異を特定するのにはそれほど適していないように思われる[15,16]．

▌*BRCA1* 遺伝子と *BRCA2* 遺伝子内に検出できない変異がある

　BRCA1 遺伝子と *BRCA2* 遺伝子内の変異の検出は，直接シークエンス法（direct sequencing）によってなされているが，このアプローチの欠点の1つは，大規模な欠失や挿入，重複，逆位などの構造再編成が生じていても見落としてしまうことである．さらに，プロモーターやエンハンサー，その他の制御領域にあるコードされない（noncoding）変異は，従来のシークエンス法では検出されない[17,18]．これらの問題点があることから，直接シークエンス法では *BRCA1* 遺伝子と *BRCA2* 遺伝子内の変異の 63〜85% しか検出できないということになる[1,19]．最近行われたある研究では，シークエンス法で欠失変異が検出できなかった遺伝性乳癌・卵巣癌の 300 家系のうち 35 家系（12%）にゲノム再編成が見つかっている[20]．ほかのいくつかの研究でも，これまでは見つかっていなかった突然変異が同程度の割合で見つかっている[17,21]．重要なことに，これらの研究においても，常染色体優性の遺伝パターンを示す大半の家系で，再編成が検出されてない．このことは，コードされない *BRCA* 遺伝子にまだ発見されていない変異があるか，あるいはまだ特定されていない癌感受性遺伝子に変異が存在しているかのいずれかの可能性があることを示唆している．

▌臨床的取り扱い

　BRCA 遺伝子の変異陰性患者の臨床的取り扱いを検討する前に，部位特異的乳癌（4例もしくは5例の乳癌の女性患者がいるが，卵巣癌あるいは男性乳癌患者がいない家系）と，遺伝性乳癌・卵巣癌の家系の違いを強調しておくことが重要である．先に論じた連鎖データ（linkage data）からは，遺伝性乳癌・卵巣癌（複数例の若年発症性乳癌と1例以上の卵巣癌の患者が家系にいる）の 90% 以上が，*BRCA1* 遺伝子と *BRCA2* 遺伝子内の突然変異によるものであることが実証されている[1]．しかし，この同じ研究で，部位特異的乳癌家系の約半数が，これら2つの遺伝子と連鎖していないことも示されている．特に，女性乳癌が4症例もしくは5症例，60歳未満に診断されているが，卵巣癌の発症例はない家系では，*BRCA1* 遺伝子あるいは *BRCA2* 遺伝子との連鎖を示したのは，わずか 33% であった．6例以上が，60歳未満に女性乳癌と診断された家系でも，19% で *BRCA1* 遺伝子あるいは *BRCA2* 遺伝子との連鎖を示すことができなかった．

　これらのデータから類推すると，60歳以前の乳癌症例が複数例あり，かつ，卵巣癌の家族歴，あるいは，ほかの *BRCA* 遺伝子に関連する癌（膵癌，前立腺癌，メラノーマ）のある家系の患者は，*BRCA* 遺伝子に潜伏変異があるものとして，治療すべきであろう．同様に，60歳未満での乳癌が6例以上ある部位特異的乳癌家系でも，*BRCA* 遺伝子に潜伏変異があることを疑うべきである．

　これらいずれかの判定基準を満たす家系では，患者は，*BRCA* 遺伝子に変異が見つかった女性と同様の方法で管理すべきである．治療法の選択肢としては，予防的乳房切除術，予防的卵巣卵管摘出術，化学予防（chemoprevention），ならびに，*BRCA1* 遺伝子と *BRCA2* 遺伝子の変異保持者のサーベイランス（監視）を検討すべきである．これらのマネジメント戦略の詳細については，他の章（⇒ 4〜7章）で扱う．

これらの家系内の非罹患者の至適マネジメント法については，あまり明確ではない．常染色体優性の遺伝子パターンがある場合は，家系内に検出できない素因を遺伝している確率が50％あることになる．しかし，癌のリスクは高くないかもしれない．マネジメントの問題点を考えれば，このような罹患していない人は，遺伝リスクをもつ人のケアに経験のある集学的チームがマネジメントするのがベストである．

■部位特異的乳癌家系

若年性乳癌(60歳より前に診断)の症例が5例以下で，卵巣癌や男性乳癌の症例がない家系では，*BRCA1*遺伝子あるいは*BRCA2*遺伝子の変異を分離するのは1/3未満であることを示唆する前述のデータを考慮すると，これらの家系で*BRCA*遺伝子変異陰性の女性を，*BRCA1*遺伝子あるいは*BRCA2*遺伝子に変異が特定された人と同じようにマネジメントすべきかどうかについては不明である．

確かに，これらの乳癌のリスクが高い家系の女性では，リスク低減法(すなわち，サーベイランスの強化，化学予防，予防的乳房切除術)について検討すべきである．メモリアル・スローン・ケタリング癌センター(Memorial Sloan-Kettering Cancer Center；MSKCC)では，このような人々に対しては，毎月の自己検診，年に2回の臨床的な乳房検診，ならびに，家系のなかで発症年齢が最も若かった人の年齢より5年ないし10年前(ただし，25歳を下回ることはない)から開始する年に1回のマンモグラフィ検査を推奨している．さらに，アメリカ癌協会(American Cancer Society；ACS)が乳癌の生涯リスクが20～25％高い女性に対して，MRI検診を行うことを推奨していることについて検討する必要がある[5]．しかし，現在あるリスクモデル(risk models)の問題点についても検討する必要がある[22]．

これらの家系の女性で，卵巣癌のリスクが高くなっているかどうかについては，さらに意見の分かれるところである．遺伝子タイプを調べていない乳癌の個人歴あるいは家族歴のある女性での研究で，これらの女性は，一般集団と比較して卵巣癌のリスクが高いことが示唆されている[23,24]．このような場合には，これらの家系に属するすべての女性で，婦人科リスク低減を目的としたマネジメントをし，一部では，リスク低減手術を行うことが適切であろう．これらの点に関連するデータを提供するため，Kauffらは，最近*BRCA*遺伝子変異陰性の部位特異的乳癌家系での乳癌と卵巣癌のリスクを調べる前方視的研究を実施した[25]．この研究では*BRCA*遺伝子変異陰性の部位特異的遺伝性乳癌家系が165家系特定され，それぞれの家系では，3例以上(平均4.14例，範囲3～9例)の乳癌症例があり，そのうち少なくとも1例が50歳より前に乳癌と診断されていた．すべての発端者を，フルシークエンス法(full sequencing)もしくは，純粋なアシュケナージ(Ashkenazi Jewish)であれば，創始者変異(founder mutation)検査で*BRCA*遺伝子スクリーニングを受けた．純粋なアシュケナージでは，創始者変異検査で検出可能な突然変異の約95％が検出できることが示されている[26,27]．発端者ならびにその第1度近親と第2度近親の親族を，前向きに平均3～4年追跡し，これらの家系での乳癌および卵巣癌の新規発症について調べた．次いで観察された乳癌と卵巣癌の発症率をSEER(Surveillance, Epidemiology and End Results)から得られた推定人口発症率と比較した．

予想されたように，このコホートでは，乳癌のリスクが3倍増加した〔SIR（標準化罹患比）= 3.13；95％ CI（信頼区間），1.88-4.89；$p<0.001$〕．しかし，卵巣癌のリスク上昇は観察されず，2,534人の女性の追跡で，実際に発症したのは1例，予想値は0.66例であった（SIR = 1.52；95％ CI, 0.02-8.46；$p=0.04$）．この結果が確かならば，BRCA遺伝子変異陰性の部位特異的乳癌家系の女性では，卵巣癌のリスクは有意に上昇しないことが示唆される．

結論

癌の遺伝的素因を評価する方法が，現在では癌ケアに広く受け入れられている要素（component）の1つである．高浸透率症候群（highly penetrant syndrome）に関連する遺伝子変異の保持者については，個別のマネジメント法が規定されている．しかし，癌への遺伝的素因を示すエビデンスがかなりある家系で，遺伝子検査が陰性であった人々のマネジメント法に関しては，情報がはるかに少ない．本章では，これらの家系で野生型の結果となった場合の考えられる理由と，それらの家系の女性でのマネジメント戦略について検討した．残念なことに，指針となる明確なデータが少なく，BRCA遺伝子変異陰性の遺伝性乳癌家系に属する女性でのマネジメント戦略を評価する前方視的研究を緊急に実施して，これらの家系の女性のマネジメント法を改善させる必要がある．

症例報告 Case Report

N.C.氏は，38歳の女性で，右側の浸潤性小葉乳癌と診断された．家族歴は，母親と姉が乳癌であった．右側の治療的乳房切除術と左側の予防的乳房切除術を受けた．患者は遺伝カウンセリングに紹介され，BRCA遺伝子検査を受け，BRCA遺伝子に変異は見つからなかった．BRCA遺伝子検査は陰性であったが，患者は，今後卵巣癌を発症するリスクを低減させるため，予防的卵巣摘出術を受けたいと希望した．患者の担当医師は，データは少ないが，卵巣癌の発症リスクが高まるとは考えにくいと彼女に説明した．

銘記すべき点 Learning Points

- 部位特異的遺伝性乳癌を示唆する既往歴のある女性では，BRCA遺伝子に変異が検出できない場合がしばしばある．
- データは少ないが，BRCA遺伝子変異陰性で部位特異的乳癌の女性では，卵巣癌のリスクが高まることは示されていない．そのため，卵巣癌のリスクを低減させる戦略は，現時点では，これらの家系のほとんどの女性に推奨できない．

文献 References

1. Ford D, Easton DF, Stratton M, et al. Genetic heterogeneity and penetrance analysis of the *BRCA1* and *BRCA2* genes in breast cancer families. The Breast Cancer Linkage Consortium. Am J Hum Genet 1998; 62(3):676–689.
2. Rodriquez E, Domchek SM. The prevention of hereditary breast cancer. Semin Oncol 2007; 34(5):401–405.
3. National Comprehensive Cancer Network. Clinical practice guidelines in oncology, version 1.2007: Genetic/familial high-risk assessment—Breast and ovarian cancer. Available at: http://www.nccn.org/professional/physician_gls/PDF/genetics_screening.pdf.
4. Society of Gynecological Oncologists Clinical Practice Committee statement on prophylactic salpingo-oophorectomy. Gynecol Oncol 2005; 98:179–181.
5. Saslow D, Boetes C, Burke W, et al. American Cancer Society guidelines for breast screening with MRI as an adjunct to mammography. CA Cancer J Clin 2007; 57(2):75–89.
6. SEER 17 Incidence and Mortality, 2000-2003. National Cancer Institute, DCCPS, Surveillance Research Program, Cancer Statistics Branch, released April 2006. Available at: www.cdc.gov/nchs.
7. Robson ME, Boyd J, Borgen PI, et al. Hereditary breast cancer. Curr Probl Surg 2001; 38(6):387–480.
8. Oldenburg RA, Kroeze-Jansema K, Kraan J, et al. The CHEK2*1100delC variant acts as a breast cancer risk modifier in non-*BRCA1/BRCA2* multiple-case families. Cancer Res 2003; 63(23):8153–8157.
9. Hopper JL. The epidemiology of genetic epidemiology. Acta Genet Med Gemellol (Roma) 1992; 41(4):261–273.
10. Peto J, Mack TM. High constant incidence in twins and other relatives of women with breast cancer. Nat Genet 2000; 26(4):411–414.
11. Swerdlow AJ, De Stavola BL, Floderus B, et al. Risk factors for breast cancer at young ages in twins: an international population-based study. J Natl Cancer Inst 2002; 94(16):1238–1246.
12. March RE. Gene mapping by linkage and association analysis. Mol Biotechnol 1999; 13(2):113–122.
13. Cui J, Antoniou AC, Dite GS, et al. After *BRCA1* and *BRCA2*-what next? Multi-factorial segregation analyses of three-generation, population-based Australian families affected by female breast cancer. Am J Hum Genet 2001; 68(2):420–431.
14. Antoniou A, Pharoah PD, Narod S, et al. Average risks of breast and ovarian cancer associated with *BRCA1* or *BRCA2* mutations detected in case Series unselected for family history: a combined analysis of 22 studies. Am J Hum Genet 2003; 72(5):1117–1130.
15. Easton DF, Pooley KA, Dunning AM, et al. Genome-wide association study identifies novel breast cancer susceptibility loci. Nature 2007; 447:1087–1093.
16. Antoniou AC, Easton DF. Risk prediction models for familial breast cancer. Future Oncol 2006; 2(2):257–274.
17. Gad S, Caux-Moncoutier V, Pagès-Berhouet S, et al. Significant contribution of large *BRCA1* gene rearrangements in 120 French breast and ovarian cancer families. Oncogene 2002; 21(44):6841–6847.
18. Montagna M, Dalla Palma M, Menin C, et al. Genomic rearrangements account for more than one-third of the *BRCA1* mutations in northern Italian breast/ovarian cancer families. Hum Mol Genet 2003; 12(9):1055–1061.
19. Unger MA, Nathanson KL, Calzone K, et al. Screening for genomic rearrangements in families with breast and ovarian cancer identifies *BRCA1* mutations previously missed by conformation-sensitive gel electrophoresis or sequencing. Am J Hum Genet 2000; 67(4):841–850.

20. Walsh T, Casadei S, Hale Coats K, et al. Spectrum of Mutations in *BRCA1*, *BRCA2*, *CHEK2*, and *TP53* in Families at High Risk of Breast Cancer. JAMA 2006; 295:1379–1388.
21. Buffon A, Capalbo C, Ricevuto E, et al. Prevalence of *BRCA1* and *BRCA2* genomic rearrangements in a cohort of consecutive Italian breast and/or ovarian cancer families. Breast Cancer Res Treat 2007; 106(2):289–296.
22. Kauff ND, Offit K. Modeling genetic risk of breast cancer. JAMA 2007; 297: 2637–2639.
23. Bergfeldt K, Rydh B, Granath F, et al. Risk of ovarian cancer in breast-cancer patients with a family history of breast or ovarian cancer: a population-based cohort study. Lancet 2002; 360(9337):891–894.
24. Lorenzo Bermejo J, Hemminki K. Risk of cancer at sites other than the breast in Swedish families eligible for *BRCA1* or *BRCA2* mutation testing. Ann Oncol 2004; 15(12):1834–1841.
25. Kauff ND, Mitra N, Robson ME, et al. Risk of ovarian cancer in *BRCA1* and *BRCA2* mutation-negative hereditary breast cancer families. J Natl Cancer Inst 2005; 21; 97(18): 1382–1384.
26. Frank TS, Deffenbaugh AM, Reid JE, et al. Clinical characteristics of individuals with germline mutations in *BRCA1* and *BRCA2*: analysis of 10,000 individuals. J Clin Oncol 2002; 20(6):1480–1490.
27. Kauff ND, Perez-Segura P, Robson ME, et al. Incidence of non-founder *BRCA1* and *BRCA2* mutations in high risk Ashkenazi breast and ovarian cancer families. J Med Genet 2002; 39(8):611–614.

第 9 章

BRCA 遺伝子関連卵巣癌の治療と予後

Therapy and Prognosis of BRCA-Associated Ovarian Cancer

Christina S. Chu, Stephen C. Rubin

キーポイント Key Points

- BRCA 遺伝子の生殖細胞変異を有する卵巣癌症例は散発性卵巣癌より予後良好とされているが，相反する報告もある．
- BRCA 遺伝子の生殖細胞変異を有する卵巣癌症例の予後が良好であるのは，BRCA 遺伝子変異と DNA 修復機構の欠損により化学療法の感受性が高いためとの理由が提唱されている．
- 分子標的治療，例えば DNA 修復の欠損を利用した PARP（poly-adenosine diphosphate-ribose polymerase）阻害薬などを用いた卵巣癌治療が研究されている．

はじめに

上皮性卵巣癌の約 10％ は遺伝性素因によるものであり[1〜5]，大多数は BRCA1 および BRCA2 遺伝子変異が関係しているが，少数では Lynch II 症候群/遺伝性非ポリポーシス大腸癌（hereditary nonpolyposis colorectal carcinoma；HNPCC）症候群の原因とされる DNA ミスマッチ修復遺伝子の変異も関与している．BRCA 遺伝子変異保持者では，卵巣癌罹患の生涯リスクは 20〜40％ とされている．

卵巣癌における BRCA1 および BRCA2 遺伝子の役割

遺伝性卵巣癌では BRCA1 および BRCA2 遺伝子変異は明らかに重要な因子であり，有病率は人種，個々人および家族歴により大きく異なる．例えば，アシュケナージ（Ashkenazi Jewish）では，乳癌・卵巣癌患者の 90％ はよく知られている 3 つの遺伝子変異（BRCA1 遺伝子の 185delAG と 5382insC および BRCA2 遺伝子の 6174delT）と関連している[6,7]．これらの女性では，遺伝子変異の有病率は 2.5％ であると報告されている[6,7]．乳癌の既往がある場合には，その有病率は 10％ に上昇し[8,9]，さらに卵巣癌の既往がある場合には 40％ に達する[10,11]．一般集団の場合，乳癌の既往がある場合の遺伝子変異のリ

スクは3％であるが，卵巣癌の家族歴も伴う場合には22.8％に上昇する[12]．家系内に乳癌および/あるいは卵巣癌の患者を多数認めるハイリスクの家系では，家系構成員の女性のBRCA1あるいはBRCA2遺伝子変異を有しているリスクは40％に達するとされている[12]．

　一般集団では，散発性卵巣癌でのBRCA1およびBRCA2遺伝子変異の役割はより少ないとされている．現在までの報告によると，BRCA1遺伝子変異が認められたのは，一般集団では800人に1人にのみで，すべての上皮性卵巣癌では3～6％とされている[13,14]．最近の報告では，無作為に抽出した卵巣癌におけるBRCA1遺伝子変異の有病率は，以前の報告より高い可能性が示唆されている．Rischら[15]は，カナダのオンタリオ州の無作為に抽出した卵巣癌1,171症例を調査した．BRCA1およびBRCA2遺伝子変異のスクリーニングは，一般的な変異の有無を検査し，変異が認められなければ長いエクソン（exon）における翻訳ターミネーティング突然変異を検出するプロテイントランケーションテスト（protein truncation test；PTT）を行い，さらに変異がない場合は，残りのエクソンに関して変性剤グラディエントゲル電気泳動法（denaturing gradient gel electrophoresis；DGGE）あるいは変性高速液体クロマトグラフィ（denaturing high-performance liquid chromatography；DHPLC）を用いて解析した．オンタリオ州の一般集団の変異保持者の頻度は，BRCA1およびBRCA2遺伝子に関してそれぞれ0.32％，0.69％と見積もられたが，977例の浸潤性卵巣癌患者ではBRCA1およびBRCA2遺伝子変異は13.2％の頻度であったと報告している．また，BRCA1遺伝子変異を有する女性の80歳までの累積罹患率は卵巣癌24％，乳癌90％であると報告している．Bullerら[16]は，1施設での250例の卵巣癌を調査し，40例（16％）がBRCA1遺伝子変異を有していたことを示している．BRCA2遺伝子変異を有する女性の累積罹患率は，卵巣癌8.4％，乳癌41％とされている．Palら[17]は，フロリダの浸潤性卵巣癌209症例に関する地域住民調査研究により，15.3％はBRCA1あるいはBRCA2遺伝子変異を有していたと報告している．彼らは，遺伝子検査を家族歴のみに基づいて行った場合，30％以上のBRCA関連卵巣癌を見逃す可能性を指摘している．同様に，ポーランド人の地域住民調査研究からは，遺伝子変異保持者のうち乳癌あるいは卵巣癌の家族歴を有していたのは41％にすぎないと報告されている[18]．すなわち，BRCA遺伝子に潜在的な変異を有する卵巣癌患者は，特に家族歴を有しない患者に多数存在し，このことは，個々人の予後に関してのみならず将来的な分子標的薬による治療戦略においても重要な意味をもつ可能性がある．

BRCA遺伝子関連卵巣癌の予後

　遺伝子変異そのものの予後に与える影響には，やや議論がある．BRCA遺伝子変異と予後との関連に関してはいくつか報告されている（表1）．大部分が散発性卵巣癌と比較して予後は有意に良好であると報告しているが[10,19,21~24]，予後との関連はないとするものもある[16,25,26]．

表1 *BRCA1/BRCA2* 遺伝子変異を有する卵巣癌患者の生存率

著者(文献番号)出版年	地域・国	変異遺伝子	対象者	遺伝子変異保持者の数	対照群人数	進行期	5年生存率症例	5年生存率対照群	p値
Rubin (19) 1996	アメリカの各センター	*BRCA1*	家族歴の選別なし	43	43 (case matched)	III, IV	77か月(中央値)	43か月(中央値)	<0.001
Aida (21) 1998	日本	*BRCA1*	乳癌・卵巣癌家系	13	29 (case matched)	III	78.6%	30.0%	<0.05
Johannsson (25) 1998	スウェーデン	*BRCA1*	乳癌・卵巣癌家系，国の癌登録	38	112	I-IV	32%	37%	NS
Pharoah (26) 1999	イギリス	*BRCA1, BRCA2*	乳癌・卵巣癌家系，国の癌登録	151	552	I-IV	21% *BRCA1*, 25% *BRCA2*	30%	0.005
Boyd (10) 2000	ニューヨーク	*BRCA1, BRCA2*	1施設で診断されたユダヤ人の症例	81	101	III, IV	45%	25%	0.004
Ben David (22) 2002	イスラエル	*BRCA1, BRCA2*	家族歴の選別なし，国の調査の中のユダヤ人女性	234	549	I-IV	65.8%(3年生存率)	51.9%(3年生存率)	<0.001
Buller (16) 2002	アイオワ	*BRCA1*	1施設での症例	59	59 (case matched)	I-IV	4.1年(中央値)	3.5年(中央値)	NS
Cass (23) 2003	カリフォルニア	*BRCA1, BRCA2*	ユダヤ人女性の腫瘍登録	29	25	III, IV	65%	48%	0.046
Majdak (24) 2005	ポーランド	*BRCA1, BRCA2*	1施設での症例	34 (病原性18, 分類不能16)	171	I-IV	77%(3年生存率[a])	31%(3年生存率)	0.019

[a]：病原性遺伝子変化の保持者

予後良好とするエビデンス

Buller ら[27]は，BRCA 関連卵巣癌が予後良好であるとの間接的証拠を最初に示した．1993年，*BRCA1* 遺伝子のクローニングに先立ち，彼らは遺伝性卵巣癌の4家系（それぞれ第1度近親に2人あるいはそれ以上の卵巣癌を有する），11例に関して報告している．11例の内訳は，I期1例，III期6例，IV期3例，不明1例で，全体の5年生存率は

67％であったのに対し，対象として選択された年齢が近似しているⅢ期34例の5年生存率は17％であったとしている（$p<0.04$）．

2000年には，疫学的エビデンスにより家族性卵巣癌が予後良好であることが示唆された．アメリカの大規模地域住民調査である Surveillance, Epidemiology, and End Results（SEER）データベースから，乳癌の既往のある白人女性の卵巣癌患者824人が抽出された[28]．これらの患者の5年生存率は49％で，これに対し乳癌の既往のない患者では45％であったとされている．また，進行癌で55歳以上の患者に関しては，さらに予後改善が顕著であった．大きな地域住民調査研究では，残存腫瘍などの一般的予後因子や術後補助療法の種類などのデータが不足していることを含めて，明白なピットフォールがよく見受けられる．しかしながら，患者選択に際するバイアスを最小限に抑えることができることが利点であり，これらの知見から，散発性卵巣癌症例と比較してBRCA遺伝子変異は良好な予後に関連していることが間接的証拠として示されている．これらは遺伝子検査を施行されていないが，乳癌と卵巣癌を罹患した女性の88％はBRCA1遺伝子変異の保持者であるとされている[29]．

Rubinら[19]は，BRCA遺伝子変異を有する卵巣癌の予後に関して最初の報告をした．BRCA1遺伝子の生殖細胞変異を有する進行癌53例と家族歴は問わず，年齢と進行期をマッチさせた対照群が比較された．対照群での平均生存期間が29か月であったのに対し，BRCA1遺伝子変異の保持者では77か月であったことより，予後が有意に良好であったとしている（$p<0.001$）．この報告は，治療法の相違を含めた重要な臨床的因子が不明確であり，対照群の設定に際するバイアスが存在する可能性があると問題点が指摘されているが，遺伝子変異の保持者が極めて予後が良好であることを最初に示したものである．この知見は1998年，Aidaら[21]により，BRCA1遺伝子の生殖細胞変異を有する日本人13例においても確認された．彼らは，年齢と治療法をマッチさせた対照群との比較により，5年生存率がそれぞれ78.6％対30.3％（$p<0.05$）であり，同様に無病生存期間中央値がそれぞれ91.4か月対40.9か月（$p<0.05$）であったことよりBRCA1遺伝子変異を有する患者の予後は良好であることを報告した．

2000年にBoydら[10]は，メモリアル・スローン・ケタリング癌センター（Memorial Sloan-Kettering Cancer Center；MSKCC）で治療された933例の卵巣癌に関して後方視的研究を行った．そのうちユダヤ人が189例で88例はBRCA1あるいはBRCA2遺伝子のいずれかの変異を有していた．これらは変異を有さない患者と比較して，5年生存率（45％対25％，$p<0.001$），同様に再発までの期間の中央値（14か月対7か月，$p<0.001$）とも有意に良好であり，死亡の相対リスク（relative risk；RR）が25％減少することが報告された．また，Ⅲ期症例においては，BRCA遺伝子変異は予後に影響する独立した因子であるとされた．彼らは，遺伝子変異保持者で生存している患者を優先的に検討に含めることを避けるために，多数例の卵巣癌患者からの記録を用いることにより，患者選択のバイアスを最小限に留めている．さらに，すべての患者と対照群は同じ期間に同じ施設で治療されており，両群間の治療の相違は極めて少ないとしている．

BRCA1/BRCA2遺伝子変異を有する患者が良好な予後を示すとする報告はいくつかある[22~24]．Ben Davidら[22]は，国の調査から判明した234例の遺伝子変異保持者に関して

検討しており，遺伝子変異を有さない対照群と比較して有意に3年生存率が良好であることを示している（65.8% 対 51.9%，$p=0.001$）．この結果は，より若い年齢の遺伝子変異保持者でも同様であった．同様に，Cassら[23]は，少数例での検討ではあるが，34例のユダヤ人の遺伝子変異保持者と35例の散発性卵巣癌患者を比較したところ，遺伝子変異保持者の5年生存率は有意に良好で（65% 対 48%），無病生存期間も長く（49か月 対 19か月，$p=0.16$），治療の奏効率も良好（72% 対 36%，$p=0.01$）であることを報告している．さらに，Majdakら[24]は，BRCA1およびBRCA2遺伝子変異を有する34例を確認し，そのうち，16人は分類不能の変異で18人は病原性の変異であった．多変量解析にてBRCA1遺伝子の病原性変異は，再発リスクの低下と良好な予後を予測する独立した予後因子とされた．

予後不良とするエビデンス

以上の当初の報告に対して，他の研究者はBRCA遺伝子変異を有する患者は予後良好ではなくむしろ予後不良とのデータを報告している．Johanssonら[25]は，スウェーデン南部の乳癌家系の地域住民登録から38例の卵巣癌患者を確認した．38例中7例は乳癌の既往があった．彼らは，BRCA遺伝子変異保持者は年齢と進行期をマッチさせた対照群と比較して，診断された後の1年は予後良好であるが，長期予後は同等と結論している．実際に，多変量解析にてBRCA遺伝子変異保持者は対照群より有意に予後不良としている．同様に，Pharoahら[26]も，BRCA1およびBRCA2遺伝子変異を有する患者は散発性卵巣癌患者より有意に予後不良と報告している．彼らは，BRCA1/BRCA2遺伝子を解析されている57家系，151例とさらに遺伝子検査により変異を有しない62家系，199例を対象に大規模な解析を行っている．対照群として一般集団より年齢をマッチさせた552人が選択された．彼らは，家族性卵巣癌は全体として対照群より予後が不良であったと報告している．すなわち，BRCA1遺伝子変異を有する家系の卵巣癌患者の5年生存率は21%で，BRCA2遺伝子変異の場合は25%，遺伝子変異を有しない患者の場合は19%であったのに対し，対照群では30%であった（$p<0.005$）．しかしながら，これらの結果は，家族性卵巣癌の患者がIII，IV期の進行癌が対照群より有意に多い（83% 対 56%，$p<0.001$）ことからバイアスがあるものと思われる．また，この研究では個々人に対して直接シークエンス法を施行していないこともも1つの問題点とされている．彼らは，過去に遺伝子変異を確認された家系内で卵巣癌を罹患した患者をすべて自動的に遺伝子変異保持者であるとみなしていた．さらに，Bullerら[16]もまた，BRCA1遺伝子が不活化されている群と対照群との間に予後の差を見出せなかったとしている．彼らは，その解析で，遺伝子変異やBRCA1 mRNAのプロモーター領域のメチル化による不活化などが原因のBRCA1遺伝子異常を疑われる59例に関して検討している．また，p53遺伝子変異のタイプ，年齢，進行期，分化度，腫瘍の広がりおよびBRCA mRNAの存在などの因子をマッチさせた対照群を厳密に選択している．その結果，BRCA1遺伝子異常群と対照群の間の生存期間中央値に有意な差が認められなかったとしている（4.1年 対 3.5年）．

なぜ，BRCA遺伝子変異が予後に与える影響が研究者により相違があるのか不明である．1つの理由として，BRCA遺伝子の不活化のメカニズムの違いが患者の予後に影響を

与えることが提唱されている．2002年にBullerら[16]は，前述のようにBRCA遺伝子異常のメカニズムに基づいた卵巣癌患者の予後に関して検討している．生殖細胞変異を有する患者の生存期間中央値は，BRCA遺伝子異常を有さない対照群と同等であるが，ほかのメカニズムによるBRCA遺伝子異常の患者の2倍近いことは注目に値する（生殖細胞変異を有する患者；4.5年，体細胞変異を有する患者；2.8年，プロモーター領域の不活化の患者；2.3年）．これらの知見は2006年にChiangら[30]により確認されている．彼らは，病院癌登録から集積した卵巣癌患者の予後とBRCA1遺伝子のプロモーター領域のメチル化による不活化を有している患者の予後とを比較している．それぞれ野生型BRCA遺伝子を有するもの，BRCA遺伝子変異を有するもの，あるいはBRCA遺伝子のプロモーター領域のメチル化を有するものに分類された．BRCA1遺伝子のプロモーター領域のメチル化を有する患者は，BRCA1遺伝子変異保持者と比較して無病生存期間中央値が有意に短く（9.8か月 対 35.6か月，$p=0.04$），同様に全生存期間中央値も有意に短い（35.6か月 対 78.6か月，$p=0.02$）ことが報告されている．

BRCA遺伝子関連卵巣癌が予後良好であるメカニズム

BRCA遺伝子変異を有する患者の予後が良好であるメカニズムは完全には解明されていない．ある者は，BRCA関連癌は散発性癌と比較して増殖スピードが遅いためと推測している．また別の理論では，化学療法の感受性が高いことが推測されている．事実，いくつかの報告では，手術および化学療法後の無病生存期間が長いことを示しており[10, 23]，また他の報告では，BRCA関連癌は有意に高い増殖能を有し[31]，この増殖能が化学療法の感受性が高いことに関連していることが示されている．

BRCA遺伝子変異が化学療法の感受性を亢進させるとのエビデンスは遺伝子そのものの有する機能に関連している．BRCA1遺伝子は，DNA修復，遺伝子の恒常性の維持，細胞周期チェックポイントのコントロールなどを含め，細胞の多様な機能に関連している[32〜36]．一方，BRCA2遺伝子の主要な役割は，二重鎖DNA相同組換えによる修復に関与するRAD51と直接結合することとされている[37]．そのためにBRCA変異蛋白を有する細胞は，化学療法によるDNAダメージを修復する作用が低下していることになり，その結果治療効果につながるものと思われる．Husainら[38]は，シスプラチン耐性卵巣癌および乳癌細胞株ではBRCA1蛋白発現が高いことを示し，この理論を支持している．卵巣癌シスプラチン耐性株SKOV-3 CDDP/Rでは，DNA損傷の修復が相応じて亢進していた．彼らは，この修復機構の亢進はBRCA1遺伝子のアンチセンスを導入することにより復元し，アポトーシスの誘導やシスプラチンの感受性を回復させることを示している．Cassら[23]は，in vitroの抗癌剤感受性試験で，散発性癌の場合には不可能であるが，遺伝性癌の場合にはプラチナ系製剤やパクリタキセル（paclitaxel）を用いた化学療法の効果を予測可能であるとしている．

BRCA 遺伝子関連卵巣癌の治療

　現在のところ，腫瘍の生物学的相違はあるものの，*BRCA* 関連卵巣癌の治療は，散発性卵巣癌と同様に標準的手術と術後補助化学療法が基本とされる．早期癌に対しては，手術後に臨床病理学的リスク因子(clinicopathologic risk factors)に基づき，タキサン(taxane)系製剤とプラチナ系製剤を用いた化学療法を3～6サイクル施行する．進行癌に対しては一般的に腫瘍減量手術を施行した後にタキサン系製剤とプラチナ系製剤の併用療法を6～8サイクル施行する．全身的な毒性の低減のために，近年，腫瘍の増殖と関連する特定の分子を阻害する分子標的治療がますます注目されている．最近の成功例としては，慢性骨髄性白血病や消化管間質腫瘍(gastrointestinal stromal tumors；GIST)に対するイマチニブメシル酸塩(imatinib mesylate)，非小細胞性肺癌に対するゲフィチニブ(gefitinib)，乳癌に対するトラスツズマブ(trastuzumab)などがある[39]．一方，*BRCA* 遺伝子変異を有する乳癌や卵巣癌に関しては，*BRCA* 遺伝子が二重鎖DNAの切断修復に関与することを考慮して，研究者らは抗腫瘍効果の増強を狙い，細胞の有するこの弱点を利用する試みを行っている[39]．

　Bryantら[40]やFarmerら[41]は，二重鎖DNAの切断を修復する機能が欠損している細胞ではDNAの切断を増幅させる治療が可能であると推測している．Condeら[42]の先行研究では，PARP1(poly-adenosine diphosphate-ribose polymerase 1)蛋白を欠損させたマウスでは，修復されない一本鎖DNA切断が多数観察されている．通常のDNA複製では，一本鎖DNA切断は二重鎖DNA切断に変換され，その後修復される．しかしながら，PARP阻害薬の添加により通常であれば野生型 *BRCA* 遺伝子の存在下に相同組み換えを通してDNAは修復されるが，*BRCA* 遺伝子異常がある場合には修復不可能なDNA切断の致死性の蓄積を惹起する．Bryantら[40]やFarmerら[41]は *in vitro* の実験で，低濃度のPARP1阻害薬の添加で *BRCA1* あるいは *BRCA2* 遺伝子変異のどちらかを有する細胞は細胞死に至ることを示している．それに対して，野生型 *BRCA* 遺伝子の細胞株ではPARP1阻害薬の影響を受けず，通常の増殖を示した．このPARP1阻害薬の効果はマウスの腫瘍モデルで確認された．PARP1蛋白は，通常DNA切断部位に結合してDNA修復蛋白を損傷部位に引き寄せることによりDNA修復を促進する．しかしながら，PARP1蛋白を欠損したマウスでは健康で繁殖力旺盛であることから，PARP1蛋白は生存には不可欠ではなく，PARP阻害薬を投与されたマウスも健康である．癌治療におけるこの有望な新しい治療法は，細胞毒性を有さず，DNA傷害物質でもなく，選択的に腫瘍内でのDNA修復を阻害することにある．PARP阻害薬を用いた臨床試験が *BRCA* 関連乳癌・卵巣癌を対象に現在進行中である．

まとめ

　BRCA1 および *BRCA2* 遺伝子変異を有する卵巣癌患者は，散発性卵巣癌と比較していくつかの重要な相違がある．大部分の報告は，遺伝子変異を有する患者の予後が良好であるとしているが，幾人かの研究者はさらに複雑なモデルを指摘しており，*BRCA* 遺伝子

異常の特異的なメカニズムが患者の予後の重要な予測因子であるとしている．*BRCA* 遺伝子変異を有する細胞は DNA 修復機構が欠損しており，これらの腫瘍では従来の化学療法に感受性が十分高い．DNA 修復機構の欠損を照準とする治療，例えば PARP1 阻害薬などを使用する新しい分子標的治療は近い将来可能となろう．

症例報告 Case Report

J.S. 氏は 2000 年 4 月，63 歳のときに卵巣癌 III 期と診断された．初回治療時には双子の妹が 36 歳のときに乳癌と診断されていた．父方の 4 人のおばと母方の 1 人のおばは閉経後乳癌と診断されていた．

J.S. 氏は標準的手術に続いてカルボプラチン（carboplatin）とパクリタキセル（paclitaxel）を用いた補助化学療法を 6 サイクル施行された．治療終了時には無病と診断された．彼女はルーチン検査でフォローされたが，2005 年 7 月に娘といとこが閉経前乳癌と診断されたため，家族歴をもとに遺伝カウンセリングを勧められた．彼女は 2006 年 2 月にカウンセリングと遺伝子検査を受け，2006 年 4 月に *BRCA1* 遺伝子変異陽性との結果を受けた．彼女は卵巣癌と診断されてから 6 年間無病状態であった．彼女は乳癌発症のリスクを低減させるために両側の予防的乳房切除術を行った．卵巣癌の診断から初回化学療法以外に治療を行わずに 7 年間寛解状態である．

銘記すべき点 Learning Points

- *BRCA* 遺伝子変異は DNA 修復機構の欠損を引き起こし，卵巣癌の化学療法の感受性を亢進させる可能性がある．
- *BRCA* 遺伝子関連卵巣癌の無再発生存あるいは全生存期間が良好であるのは，化学療法の感受性が高いことに関連するとされている．

文献 References

1. Schildkraut JM, Risch N, Thompson WD. Evaluating genetic association among ovarian, breast, and endometrial cancer: evidence for a breast/ovarian cancer relationship. Am J Hum Genet 1989; 45(4):521–529.
2. Houlston RS, Collins A, Slack J, et al. Genetic epidemiology of ovarian cancer: segregation analysis. Ann Hum Genet 1991; 55(pt 4):291–299.
3. Bewtra C, Watson P, Conway T, et al. Hereditary ovarian cancer: a clinicopathological study. Int J Gynecol Pathol 1992; 11(3):180–187.
4. Narod SA, Madlensky L, Bradley L, et al. Hereditary and familial ovarian cancer in southern Ontario. Cancer 1994; 74(8):2341–2346.
5. Lynch HT, Lynch JF, Conway TA. Hereditary ovarian cancer. In: Rubin SC, Sutton GP, eds. Ovarian Cancer. New York: McGraw-Hill, 1993:189–217.
6. Malone KE, Daling JR, Thompson JD, et al. BRCA1 mutations and breast cancer in the general population: analyses in women before age 35 years and in women before age 45 years with first-degree family history. JAMA 1998; 279(12):922–929.
7. Couch FJ, Hartmann LC. BRCA1 testing—advances and retreats. JAMA 1998; 279(12):955–957.

8. Robson M, Levin D, Federici M, et al. Breast conservation therapy for invasive breast cancer in Ashkenazi women with BRCA gene founder mutations. J Natl Cancer Inst 1999; 91(24):2112–2117.
9. Ford D, Easton DF, Bishop DT, et al. Risks of cancer in BRCA1-mutation carriers. Breast Cancer Linkage Consortium. Lancet 1994; 343(8899):692–695.
10. Boyd J, Sonoda Y, Federici MG, et al. Clinicopathologic features of BRCA-linked and sporadic ovarian cancer. JAMA 2000; 283(17):2260–2265.
11. Moslehi R, Chu W, Karlan B, et al. BRCA1 and BRCA2 mutation analysis of 208 Ashkenazi Jewish women with ovarian cancer. Am J Hum Genet 2000; 66(4):1259–1272.
12. Newman B, Mu H, Butler LM, et al. Frequency of breast cancer attributable to BRCA1 in a population-based series of American women. JAMA 1998; 279(12):915–921.
13. Schildkraut JM, Thompson WD. Familial ovarian cancer: a population-based case-control study. Am J Epidemiol 1988; 128(3):456–466.
14. Takahashi H, Behbakht K, McGovern PE, et al. Mutation analysis of the BRCA1 gene in ovarian cancers. Cancer Res 1995; 55(14):2998–3002.
15. Risch HA, McLaughlin JR, Cole DE, et al. Population BRCA1 and BRCA2 mutation frequencies and cancer penetrances: a kin-cohort study in Ontario, Canada. J Natl Cancer Inst 2006; 98(23):1694–1706.
16. Buller RE, Shahin MS, Geisler JP, et al. Failure of BRCA1 dysfunction to alter ovarian cancer survival. Clin Cancer Res 2002; 8(5):1196–1202.
17. Pal T, Permuth-Wey J, Betts JA, et al. BRCA1 and BRCA2 mutations account for a large proportion of ovarian carcinoma cases. Cancer 2005; 104(12):2807–2816.
18. Menkiszak J, Gronwald J, Gorski B, et al. Hereditary ovarian cancer in Poland. Int J Cancer 2003; 106(6):942–945.
19. Rubin SC, Benjamin I, Behbakht K, et al. Clinical and pathological features of ovarian cancer in women with germ-line mutations of BRCA1. N Engl J Med 1996; 335(19):1413–1416.
20. Boyd J. Molecular genetics of hereditary ovarian cancer. In: Rubin SC, Sutton GP, eds. Ovarian Cancer. 2nd ed. Philadelphia: Lippincott Williams & Wilkins, 2001:3–22.
21. Aida H, Takakuwa K, Nagata H, et al. Clinical features of ovarian cancer in Japanese women with germ-line mutations of BRCA1. Clin Cancer Res 1998; 4(1):235–240.
22. Ben David Y, Chetrit A, Hirsh-Yechezkel G, et al. Effect of BRCA mutations on the length of survival in epithelial ovarian tumors. J Clin Oncol 2002; 20(2):463–466.
23. Cass I, Baldwin RL, Varkey T, et al. Improved survival in women with BRCA-associated ovarian carcinoma. Cancer 2003; 97(9):2187–2195.
24. Majdak EJ, Debniak J, Milczek T, et al. Prognostic impact of BRCA1 pathogenic and BRCA1/BRCA2 unclassified variant mutations in patients with ovarian carcinoma. Cancer 2005; 104(5):1004–1012.
25. Johannsson OT, Ranstam J, Borg A, et al. Survival of BRCA1 breast and ovarian cancer patients: a population-based study from southern Sweden. J Clin Oncol 1998; 16(2):397–404.
26. Pharoah PD, Easton DF, Stockton DL, et al. Survival in familial, BRCA1-associated, and BRCA2-associated epithelial ovarian cancer. United Kingdom Coordinating Committee for Cancer Research (UKCCCR) Familial Ovarian Cancer Study Group. Cancer Res 1999; 59(4):868–871.
27. Buller RE, Anderson B, Connor JP, et al. Familial ovarian cancer. Gynecol Oncol 1993; 51(2):160–166.
28. McGuire V, Whittemore AS, Norris R, et al. Survival in epithelial ovarian cancer patients with prior breast cancer. Am J Epidemiol 2000; 152(6):528–532.
29. Frank TS, Manley SA, Olopade OI, et al. Sequence analysis of BRCA1 and BRCA2: correlation of mutations with family history and ovarian cancer risk. J Clin Oncol 1998; 16(7):2417–2425.

30. Chiang JW, Karlan BY, Cass L, et al. BRCA1 promoter methylation predicts adverse ovarian cancer prognosis. Gynecol Oncol 2006; 101(3):403–410.
31. Levine DA, Federici MG, Reuter VE, et al. Cell proliferation and apoptosis in BRCA-associated hereditary ovarian cancer. Gynecol Oncol 2002; 85(3):431–434.
32. Xu X, Weaver Z, Linke SP, et al. Centrosome amplification and a defective G2-M cell cycle checkpoint induce genetic instability in BRCA1 exon 11 isoform-deficient cells. Mol Cell 1999; 3(3):389–395.
33. Yang H, Jeffrey PD, Miller J, et al. BRCA2 function in DNA binding and recombination from a BRCA2-DSS1-ssDNA structure. Science 2002; 297(5588):1837–1848.
34. Gretarsdottir S, Thorlacius S, Valgardsdottir R, et al. BRCA2 and p53 mutations in primary breast cancer in relation to genetic instability. Cancer Res 1998; 58(5):859–862.
35. Xu X, Wagner KU, Larson D, et al. Conditional mutation of Brca1 in mammary epithelial cells results in blunted ductal morphogenesis and tumour formation. Nat Genet 1999; 22(1):37–43.
36. Scully R, Anderson SF, Chao DM, et al. BRCA1 is a component of the RNA polymerase II holoenzyme. Proc Natl Acad Sci U S A 1997; 94(11):5605–5610.
37. Gudmundsdottir K, Ashworth A. The roles of BRCA1 and BRCA2 and associated proteins in the maintenance of genomic stability. Oncogene 2006; 25(43):5864–5874.
38. Husain A, He G, Venkatraman ES, et al. BRCA1 up-regulation is associated with repair-mediated resistance to cis-diamminedichloroplatinum(II). Cancer Res 1998; 58(6):1120–1123.
39. Brody LC. Treating cancer by targeting a weakness. N Engl J Med 2005; 353(9):949–950.
40. Bryant HE, Schultz N, Thomas HD, et al. Specific killing of BRCA2-deficient tumours with inhibitors of poly(ADP-ribose) polymerase. Nature 2005; 434(7035):913–917.
41. Farmer H, McCabe N, Lord CJ, et al. Targeting the DNA repair defect in BRCA mutant cells as a therapeutic strategy. Nature 2005; 434(7035):917–921.
42. Conde C, Mark M, Oliver FJ, et al. Loss of poly(ADP-ribose) polymerase-1 causes increased tumour latency in p53-deficient mice. EMBO J 2001; 20(13):3535–3543.

第 10 章

Lynch症候群の分子遺伝学的知見と発癌リスク

Molecular Genetics and Cancer Risks in Lynch Syndrome

Eamonn Sheridan

キーポイント Key Points

- ミスマッチ修復(MMR)系は，塩基対のミスマッチをDNAの新規合成によって是正し，これによってゲノムの完全性を維持する機序である．
- Lynch症候群は，ミスマッチ修復系の遺伝的異常によって引き起こされる．通常，本症候群の腫瘍細胞ではマイクロサテライト不安定性(MSI)の陽性が証明される．
- *MLH1*, *MSH2*, *MSH6*, *PMS2* の生殖細胞変異は，Lynch症候群の遺伝的要因のうち最も一般的なものである．
- マイクロサテライト不安定性は，非遺伝的機序によって生じることがある．その大半は，*MLH1* プロモーターのメチル化である．
- Lynch症候群患者の生涯リスクは，子宮内膜癌と結腸直腸癌は40～60%，卵巣癌は12%である．

はじめに

　1895年，病理学者であるAldred Warthinは，知り合いの裁縫師が「家系内に癌患者が非常に多い」という点を憂慮していることに初めて気づいた．1913年，彼はその家系に関する独自の見解を『Archives of Internal Medicine』に掲載した[1]．1925年に続報を出したものの[2]，その裁縫師が不幸にも転移性子宮内膜癌で他界したため，その続報は医学図書館の本棚に収まることとなった．しかし，残された家族から同じ懸念が提起されたことを受けて，Henry Lynchは1960年代にこの家系を大規模に再調査した[3]．LynchとKrushは，この家系だけではなく他の家系も含めた広範な追跡調査を行い，1971年に「癌家系症候群」の診断基準を提唱した[4]．この「癌家系症候群」は，現在では「Lynch症候群」または「遺伝性非ポリポーシス大腸癌(hereditary nonpolyposis colorectal cancer；HNPCC)」と称されている．Lynchが1966年の論文で明らかにしているように，この症候群については特に結腸直腸癌との関連があるものとされているが，最も初期の報告によれば，婦人科悪性腫瘍も本症候群の範疇に含まれていた．1991年，Lynch症候群

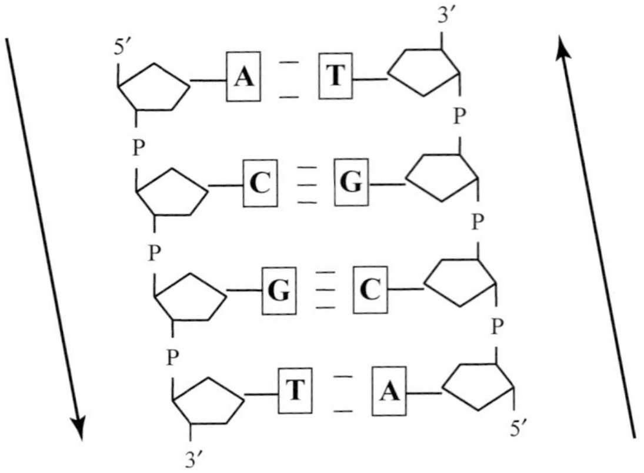

図1 DNAの二重らせん構造
二本鎖は互いに逆方向(逆平行)に延びている.

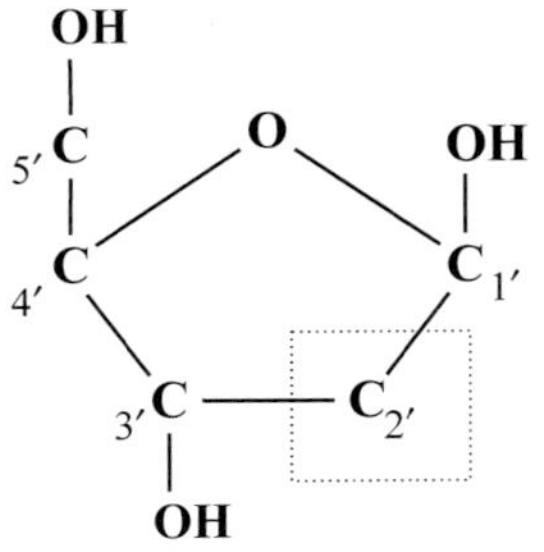

図2 デオキシリボースの構造
各炭素原子の位置を示す.

の診断基準が確立し，これを契機として原因遺伝子の同定に向けた取り組みが活発化した[5].

　Lynch症候群の臨床的特性に加え，その生物学的要因としてDNAミスマッチ修復(mismatch repair；MMR)遺伝子の突然変異が優性遺伝することについても明らかにされた[6〜10]．2000年には，Warthinが当初研究した家系にこの遺伝子変異との因果関係があることが最終的に報告された[11]．この報告が出されるまでに，何と105年もの歳月が流れたのである．

　Lynch症候群を引き起こす遺伝子変異の特質を理解するためには，DNAが複製される機序，さらにDNA損傷部位が修復される機序をある程度把握しておかなければならない．以下では，こうした機序について概説する．

DNAの複製

　DNAは二重らせん構造であり，その鎖は弱い水素結合をもつ相補的な塩基対を形成している(図1)．塩基は，交互に配列した糖残基とリン酸基からなるバックボーンに付着している．リン酸基は，それぞれ隣接する単糖の3′炭素原子と5′炭素原子を結合している(図2，3)．分子の一端は，隣の分子と結合していない5′炭素原子をもつ糖残基である．もう一端は，隣の5′炭素原子と結合していない3′炭素原子をもつ糖残基となる．通常，DNA配列は5′→3′の方向，遊離状態の5′炭素原子をもつ塩基から遊離状態の3′炭素原子をもつ塩基まで表記される(図4)．DNAの二本鎖は互いに逆方向であり，この状態は「逆平行」と称される(図1)．

　DNAが複製されるとき，ヘリカーゼ(helicase)という酵素によって二重らせん構造が解かれ，一本鎖DNAが鋳型となって相補的な娘鎖が形成される．2本のDNA親鎖が互いに逆向き(5′→3′，3′→5′)であるのと同様に，娘鎖も逆向きに合成される．片側の鎖(リーディング鎖；leading strand)は5′→3′，対側(ラギング鎖；lagging strand)は3′→5′にそれぞれ配向する．リーディング鎖に限っては，糖残基の5′炭素原子側から遊離

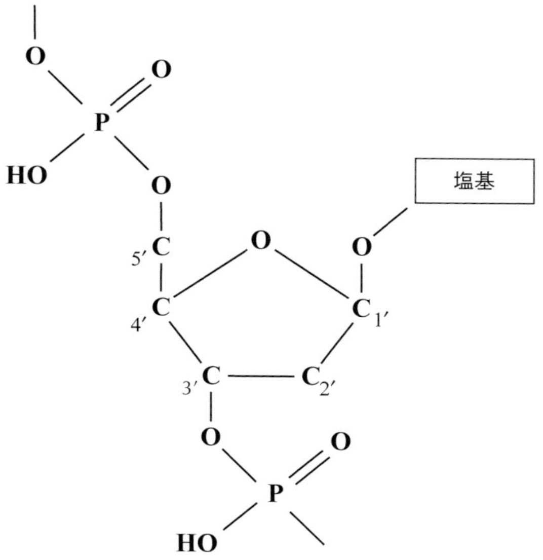

図3 デオキシリボースの3'炭素原子と隣のデオキシリボースの5'炭素原子はリン酸結合をもつ

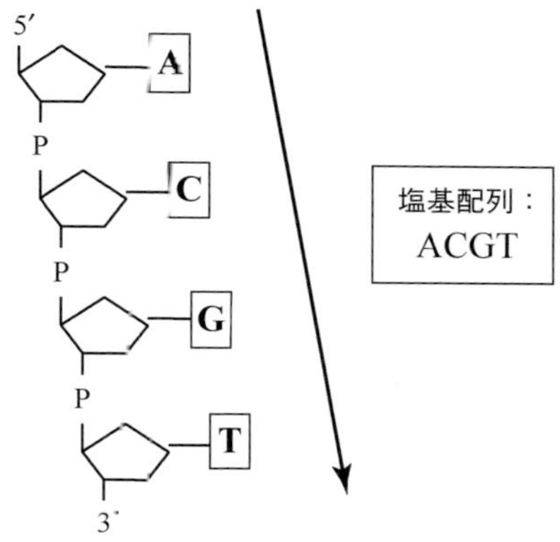

図4 DNA配列
・DNA配列は5'(5位)→3'(3位)の形で表記される.
・この方向は,DNAとRNAの合成が進行する方向である.

状態の3'炭素原子側につながるので,配列を読み取る方向と同じ5'→3'方向に延長合成される.ラギング鎖の合成も5'→3'方向に進行するが,これは配列を読み取る方向とは逆向きである.ラギング鎖は,しばしば「岡崎フラグメント」と称される短いフラグメントで,5'→3'方向に不連続に合成される.一本鎖のフラグメント間の切れ目は,その後修復されて連続鎖になる.

ミスマッチ修復(MMR)

DNAが修復しても,ゲノムの完全性は高度かつ多彩な修復機序によって維持されている.MMR系は,その代表的なDNA修復機序の1つであり,DNA複製時に生じた塩基対のミスマッチを是正する.真核生物の主要なDNAポリメラーゼであるポリメラーゼδは,5'→3'プルーフリーディング(proofreading)機構において極めて大きな意義を有している.ただし,エラーはなおも生じる.MMR系の第一義的な機能は,DNA複製時に生じた塩基対のミスマッチや挿入・欠失ループを除去することである[12].従来,挿入・欠失ループはマイクロサテライトDNAの反復配列の短縮または伸張の要因となっている.

マイクロサテライト不安定性(MSI)

マイクロサテライトDNAは,通常は短いモノヌクレオチド,ジヌクレオチド,またはトリヌクレオチドによる反復配列である.ここでは特に,DNAポリメラーゼによるプ

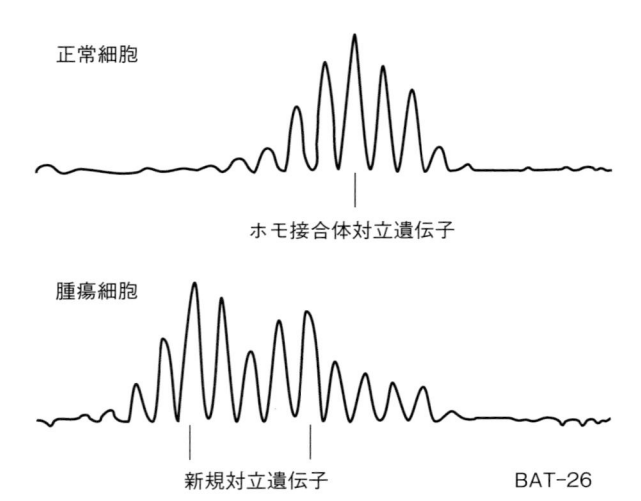

図5 マイクロサテライト DNA 領域（遺伝子座 BAT-26）の不安定性に関する腫瘍細胞とホモ接合体対立遺伝子との比較

マイクロサテライト BAT-26 は，26個のアデノシンをもつイントロンに含まれる配列である．BAT-26（26個のアデノシン）のような，非コード領域の長いモノヌクレオチド配列は，不安定をもたらす機序により短くなりやすい．上の電気泳動図は，BAT-26 位置でのホモ接合体対立遺伝子．下図は，同一患者がもつ腫瘍細胞．BAT-26 でのスリッページ（slippage）のため，腫瘍細胞でみられる新規対立遺伝子は上図よりも短くなる．

ルーフリーディングの不備やスリッページ（slippage）が起こりやすい．MMR 系が異常をきたすと，典型的にはマイクロサテライト DNA は短縮することが多い（10個のアデニンが9個に減少するなど）．こうした事象は「マイクロサテライト不安定性（microsatellite instability；MSI）」と称され，二対立遺伝子の MMR 遺伝子変異をもつ腫瘍細胞でみられる（図5）．ヒトでの MMR は，ヘテロダイマーとしてはたらく細菌由来蛋白質 MutS と MutL のホモログに依存している[12]．MutSα 複合体は *MSH2/MSH6* のヘテロダイマーであり，最も多く存在する．*MSH2/MSH3* のヘテロダイマーから構成される MutSβ 複合体は，MutSα 複合体に比べると量は少ない．MutS 複合体は，ミスマッチを認識すると DNA の修復を開始する．この認識複合体と，下流側で修復に当たる蛋白質との相互作用は，MutL 様作用に依存している．*MLH1/PMS2* のヘテロダイマー（MutLα）は，ヒト細胞に MutL 様の MMR 作用をもたらすうえで主要な役割を果たしている[12]．MMR 系は，「DNA 修復機序の監視役」と考えることができる．MMR 系で DNA のミスマッチが認識されると，エラー部分が切断・除去され，DNA ポリメラーゼが損傷したフラグメントを再合成するために動員される．MMR の機序は，① ミスマッチの認識，② 修復酵素の動員，③ ミスマッチ部位を含む DNA 配列の除去，④ 正しい配列の再生，という4段階から構成される（図6）．この最終段階では，もとの DNA 鎖が鋳型として使用される．

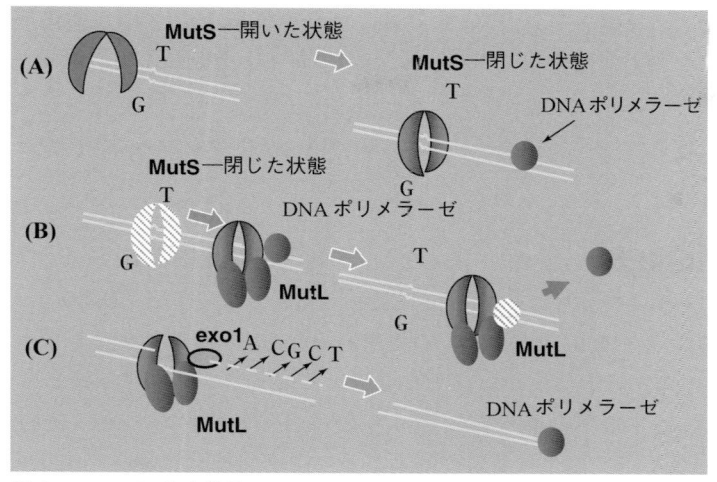

図6　MMRによる修復
(A) *MSH2/MSH6*(MutS)のヘテロダイマーは，開いた状態でゲノム上のミスマッチを検索する．例えばG/Tミスマッチが同定される．ヘテロダイマーがミスマッチ部位に結合すると，形状が変化して閉じた状態になる．
(B) *MSH2/MSH6*(MutS)のヘテロダイマーは，DNA分子上を移動し，*MLH1/PMS2*のヘテロダイマー(MutL)が修復に向けて動員される．移動が起こると，DNAポリメラーゼ複合体は認識され，移動する．
(C) MutLαはさらにエキソヌクレアーゼ1(exo1)を動員し，DNA鎖のミスマッチ部位を含めた領域を切り出す．DNAポリメラーゼ複合体は，親鎖を鋳型として使用しながらDNAを再合成する．

ミスマッチ修復(MMR)系

ミスマッチの認識

　ヒトの場合，ミスマッチの認識には細菌由来MutS複合体のヒトホモログが関与している．特に重要な役割を果たしているのはMutSαであり，塩基対のミスマッチや1塩基の挿入・欠失ループを認識する．MutSβは，MutSαに比べると量は少ないが，比較的長い1～4塩基対の挿入・欠失ループを認識する．細菌では，MutS複合体は新たに合成されたDNAのミスマッチを検索する．何らかのミスマッチを認識すると，この複合体はADPとATPの置換に必要な反応を受けてDNAに結合する．ヘテロダイマーの構造に変化が生じ，開いた形から閉じた形に変わる．これは，DNA鎖の間隙を補填する材料となる[13]．この複合体は，二本鎖DNA分子にそって側方に移動できる「スライド金具」を形成する．あるMutSαの機能モデルの研究では，このDNA鎖にそった移動がDNA新生鎖のニック(nick)にこの複合体が到達するまで続くこと，これによってMutSαが新生鎖と親鎖を識別できるということが示唆されている[14]．

修復酵素の動員

　DNA/MutSα複合体は，*hMLH1*と*hPMS2*からなるヘテロダイマーであるMutLαを動員する．MutLαそれ自体は，DNA修復機序に積極的に関与しているわけではなく，む

しろ新たに合成されたDNAからDNAポリメラーゼを移動させ，DNA損傷部位を直接切断する修復酵素を動員するものと思われる．hMLH1は，MMR系に直接関与していないが，その機能が破綻するとMSIが生じる．これについては，散発性大腸癌患者でみられるhMLH1の後成的なサイレンシング(epigenetic silencing)によって明らかにされている[14]．

■DNA損傷部位の除去

エキソヌクレアーゼ1(exo1)は，MutLαによって動員され，DNA娘鎖のニックから右方のミスマッチ部位までを切り出す．この切り出されるDNA鎖のヌクレオチドは最高1,000個に及び，ミスマッチ部位から約150塩基対の領域が切除されることもある[15]．exo1は，この切り出しの中心的役割を担っているものと思われるが，複製蛋白質A(RPA)や複製蛋白質C(RPC)を含む他の酵素あるいは増殖細胞核抗原(proliferating cell nuclear antigen；PCNA)による協働も必要である．この際に協働する物質は，切り出しの向き($5'\to3'$, $3'\to5'$)によって異なるものと思われる[16]．

■正しい配列の再合成

細菌では，この機序で中心的な役割をもつ酵素はDNAポリメラーゼIIIとDNAポリメラーゼδである[17]．ヒトでは，DNAポリメラーゼδの存在が不可欠であることは明らかにされているが，他のDNAポリメラーゼ系酵素も必要になるものと考えられる．

ミスマッチ修復(MMR)遺伝子とアポトーシス

MMR遺伝子産物は，損傷したDNAの修復機序において中心的な役割を担っているが，DNA傷害物質に反応してアポトーシスを誘導する役割をもつことも実験で証明されている．hMLH1を欠いたヒト由来の培養細胞株[18]およびhMSH2とhMSH6を欠いたヒト由来の培養細胞株[19]では，アルキル化剤の殺細胞効果に対する抵抗性(N-methyl-N'-nitro-N-nitrosoguanidineの耐性)が認められた．しかし，全染色体の補完によってhMLH1, hMSH2, hMSH6蛋白を活性化させたところ，この抵抗性は是正された．この実験により，アポトーシスの誘導におけるMMR遺伝子の意義が明確になった．MMR系を欠いたマウスを使った実験では，アポトーシス誘導の失敗が腫瘍形成に大きく関与していることが明らかにされている[20, 21]．

MMR系がアポトーシス誘導を促進する機序についてはいまだ解明されていない．また，アポトーシスにはp53が関与する機序とp53が関与しない機序の両方が必要になるものと思われるが，どちらか一方のみの必要性という点については明らかにされていない[20]．こうした実験に使用される物質の多くは，化学療法薬としての役割を有しており，その機序を理解することは臨床的に有用であろう．

ミスマッチ修復（MMR）の破綻

　　MMRの破綻の結果，遺伝子変異による蛋白質の発現異常，または機能低下をきたした異常蛋白質の発現が生じる．こうした異常は，DNA配列を変化させる従来の遺伝性または後天性の突然変異によって引き起こされうるが，DNA配列を変化させない体細胞変異が原因になることもある．この場合は「後成的（epigenetic）」と称され，プロモーター配列のメチル化に伴うhMLH1発現のサイレンシングが最も頻度が高い．

生殖細胞変異

　　優性遺伝するLynch症候群の原因は，MMR遺伝子の生殖細胞変異（germline mutations）である．従来，生殖細胞変異はコード配列内の点変異であるが，ゲノムが大きく欠失することもある[22]．

　　点変異はサイレンス（silent）変異（アミノ酸配列に変化なし）か，ナンセンス（nonsense）変異〔終止コドン（codon）が導入され，不安定な変異蛋白質が産生される〕またはミスセンス（missense）変異（1アミノ酸の置換）である．一般に，ナンセンス変異については病原因子すなわち疾患の原因になるものとみなされている．一方，ミスセンス変異によって生じうる影響は極めて多彩である．ミスセンス変異で配列のバラツキが大きくなると，蛋白質は生物学的活性を失うか，活性がある程度残存していたとしても不安定な状態になるものと考えられる．したがって，ミスセンス変異の分類は難しく，ミスセンス変異が疾患の原因として臨床検査機関から報告されることは少ないであろう．

　　国際遺伝性消化器腫瘍学会（International Society for Gastrointestinal Hereditary Tumors；InSiGHT）（www.insight-group.org）では，hMLH1，hMSH2，hPMS2，hPMS1，hMSH6，hMLH3の遺伝子変異に関するデータベースを作成している．現在の登録件数は659件である．義務化されていない自発報告に基づくデータベースであることから，遺伝子変異に関する報告例の目録が作成されるまでには至っていない．しかしWoodsらは，hMLH1，hMSH2およびhMSH6の遺伝子変異に関する全報告例のデータベースを積極的に作成し，近年になって公開した（http://www.med.mun.ca/MMRvariants/）[23]．また，hPMS2の遺伝子変異に関する報告例も別紙にまとめられている．このデータベースは，配列異常に関する全報告例を網羅しており，なかには病原性の有無が不詳なデータも含まれている．現在の登録件数は1,224件である．

　　上記のInSiGHTデータベースに登録されている報告例の大半は，hMLH1およびhMSH2の遺伝子変異である．これらは，文献上でもおおむね同様である．遺伝子変異のパターンは，一般的なものや，特定の民族でみられるものもある．北アメリカではhMSH2のエクソン1～6領域の欠失[24]，フィンランドではhMLH1のエクソン16の欠失[25]がそれぞれみられ，いずれも創始者変異に関与している可能性がある．その他の一般的な遺伝子変異〔hMSH2のイントロン5のスプライス（splice）変異など〕については，創始者効果との関連性はないものと思われる[26,27]．Lynch症候群の場合，遺伝子変異の大半はゲノムの欠失によって引き起こされる．そのため，臨床検査機関ではゲノム欠失の

表1 Lynch症候群患者の生涯発癌リスク(%)

結腸直腸癌（男性）	>80
結腸直腸癌（女性）	40
子宮内膜癌	43～60
卵巣癌	9～12
胃癌	5～10
尿路系癌	4～6
腎細胞癌	3.3
胆道・胆囊癌	2～3
小腸癌	1～4

ような変異を検出できる方法を使用することは重要である[22]．

ミスマッチ修復（MMR）遺伝子の生殖細胞変異のアウトカム

古典的なLynch症候群は $hMLH1$，$hMSH2$ および $hMSH6$ のヘテロ接合性変異が関係する表現型（phenotype）である．また，$hPMS2$ のヘテロ接合性変異が関係する表現型でもあるが，その浸透率（penetrance）は比較的低いものと思われる[28]．この「浸透率」とは統計学的な概念であり，「ある遺伝子型がその保持者に表現型として顕在化する頻度」を指す．ここでは「表現型 = Lynch症候群」となる．Lynch症候群の原因のうち，約50％は $hMLH1$ の変異，約40％は $hMSH2$ の変異，約10％は $hMSH6$ の変異である[29]．登録データベースによれば，$hPMS2$ の変異をもつ家系は極めて少ない．$exo1$，$hMLH3$，$TGF\beta RII$ といった遺伝子の変異がLynch症候群の原因とされる珍しい家系も登録されているが，いずれも本症候群の発症機序に重要な役割を果たしているわけではない．

MMR遺伝子変異保持者の生涯発癌リスクは高いが，そのデータは研究によって異なる（表1）．Lynch症候群の患者では多様な癌の発症がみられ，特に脳，尿管，胆管といった癌の発症が確認されている．小腸癌の発現率は約4～7％とされているが[30～32]，地域住民を対象とした近年の研究によれば，$hMLH1$，$hMSH2$，または $hMSH6$ の変異が小腸癌患者の80％以上で認められたという[33]．よって，Lynch症候群の小腸癌について今後深く検討する余地がある．

hMLH1 と hMSH2 の遺伝子変異

Lynch症候群に関する初期の症例報告では，子宮内膜癌患者と卵巣癌患者の割合が高いことが示された[34,35]．その原因遺伝子として $hMLH1$ と $hMSH2$ が同定され，これについては家系を対象とした疾患リスクの検討によって裏づけられた．Dunlopらは，$hMLH1$ および $hMSH2$ の変異保持者67例の調査を行い，「女性保持者が70歳までに子宮内膜癌をきたすリスクは42％であるが[36]，結腸直腸癌をきたすリスクは30％にとどまる」と推定した．なお，この研究で卵巣癌をきたした患者はいなかった．$hMLH1$ およ

び hMSH2 の遺伝子変異をもつ 360 例を対象としたフィンランドの研究では，70 歳までの期間でみた子宮内膜癌の累積発現率は 60％，同じく卵巣癌は 12％，女性の結腸直腸癌は 54％ であった[30]．同研究の場合，47 家系は hMLH1 の変異を有しており，うち 30 家系はエキソン 16 の欠失（前述）に関係していた．hMSH2 の変異に関係したのは 3 家系のみであった．近年の研究では，hMLH1 および hMSH2 の遺伝子変異のリスクが比較的低いことが示されている．2001 年，Vasen らは 79 家系（hMLH1 変異をもつ 34 家系，hMSH2 変異をもつ 40 家系，hMSH6 変異をもつ 5 家系）に関する研究データを公開した．それによれば，70 歳までの期間でみた子宮内膜癌の累積発現率は，hMLH1 変異の保持者で 20％，hMSH2 変異の保持者で 37％ とされている[32]．フランスでは，hMLH1 または hMSH2 の変異を有する 348 例を対象に，生涯における子宮内膜癌の累積発現率が調査された．その結果，hMLH1 の保持者では 45％，hMSH2 の保持者では約 60％ であった[37]．Quebenberger らは，オランダ人を祖先とする 84 家系（hMLH1 変異をもつ 39 家系，hMSH2 変異をもつ 45 家系）に関する研究結果を近年報告した．どちらの遺伝子でも発癌リスクに関する有意差はなく，70 歳までに子宮内膜癌をきたすリスクは 31.5％，結腸直腸癌をきたすリスクは 22.4％（男性でみた場合は 26.7％）であった[38]．こうした近年の研究では，調査対象となる家系の数が初期の研究よりも少なめであり，またその家系の多くは遺伝子の同定に使用されている．初期の研究の場合，コホートは疾患の多発に基づいて特定されており，そのリスクの解明には Kaplan-Meier 法が適用されている．最近の研究では，対象コホート（家系）の大きさを補正する試みがなされている[38]．発癌に関する具体的な推定値は研究によってまちまちであるが，hMLH1 や hMSH2 の遺伝子変異が子宮内膜癌あるいは卵巣癌のリスクを高率にもたらすことはほぼ間違いない．

▌hMSH6 の遺伝子変異

hMSH6 は，hMSH2 とともにヘテロダイマーを構成する．この hMSH6/hMSH2 ヘテロダイマーは，特にモノヌクレオチドの MMR に関与している[39]．ただし，アムステルダムクライテリアを満たす家系における hMSH6 の遺伝子変異の頻度は低い[40]．また，hMLH1 や hMSH2 のノックアウトマウスの腫瘍が特徴的な高頻度の MSI を示したのに対し，hMSH6 のノックアウトマウスの腫瘍ではこの所見が認められなかった[20]．Wu らは，低頻度の MSI を示す腫瘍を有し，かつ HNPCC が疑われた 18 例のうち 4 例で，病原因子となる hMSH6 の遺伝子変異を検出した．また，高頻度の MSI を示す腫瘍を有する 1 例でも hMSH6 の遺伝子変異が確認されているが，本例は hMLH1 のフレームシフト突然変異（frameshift mutation）も合併していたことから，hMSH6 の変異の意義を解釈することは極めて難しい[10]．Berends らは，hMSH6 変異型をもつ発症例 25 例とその 8 家系について徹底的に逐次調査した[41]．この 25 例は，Lynch 症候群疑い例 316 例のコホートから特定された症例であった．7 例ではエキソン 4a の遺伝子変異（650insT，651_652insT）が共通して認められた．Berends らの研究では，ハプロタイプ（haplotype）に関する解析結果からオランダ人祖先の創始者効果の可能性が示された．さらにこの研究で，別の 5 種類の切断型変異と 10 種類の分類不能な亜群（variants）も見出された．同研究の場合，結腸直腸癌患者と子宮内膜癌患者 26 例中 14 例では低頻度の MSI が証明され

た[41]．ドイツの研究では，共通の遺伝子変異型（p.F1088fsX1092 c：3261_3262insC）が報告されている．この研究で調査対象となった家系のうち，アムステルダムクライテリアIまたはIIを満たした家系の割合はわずか37％であり，前述した研究報告での数値とほぼ同程度である．同研究の場合，hMSH6の切断型変異を示した腫瘍患者27例中19例では高頻度のMSIが証明された．ただし，MSI検査で多彩なマーカーが使用されたことによってMSI陽性例が高率に報告された可能性はある．なお，hMSH6の変異の保持者における子宮内膜癌発現率については，hMSH2やhMLH1の変異の保持者とほぼ同程度と報告されている[42]．

hMSH6の変異の保持者では，子宮内膜癌や異型内膜増殖症が報告されることが多い[40,41,43]．初期に実施された1件の研究では，その保持者の73％が子宮内膜癌または異型内膜増殖症をきたしていることが明らかにされている[40]．

Goodfellowらの報告によれば，無作為に抽出した子宮内膜癌患者の1.6％でhMSH6の生殖細胞変異が証明されたという[44]．Ollikainenは，子宮内膜癌を有するフィンランド人患者519例を対象とした研究のなかで，部位特異的（site-specific）な家族性子宮内膜癌をもつ23家系を同定した．このうち，hMSH6の変異を有していたのは1家系のみであった．別の1家系は，病原因子の可能性のあるhMSH2の変異を有していた．子宮内膜癌の発症例が存在し，かつhMLH1またはhMSH2の変異を有していたのは9家系であった[45]．

hMSH6の遺伝子変異が子宮内膜癌のリスクを高めていることは確実であり，最近の研究では，このリスクがhMLH1やhMSH2の変異をもつ患者よりも高い可能性が示唆されている[40,43,45]．

プロモーター領域のメチル化

「遺伝子」という語は，RNAに転写されるDNA領域のみを指す場合に使用されることが多い．しかし，従来の「遺伝子」の考え方では，遺伝子制御領域を指す場合にも使われているものと思われる．この「遺伝子制御領域」とは，遺伝子転写の調節に関与するDNA上の全領域であり，転写因子やポリメラーゼが結合するプロモーター，さらに遺伝子調節蛋白質が結合するすべてのDNA配列が含まれる．ヒトDNAのシトシン（cytosine）残基の一部はメチル化され，CpGジヌクレオチド配列に存在する．すなわち，メチル化を受けたシトシンの3′炭素原子は，ホスホジエステル結合（phosphodiester bond）を介してグアニン5′炭素原子とほぼ常につながっている．全般に，脊椎動物DNAのCpGの密度は意外に低めであるが，CpGを多く含有するDNA領域は存在する．この領域は「CpGアイランド」と称され，遺伝子転写が活発なプロモーター領域と関連していることが多い．CpGでのシトシン残基のメチル化は，哺乳動物の遺伝子制御においては，転写を持続的に不活性化させる一般的な方法として重要な役割を担っている．hMLH1の高メチル化は，MSI陽性を示す多くの散発性結腸直腸癌患者で報告され[14,46]，hMLH1蛋白の発現抑制に関係していることが免疫組織化学的検査によって明らかにされた[14]．同様の所見は子宮内膜癌患者でも得られており，これが子宮内膜癌患者のMMR

系を破綻させる第一義的な要因であることが明らかにされている[47].

ミスマッチ修復(MMR)の破綻による発癌への影響

　　ミューテーターフェノタイプ(mutator phenotype)の発生は，塩基対のミスマッチや挿入・欠失ループといった突然変異の頻度の上昇と関係しており，MMR系の破綻から癌の発生をもたらす第一義的な機序になっているものと考えられている．ただし，前述のとおり，MMR蛋白質も，特にDNA損傷を受けて生じる細胞のアポトーシス誘導に関与している[13]．MMR蛋白質の機能低下は発癌の要因になるであろうが，最も注目されているのはやはりミューテーターフェノタイプである．

　　当初報告されたMSIは，実験用の無名のマイクロサテライト配列であった．「高頻度のMSI(MSI-high)表現型」の定義は，「腫瘍細胞で突然変異をきたしたマイクロサテライトの割合」であり，当初は，特定のマーカーを指す傾向ではなかった．しかし，使用されるマーカーや報告様式はその後標準化された[48,49]．ここで認識しておくべき大切な点は，この定義がマイクロサテライト反復配列の大局的な不安定性に関する現象を示していることである．結腸直腸癌細胞を対象としたMSIの解析には，標準化されたマーカーのセットとして，DNA非コード領域のモノヌクレオチドマーカーとジヌクレオチドマーカーが使用される．

　　しかし，MSIはコード領域のマイクロサテライトに関係することもある．フレームシフト変異の導入による遺伝子発現への影響として，癌細胞の増殖や免疫回避機構の獲得が生じる．コード領域のマイクロサテライトのサブセットは，重要な標的遺伝子によるMSI依存性の発癌を助長する．Duvalらは，この事象を"real common mutations"と称している[50].

　　結腸直腸癌における*TGFβRII*遺伝子は，このような影響を表現するプロトタイプである．そのコード領域には10個のアデニンが反復している．遺伝子機能に関する研究では，*TGFβRII*の癌抑制機能の消失が証明され，フレームシフト変異が不活性化変異であることが確認された[51]．その後，「コード領域にマイクロサテライトが含まれ，機能上重大な影響を及ぼすMSIのターゲットとなりうる候補遺伝子」の分類が試行されている[51～54].

　　当初，「すべての遺伝子は*TGFβRII*のようにフレームシフト変異(不活性化変異)の影響を受ける」という説が提唱され，*IGFIIR*，*BAX*，*Caspase-5*，*hMSH3*，*hMSH6*といった重要な各種標的遺伝子が実証された．ただし，主な機能ドメインの下流や他のドメインの上流におけるコード配列がフレームシフト突然変異によって変化する場合もある．*Axin*遺伝子の変異については，ドミナントネガティブエフェクト(dominant-negative effect)が関与しているものと考えられている．*TCF-4*が変異をきたすと，その転写抑制因子の1つであるCtBPへの結合能が阻害され，*TCF-4*のレベルが増加する．同様な変異の機序は，機能の消失または獲得につながり，結果的には癌細胞にとって選択的な有益性を生じる．

　　その他の研究では，MSIは標的遺伝子について組織特異性(tissue specific)の可能性が

示唆されている．例えば，MSI-high を示す結腸直腸癌患者の 80％ では *TGFβRII* の変異が証明されるが，子宮内膜癌患者で *TGFβRII* の変異が証明される割合は 20％ 前後にとどまる[50]．Woerner らは，*TGFβRII*，*BAX*，*TCF-4*，*MSH3*，*ACVR2*，*PTHL3*，*HT001*，*AC1*，さらに *SLC23A1* を結腸直腸癌の "real common targets" とするモデル，また *SCL23* を子宮内膜癌の標的遺伝子とするモデルをそれぞれ作成した[55]．Duval らも，子宮内膜癌と結腸直腸癌との間で標的遺伝子が異なることを実証している[50]．組織特異性は，癌細胞の増殖をもたらす MSI の標的を表す重要な特性になるものと思われる．

「*hMLH1* のメチル化を示す婦人科腫瘍」と「ミスマッチ修復（MMR）遺伝子の生殖細胞変異を示す婦人科腫瘍」との比較

子宮内膜癌患者の大規模集団を対象とした調査では，およそ 20％ の症例で MSI の存在から MMR 遺伝子の欠損が証明されている[44,56～60]．その大半は，体細胞由来の *hMLH1* プロモーターの高メチル化に起因しており，MMR 遺伝子の生殖細胞変異とは無関係であった[44,61]．生殖細胞変異に起因するタイプと *hMLH1* の高メチル化に起因するタイプとの間に，MSI 陽性子宮内膜癌の臨床病理学的特性の違いがあるかどうかについては明らかにされていない．「MMR 遺伝子の生殖細胞変異の保持者である MSI 陽性子宮内膜癌患者」と「*hMLH1* の高メチル化を要因とする MSI 陽性子宮内膜癌患者」を対象とした適切な規模の比較研究は 1 件のみである[62]．この研究の場合，生殖細胞変異は 50 例，散発性の *hMLH1* 変異は 26 例であった．高メチル化が証明された症例群では，発症時年齢が高く，グレード 1（高分化型）の症例が大幅に少なく，逆にグレード 3（低分化型）の症例は多い傾向にあった．同研究のデータでみた場合，*hMLH1* の高メチル化が証明された群のみで類内膜腺癌以外の腫瘍患者の数が大幅に少なかった．この研究の MMR 遺伝子の突然変異の保持者 50 例のうち，47 例は *hMSH2* の突然変異であり，*hMLH1* の突然変異はわずか 3 例であった．Black らは，MSI 陽性子宮内膜癌患者 93 例について報告しているが，それまでの研究を鑑みると，この報告で対象とされているのはプロモーターの高メチル化に起因する MSI 陽性腫瘍のようである[56]．MSI の状態と子宮筋層の浸潤度，進行期，または子宮内膜の組織型との間にはそれぞれ有意な関連性が認められている．彼らの研究結果を Broaddus ら[62]のデータと比較することは難しいが，*hMLH1* の高メチル化が証明された症例の進行期や子宮筋層の浸潤度についてはほぼ同等であるものと思われる．ただし，リンパ節や血管への浸潤度や悪性度に関する報告率が異なることから，「*hMLH1* の高メチル化に起因する MSI 陽性腫瘍」と「生殖細胞変異に起因する MSI 陽性腫瘍」との間で明確な違いがあるかどうかを両研究のデータで比較検討することは難しい．小規模のほかの研究では，MSI の状況と子宮筋層の浸潤度，進行期，子宮内膜の組織型，またはサブタイプとの間に関連性は認められていない[58,61,63]．一方，MSI の状況と高い進行期との間に有意な関連性があることについては研究報告によって明らかにされている[59,64]．

ミスマッチ修復(MMR)の破綻による腫瘍患者の予後

　　MSI陽性結腸直腸癌患者に関する初期の研究からは，その予後が良好であることが報告されている[65]．この点については，以降の研究報告でも確認されているようであるが[37,66〜68]，MSIを示す結腸直腸癌患者の予後が裏づけられなかった報告も存在する[69,70]．子宮内膜癌患者の転帰に関するほとんどの研究では，MSI陽性腫瘍患者の生存率が有意に高いとの報告は出ていないが[58〜60,64,71]，Maxwellらの報告によれば，MSI陽性腫瘍患者29例の5年生存率が77%であったのに対し，MSI陰性腫瘍患者102例の5年生存率はわずか48%で，有意水準$p=0.03$で両群間に有意差が認められた[63]．しかし，この研究でMSIの検出に際して使用された多型マーカーは3種類のみであり，うち1種類のみがNIH(アメリカ国立衛生研究所)推奨のマーカーパネルの一部であった．最近の研究では，MSIの解析にはNIH推奨のマーカーパネルが使用されている．Blackらの報告によれば，MSI陽性腫瘍患者93例とMSI陰性腫瘍患者380例との間に，無病生存期間や全生存期間に関する有意差はなかった[56]．

　　MMR遺伝子の生殖細胞変異をもつ家系の子宮内膜癌患者50例を対象とした研究では，年齢と進行期をマッチさせた散発性子宮内膜癌対照群100例との間に生存期間に関する有意差は認められなかった[72]．

　　結腸直腸癌患者と同様，MSI陽性子宮内膜癌患者の予後が比較的良好であることについてもデータが集積されている．

卵巣癌

　　全般的にみると，卵巣癌患者の2%前後がMMR遺伝子の生殖細胞変異に起因する[73,74]．MMR遺伝子の変異保持者における卵巣癌の生涯リスクについては，おおむね8〜15%と推定されている．c.1346T>ChMSH6の突然変異を示す卵巣癌の生涯リスクは33%である．卵巣癌患者を対象とした有効データは少ないが，おそらくすべての変異が同等の生涯リスクをもたらすわけではないものと推測される．適切な規模の研究[73,75〜58]で対象となった卵巣癌患者のうち，NCI推奨のマーカーでMSI陽性と評価されたのは12〜16%であった．この割合は，散発性の結腸直腸癌や子宮内膜癌患者の場合とほぼ同等である．卵巣癌患者を対象としたMSIの重要性に関するデータはほとんど得られていない．オランダの登録データに基づく1件の研究では，「HNPCCをもつ家系の卵巣癌患者26例」と「年齢と進行期をマッチさせた対照群52例」との間に生存期間に関する差は認められなかった[79]．

おわりに

　　MMR遺伝子の生殖細胞変異は，MSI陽性を特徴とする古典的なLynch症候群の原因となっている．ただし，婦人科腫瘍でMSI陽性の要因として最も多いのは，生殖細胞変異ではなくhMLH1プロモーターの高メチル化である．MSIは，癌細胞クローンの

ミューテーターフェノタイプ(mutator phenotype)を発生させる要因となる．癌細胞の増殖やアポトーシスに大きく関係する遺伝子では，特にコード領域のマイクロサテライトに有害な変異が生じる．これにより，癌細胞の増殖は助長され，臨床上重大な腫瘍の発症につながる．MSI陽性癌患者の転帰については，MSI陰性癌患者に比べると全般に良好である可能性が明らかにされている．ただし，この点をさらに解明するためにはさらに大規模な研究の実施が不可欠であろう．また，MSI陽性腫瘍が化学療法の奏効度が異なることについても集積データによって明らかにされている．MSI陽性癌患者の予後を改善させるうえで重要な点は，「MMRの破綻が腫瘍細胞の増殖や患者の予後に影響を与える機序を理解すること」である．

症例報告 Case Report

M. S. 氏は49歳の女性．腟からの不正出血にて近医を受診した．骨盤超音波検査で子宮内膜の肥厚を認め，次いで子宮内膜掻爬を行ったところ，高分化型の類内膜腺癌が証明された．子宮摘出術を施行し，手術進行期IIIC期の子宮内膜癌と診断され，その後，化学療法と放射線療法を開始した．

家族歴の詳細からは，Lynch症候群に関係する癌の病歴がないことが判明するも，本例の診断時年齢が50歳前であったことからLynch症候群を疑い，遺伝カウンセリングと検査を指示された．検査の結果，*MSH6*の生殖細胞変異が証明された．結腸直腸癌のリスクが高いことを考慮し，大腸内視鏡検査によるスクリーニングを定期的に継続中である．

文献 References

1. Warthin A. Heredity with reference to carcinoma as shown by the study of the cases examined in the pathological laboratory of the University of Michigan, 1895–1913. Arch Intern Med 1913; 12:546–555.
2. Warthin A. The further study of a cancer family. J Cancer Res 1925; 9:279–286.
3. Lynch HT, Shaw MW, Magnuson CW, et al. Hereditary factors in cancer. Study of two large midwestern kindreds. Arch Intern Med 1966; 117(2):206–212.
4. Lynch HT, Krush AJ. Cancer family "G" revisited: 1895-1970. Cancer 1971; 27(6):1505–1511.
5. Vasen HF, Mecklin JP, Khan PM, et al. The International Collaborative Group on Hereditary Non-Polyposis Colorectal Cancer (ICG-HNPCC). Dis Colon Rectum 1991; 34(5):424–425.
6. Leach FS, Nicolaides NC, Papadopoulos N, et al. Mutations of a mutS homolog in hereditary nonpolyposis colorectal cancer. Cell 1993; 75(6):1215–1225.
7. Nicolaides NC, Papadopoulos N, Liu B, et al. Mutations of two PMS homologues in hereditary nonpolyposis colon cancer. Nature 1994; 371(6492):75–80.
8. Papadopoulos N, Nicolaides NC, Wei YF, et al. Mutation of a mutL homolog in hereditary colon cancer. Science 1994; 263(5153):1625–1629.
9. Papadopoulos N, Nicolaides NC, Liu B, et al. Mutations of GTBP in genetically unstable cells. Science 1995; 268(5219):1915–1917.
10. Wu Y, Berends MJ, Sijmons RH, et al. A role for MLH3 in hereditary nonpolyposis colorectal cancer. Nat Genet 2001; 29(2):137–138.
11. Yan H, Papadopoulos N, Marra G, et al. Conversion of diploidy to haploidy. Nature 2000; 403(6771):723–724.

12. Harfe BD, Jinks-Robertson S. DNA mismatch repair and genetic instability. Annu Rev Genet 2000; 34:359–399.
13. Fishel R. The selection for mismatch repair defects in hereditary nonpolyposis colorectal cancer: revising the mutator hypothesis. Cancer Res 2001; 61(20):7369–7374.
14. Herman JG, Umar A, Polyak K, et al. Incidence and functional consequences of hMLH1 promoter hypermethylation in colorectal carcinoma. Proc Natl Acad Sci U S A 1998; 95(12):6870–6875.
15. Genschel J, Bazemore LR, Modrich P. Human exonuclease I is required for 5′ and 3′ mismatch repair. J Biol Chem 2002; 277(15):13302–13311.
16. Umar A, Boyer JC, Thomas DC, et al. Defective mismatch repair in extracts of colorectal and endometrial cancer cell lines exhibiting microsatellite instability. J Biol Chem 1994; 269(20):14367–14370.
17. Chang DK, Ricciardiello L, Goel A, et al. Steady-state regulation of the human DNA mismatch repair system. J Biol Chem 2000; 275:29178.
18. Koi M, Umar A, Chauhan DP, et al. Human chromosome 3 corrects mismatch repair deficiency and microsatellite instability and reduces N-methyl-N′-nitro-N-nitrosoguanidine tolerance in colon tumor cells with homozygous hMLH1 mutation. Cancer Res 1994; 54(16):4308–4312.
19. Umar A, Koi M, Risinger JI, et al. Correction of hypermutability, N-methyl-N′-nitro-N-nitrosoguanidine resistance, and defective DNA mismatch repair by introducing chromosome 2 into human tumor cells with mutations in MSH2 and MSH6. Cancer Res 1997; 57(18):3949–3955.
20. Edelmann L, Edelmann W. Loss of DNA mismatch repair function and cancer predisposition in the mouse: animal models for human hereditary nonpolyposis colorectal cancer. Am J Med Genet C Semin Med Genet 2004; 129(1):91–99.
21. Shimodaira H, Yoshioka-Yamashita A, Kolodner RD, et al. Interaction of mismatch repair protein PMS2 and the p53-related transcription factor p73 in apoptosis response to cisplatin. Proc Natl Acad Sci U S A 2003; 100(5):2420–2425.
22. Taylor CF, Charlton RS, Burn J, et al. Genomic deletions in MSH2 or MLH1 are a frequent cause of hereditary non-polyposis colorectal cancer: identification of novel and recurrent deletions by MLPA. Hum Mutat 2003; 22(6):428–433.
23. Woods MO, Williams P, Careen A, et al. A new variant database for mismatch repair genes associated with Lynch syndrome. Hum Mutat 2007; 28(7):669–673.
24. Wagner A, Barrows A, Wijnen JT, et al. Molecular analysis of hereditary non-polyposis colorectal cancer in the United States: high mutation detection rate among clinically selected families and characterization of an American founder genomic deletion of the MSH2 gene. Am J Hum Genet 2003; 72(5):1088–1100.
25. Percesepe A, Borghi F, Menigatti M, et al. Molecular screening for hereditary nonpolyposis colorectal cancer: a prospective, population-based study. J Clin Oncol 2001; 19(19):3944–3950.
26. Desai DC, Lockman JC, Chadwick RB, et al. Recurrent germline mutation in MSH2 arises frequently de novo. J Med Genet 2000; 37(9):646–652.
27. Froggatt NJ, Green J, Brassett C, et al. A common MSH2 mutation in English and North American HNPCC families: origin, phenotypic expression, and sex specific differences in colorectal cancer. J Med Genet 1999; 36(2):97–102.
28. Truninger K, Menigatti M, Luz J, et al. Immunohistochemical analysis reveals high frequency of PMS2 defects in colorectal cancer. Gastroenterology 2005; 128(5):1160–1171.
29. Peltomaki P. Role of DNA mismatch repair defects in the pathogenesis of human cancer. J Clin Oncol 2003; 21(6):1174–1179.
30. Aarnio M, Sankila R, Pukkala E, et al. Cancer risk in mutation carriers of DNA-mismatch-repair genes. Int J Cancer 1999; 81(2):214–218.
31. Rodriguez-Bigas MA, Vasen HF, Lynch HT, et al. Characteristics of small bowel carcinoma in hereditary nonpolyposis colorectal carcinoma. International Collaborative Group on HNPCC. Cancer 1998; 83(2):240–244.

32. Vasen HF, Stormorken A, Menko FH, et al. MSH2 mutation carriers are at higher risk of cancer than MLH1 mutation carriers: a study of hereditary nonpolyposis colorectal cancer families. J Clin Oncol 2001; 19(20):4074–4080.
33. Schulmann K, Brasch FE, Kunstmann E, et al. HNPCC-associated small bowel cancer: clinical and molecular characteristics. Gastroenterology 2005; 128(3):590–599.
34. Vasen HF, Watson P, Mecklin JP, et al. The epidemiology of endometrial cancer in hereditary nonpolyposis colorectal cancer. Anticancer Res 1994; 14(4B):1675–1678.
35. Watson P, Vasen HF, Mecklin JP, et al. The risk of endometrial cancer in hereditary nonpolyposis colorectal cancer. Am J Med 1994; 96(6):516–520.
36. Dunlop MG, Farrington SM, Carothers AD, et al. Cancer risk associated with germline DNA mismatch repair gene mutations. Hum Mol Genet 1997; 6(1):105–110.
37. Parc Y, Boisson C, Thomas G, et al. Cancer risk in 348 French MSH2 or MLH1 gene carriers. J Med Genet 2003; 40(3):208–213.
38. Quehenberger F, Vasen HF, van Houwelingen HC. Risk of colorectal and endometrial cancer for carriers of mutations of the hMLH1 and hMSH2 gene: correction for ascertainment. J Med Genet 2005; 42(6):491–496.
39. Drummond JT, Anthoney A, Brown R, et al. Cisplatin and adriamycin resistance are associated with MutLalpha and mismatch repair deficiency in an ovarian tumor cell line. J Biol Chem 1996; 271(33):19645–19648.
40. Wijnen J, de Leeuw W, Vasen H, et al. Familial endometrial cancer in female carriers of MSH6 germline mutations. Nat Genet 1999; 23(2):142–144.
41. Berends MJ, Wu Y, Sijmons RH, et al. Molecular and clinical characteristics of MSH6 variants: an analysis of 25 index carriers of a germline variant. Am J Hum Genet 2002; 70(1):26–37.
42. Plaschke J, Engel C, Kruger S, et al. Lower incidence of colorectal cancer and later age of disease onset in 27 families with pathogenic MSH6 germline mutations compared with families with MLH1 or MSH2 mutations: the German Hereditary Nonpolyposis Colorectal Cancer Consortium. J Clin Oncol 2004; 22(22):4486–4494.
43. Hendriks YM, Wagner A, Morreau H, et al. Cancer risk in hereditary nonpolyposis colorectal cancer due to MSH6 mutations: impact on counseling and surveillance. Gastroenterology 2004; 127(1):17–25.
44. Goodfellow PJ, Buttin BM, Herzog TJ, et al. Prevalence of defective DNA mismatch repair and MSH6 mutation in an unselected series of endometrial cancers. Proc Natl Acad Sci U S A 2003; 100(10):5908–5913.
45. Ollikainen M, Abdel-Rahman WM, Moisio AL, et al. Molecular analysis of familial endometrial carcinoma: a manifestation of hereditary nonpolyposis colorectal cancer or a separate syndrome? J Clin Oncol 2005; 23(21):4609–4616.
46. Kane MF, Loda M, Gaida GM, et al. Methylation of the hMLH1 promoter correlates with lack of expression of hMLH1 in sporadic colon tumors and mismatch repair-defective human tumor cell lines. Cancer Res 1997; 57(5):808–811.
47. Simpkins SB, Bocker T, Swisher EM, et al. MLH1 promoter methylation and gene silencing is the primary cause of microsatellite instability in sporadic endometrial cancers. Hum Mol Genet 1999; 8(4):661–666.
48. Boland CR, Thibodeau SN, Hamilton SR, et al. A National Cancer Institute Workshop on Microsatellite Instability for cancer detection and familial predisposition: development of international criteria for the determination of microsatellite instability in colorectal cancer. Cancer Res 1998; 58(22):5248–5257.
49. Umar A, Boland CR, Terdiman JP, et al. Revised Bethesda Guidelines for hereditary nonpolyposis colorectal cancer (Lynch syndrome) and microsatellite instability. J Natl Cancer Inst 2004; 96(4):261–268.
50. Duval A, Hamelin R. Mutations at coding repeat sequences in mismatch repair-deficient human cancers: toward a new concept of target genes for instability. Cancer Res 2002; 62(9):2447–2454.
51. Markowitz S, Wang J, Myeroff L, et al. Inactivation of the type II TGF-beta receptor in colon cancer cells with microsatellite instability. Science 1995; 268(5215):1336–1338.

52. Park J, Betel D, Gryfe R, et al. Mutation profiling of mismatch repair-deficient colorectal cancers using an in silico genome scan to identify coding microsatellites. Cancer Res 2002; 62(5):1284–1288.
53. Woerner SM, Gebert J, Yuan YP, et al. Systematic identification of genes with coding microsatellites mutated in DNA mismatch repair-deficient cancer cells. Int J Cancer 2001; 93(1):12–19.
54. Woerner SM, Kloor M, Mueller A, et al. Microsatellite instability of selective target genes in HNPCC-associated colon adenomas. Oncogene 2005; 24(15):2525–2535.
55. Woerner SM, Benner A, Sutter C, et al. Pathogenesis of DNA repair-deficient cancers: a statistical meta-analysis of putative Real Common Target genes. Oncogene 2003; 22(15):2226–2235.
56. Black D, Soslow RA, Levine DA, et al. Clinicopathologic significance of defective DNA mismatch repair in endometrial carcinoma. J Clin Oncol 2006; 24(11):1745–1753.
57. Caduff RF, Johnston CM, Svoboda-Newman SM, et al. Clinical and pathological significance of microsatellite instability in sporadic endometrial carcinoma. Am J Pathol 1996; 148(5):1671–1678.
58. Macdonald ND, Salvesen HB, Ryan A, et al. Molecular differences between RER+ and RER− sporadic endometrial carcinomas in a large population-based series. Int J Gynecol Cancer 2004; 14(5):957–965.
59. Muresu R, Sini MC, Cossu A, et al. Chromosomal abnormalities and microsatellite instability in sporadic endometrial cancer. Eur J Cancer 2002; 38(13):1802–1809.
60. Orbo A, Eklo K, Kopp M. A semiautomated test for microsatellite instability and its significance for the prognosis of sporadic endometrial cancer in northern Norway. Int J Gynecol Pathol 2002; 21(1):27–33.
61. Salvesen HB, MacDonald N, Ryan A, et al. Methylation of hMLH1 in a population-based series of endometrial carcinomas. Clin Cancer Res 2000; 6(9):3607–3613.
62. Broaddus RR, Lynch HT, Chen LM, et al. Pathologic features of endometrial carcinoma associated with HNPCC: a comparison with sporadic endometrial carcinoma. Cancer 2006; 106(1):87–94.
63. Maxwell GL, Risinger JI, Alvarez AA, et al. Favorable survival associated with microsatellite instability in endometrioid endometrial cancers. Obstet Gynecol 2001; 97(3):417–422.
64. Baldinu P, Cossu A, Manca A, et al. Microsatellite instability and mutation analysis of candidate genes in unselected sardinian patients with endometrial carcinoma. Cancer 2002; 94(12):3157–3168.
65. Thibodeau SN, Bren G, Schaid D. Microsatellite instability in cancer of the proximal colon. Science 1993; 260(5109):816–819.
66. Benatti P, Gafa R, Barana D, et al. Microsatellite instability and colorectal cancer prognosis. Clin Cancer Res 2005; 11(23):8332–8340.
67. Gryfe R, Kim H, Hsieh ET, et al. Tumor microsatellite instability and clinical outcome in young patients with colorectal cancer. N Engl J Med 2000; 342(2):69–77.
68. Sinicrope FA, Rego RL, Halling KC, et al. Prognostic impact of microsatellite instability and DNA ploidy in human colon carcinoma patients. Gastroenterology 2006; 131(3):729–737.
69. Barnetson RA, Tenesa A, Farrington SM, et al. Identification and survival of carriers of mutations in DNA mismatch-repair genes in colon cancer. N Engl J Med 2006; 354(26):2751–2763.
70. Bertario L, Russo A, Sala P, et al. Survival of patients with hereditary colorectal cancer: comparison of HNPCC and colorectal cancer in FAP patients with sporadic colorectal cancer. Int J Cancer 1999; 80(2):183–187.
71. Wong YF, Ip TY, Chung TK, et al. Clinical and pathologic significance of microsatellite instability in endometrial cancer. Int J Gynecol Cancer 1999; 9(5):406–410.
72. Boks DE, Trujillo AP, Voogd AC, et al. Survival analysis of endometrial carcinoma associated with hereditary nonpolyposis colorectal cancer. Int J Cancer 2002; 102(2): 198–200.

73. Malander S, Rambech E, Kristoffersson U, et al. The contribution of the hereditary nonpolyposis colorectal cancer syndrome to the development of ovarian cancer. Gynecol Oncol 2006; 101(2):238–243.
74. Rubin SC, Blackwood MA, Bandera C, et al. BRCA1, BRCA2, and hereditary nonpolyposis colorectal cancer gene mutations in an unselected ovarian cancer population: relationship to family history and implications for genetic testing. Am J Obstet Gynecol 1998; 178(4):670–677.
75. Cai KQ, Albarracin C, Rosen D, et al. Microsatellite instability and alteration of the expression of hMLH1 and hMSH2 in ovarian clear cell carcinoma. Hum Pathol 2004; 35(5):552–559.
76. Geisler JP, Goodheart MJ, Sood AK, et al. Mismatch repair gene expression defects contribute to microsatellite instability in ovarian carcinoma. Cancer 2003; 98(10):2199–2206.
77. Singer G, Kallinowski T, Hartmann A, et al. Different types of microsatellite instability in ovarian carcinoma. Int J Cancer 2004; 112(4):643–646.
78. Sood AK, Holmes R, Hendrix MJ, et al. Application of the National Cancer Institute international criteria for determination of microsatellite instability in ovarian cancer. Cancer Res 2001; 61(11):4371–4374.
79. Crijnen TE, Janssen-Heijnen ML, Gelderblom H, et al. Survival of patients with ovarian cancer due to a mismatch repair defect. Fam Cancer 2005; 4(4):301–305.

Column 日本におけるLynch症候群に発生する子宮内膜癌

　日本におけるLynch症候群に発生する子宮内膜癌に関する頻度と特徴に関する唯一の大規模調査は日本産科婦人科学会腫瘍委員会に設置された「本邦における遺伝性子宮内膜癌の頻度とその病態に関する小委員会」の調査報告のみである．この調査により，参加10施設における患者家族歴調査から全子宮内膜癌2,457症例中34例（1.38%）にLynch症候群の新アムステルダムクライテリアを満たす症例が存在することが初めて明らかとなった．この頻度は欧米の報告（2%）とほぼ同程度であった．Lynch症候群の新クライテリアを満たす子宮内膜癌の臨床病理学的特徴を明らかとするため，参加3施設の散発性内膜癌873例を対象として発症年齢，患者BMI，臨床病理学的因子，重複癌について検討した．Lynch症候群の子宮内膜癌発症年齢の平均は49.94歳で，散発性内膜癌より7歳若く，有意に若年発症であった（$p<0.001$）．Lynch症候群の子宮内膜癌症例のBMIは平均23.48であった．組織型では類内膜腺癌で高分化型が多く，漿液性腺癌や明細胞腺癌などのいわゆる特殊組織型は認められなかった．この点が海外の報告と大きく異なっており，わが国のLynch症候群の子宮内膜癌の1つの特徴と言えるかもしれない．FIGO手術進行期ではI期が85.3%と散発性内膜癌の66.5%に比し有意に多く認められた（$p=0.021$）．重複癌存在の頻度も38.2%と散発性内膜癌の5.8%に比し有意に高く（$p<0.001$），なかでもLynch症候群の子宮内膜癌と重複するのは大腸癌が69.2%と大部分を占めたのに対し，散発性内膜癌における重複癌の種類は卵巣癌が35.3%と最も多かった．新アムステルダムクライテリアを満たすLynch症候群としての子宮内膜癌は，予後良好の類内膜腺癌の高分化型I期症例が多いことからもLynch症候群保持者における予防的子宮全摘出に関しては慎重な対応が必要かもしれない．

（阪埜浩司）

第11章

Lynch 症候群関連婦人科癌の病理

Pathology of Lynch Syndrome-Associated Gynecological Cancers

Russell R. Broaddus

🔒 キーポイント Key Points

- Lynch 症候群を背景として生じる子宮内膜癌と卵巣癌の組織型は，単一ではない．
- 複雑型異型内膜増殖症は，Lynch 症候群に生じる類内膜型子宮内膜癌の前駆病変である．
- Lynch 症候群の子宮内膜癌は，高頻度のマイクロサテライト不安定性（MSI-high）が特徴である．
- 予防的手術時には，子宮と卵巣は凍結切片により評価されるべきであり，その後も予想外の癌の有無を病理学的かつ顕微鏡的に徹底探索すべきである．
- Lynch 症候群の組織検査には，マイクロサテライト不安定性（MSI）検査と MLH1，MSH2，MSH6，PMS2 に対する免疫組織化学的検査がある．

はじめに

　Lynch 症候群に関連する大腸癌の病理については，極めて多くの文献がある．残念ながら，Lynch 症候群関連子宮内膜癌に関しては入手できる情報は格段に少なく，ましてや Lynch 症候群関連卵巣癌ではさらに少ない．したがって本章の大部分は，Lynch 症候群における子宮内膜癌についての既知の知見に焦点を当てる．さらに，卵巣癌についても若干の知見を述べる．最後に，Lynch 症候群の子宮内膜癌および卵巣癌患者を同定するための組織検査法について論じる．

子宮内膜癌の病理

　Lynch 症候群関連子宮内膜癌に焦点を当てる前に，一般人口における子宮腫瘍の分類を概説しておくことは有益である．子宮に生じる腫瘍は非常に多彩である．このなかには，子宮内膜上皮に由来する癌と，平滑筋腫瘍（子宮平滑筋腫と子宮平滑筋肉腫）や間質腫瘍（子宮内膜間質結節と子宮内膜間質肉腫）のように子宮の間質成分に由来する間葉系腫瘍がある．現在までのところ，間葉系腫瘍は Lynch 症候群に関連してはいない．したがっ

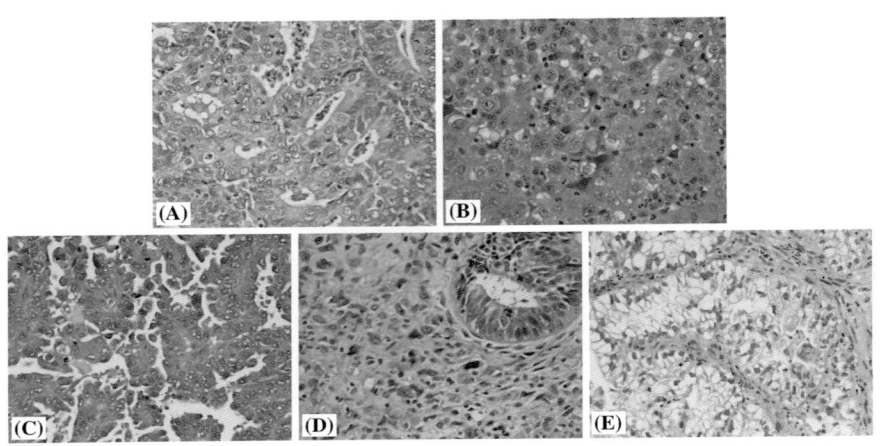

図1 子宮内膜癌の異なる組織型の写真(H&E,×200)
(A)顕微鏡的にこの腫瘍の大部分を構成する高分化な腫瘍腺管からなるグレード1類内膜腺癌.
(B)偶に腺管形成があるが,基本的に充実性シート状の腫瘍細胞からなるグレード3類内膜腺癌.グレード2類内膜癌(写真なし)は顕微鏡的に高分化な腺管と充実性領域が混じり合ったものである.
(C~E)非類内膜型腫瘍:子宮乳頭状漿液性腺癌(C),悪性ミューラリアン混合腫瘍(D),明細胞腺癌(E).非類内膜型腫瘍は,一般的には高分化なグレード1類内膜腺癌と比較して予後が悪い.

て,残りのこの節は子宮内膜癌に焦点をあてる.

　子宮内膜癌は,顕微鏡レベルでも臨床的にも多彩な病気である.概括すると子宮内膜癌は,類内膜型と非類内膜型の2つの範疇に分けられる.一般人口においては,子宮内膜癌の約75~80%は類内膜型であり,残りを非類内膜型が占める.類内膜型腫瘍は,顕微鏡的にみられる腺成分の分化度に応じて3段階方式に等級づけられる.高分化型類内膜腺癌では,ほとんど全部がよく分化した腺管からなり,国際産科婦人科連合(International Federation of Gynecology and Obstetrics;FIGO)ではグレード1に分類される.低分化型FIGOグレード3類内膜腺癌は,顕微鏡的に悪性細胞が優位にシート状の充実性成分からなっており,腺管形成はほとんどない.FIGOグレード2類内膜腺癌は,より中等度の分化度をもつ.類内膜腺癌は,前駆病変である複雑型異型内膜増殖症と関連してみられることがある.非類内膜型癌群は,主として子宮乳頭状漿液性腺癌(uterine papillary serous carcinoma;UPSC),悪性ミューラリアン混合腫瘍(malignant mixed mullerian tumor;MMMT),そして明細胞腺癌(clear cell carcinoma;CCC)からなる多様な一群である.代表的な類内膜型腫瘍と非類内膜型腫瘍の写真を図1に示す.

　内膜癌の組織学的亜型は,異なる組織亜型が異なる生物学的態度を示すことから,重要である.一般的に,高分化型グレード1の類内膜腺癌は,診断時には初期であり,予後良好である.こうした腫瘍ではしばしば,子宮摘出だけで治癒する.高用量エストロゲンの単独曝露は,類内膜型,特にグレード1の腫瘍を引き起こす.反対に非類内膜型腫瘍,特にUPSCとMMMTは,進行した状態で診断されやすい.これらの腫瘍の患者ではしばしば,手術や補助化学療法,放射線治療がこれらの疾患の制御に必要となる.しかし,そうした追加療法をもってしても,非類内膜型腫瘍患者の予後は,通常不良である.CCCは,より稀な非類内膜型癌の亜型の1つである.これはしばしばUPSCと共存する.卵巣のCCCは特に予後不良であるが,子宮におけるこの腫瘍の生物学的態度は,より多様

である．

Lynch症候群における子宮内膜癌の病理

　　Lynch症候群にみられるようなDNAミスマッチ修復遺伝子欠損の分子的特徴は，正常組織由来DNAと比較して，腫瘍DNAで測定される高頻度のマイクロサテライト不安定性(high levels of microsatellite instability；MSI-high)である．MSI-highは，*MLH1*，*MSH2*，*MSH6*，*PMS2*遺伝子，またはその他のより頻度の低い遺伝子の変異をもつLynch症候群に起因することも，*MLH1*遺伝子プロモーターの転写サイレンシング(transcriptional silencing)を伴うメチル化に起因することもありえる．*MLH1*メチル化によるMSI-highは，散発性子宮内膜癌と大腸癌の15～20％にみられることが文献上にも記載されている．したがって，MSI-highの子宮内膜癌と大腸癌に関して知られていることの大部分は，散発性腫瘍に関するものであって，Lynch症候群関連腫瘍との関係ははっきりしていない．

　　散発性MSI-high子宮内膜癌と，Lynch症候群によるMSI-high子宮内膜癌の間の相違の有無を明らかにするため，最近，筆者らは両群間の病理学的特性を比較する大規模研究を完了した[1]．この研究では，既知のLynch症候群の変異をもつ女性に発症した50例の子宮内膜癌を解析した．Lynch症候群の子宮内膜癌患者の平均年齢が46.8歳であったため，比較のために，50歳以下の女性に発生した散発性子宮内膜癌42症例を解析した．これらの女性たちには遺伝子検査によって*MLH1*と*MSH2*の変異はないことが証明されていた．*MLH1*メチル化があり，免疫組織化学的にMLH1蛋白の消失した散発性MSI-high子宮内膜癌26症例も比較群として追加された．散発性MSI-high腫瘍の群については，子宮内膜癌128例(類内膜癌85例，UPSC 19例，MMMT 24例)の大きな群の解析に基づくものであった．これら3群間の明確な違いの1つとして，散発性の50歳以下の群(41/42，97.6％)と散発性*MLH1*メチル化群(25/26，96.2％)は，ほとんど全腫瘍の組織型が類内膜癌であった．反対にLynch症候群の群では，50例中43例(86％)が類内膜型癌であり，組織型より多様であった．この3群間で，筋層浸潤，リンパ侵襲，脈管侵襲，進行期に統計学的有意差はなかった．重要なことは，Lynch症候群の子宮内膜癌の22％は，II，III，IV期(進行期)であり，これらの患者では子宮全摘出術に加えて補助化学療法や術後照射治療が必要になるということである．Lynch症候群の女性においては，子宮内膜癌は重大事であることが示唆されてきた．というのは，51％の女性において子宮内膜癌が平均11年以内で結腸直腸癌に先行するため，センチネル癌(sentinel cancer)として取り扱えるからである[2]．しかしながら，Lynch症候群の子宮内膜癌の1/4近くが術後何らかの補助治療を必要とするため，Lynch症候群の女性においては子宮内膜癌自体が重大な癌であることも明瞭である．

　　Lynch症候群と50歳以下の散発性群における子宮内膜癌と比較して，散発性*MLH1*メチル化群における子宮内膜癌は，全体としてグレード2やグレード3類内膜腺癌でより進行した腫瘍の割合が高かった[1]．さらに，*MLH1*メチル化群の一部は，その他の2群ではみられない独特の顕微鏡的形態をもっていた．この独特な組織型は「未分化」を特徴

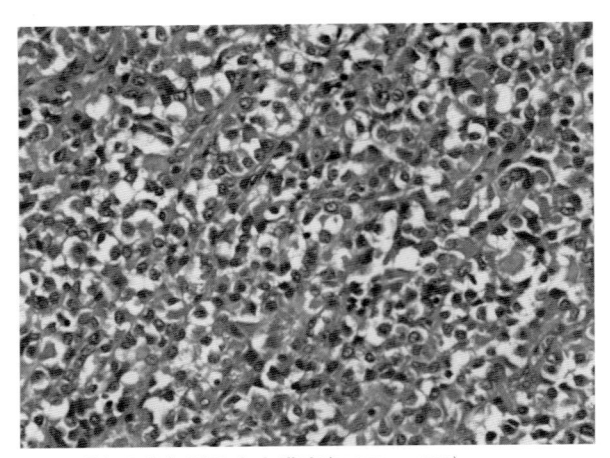

図2 「未分化」型子宮内膜癌(H&E, ×200)
グレード3類内膜腺癌と同様に，未分化癌は顕微鏡的には腺管形成のほとんどないシート状細胞からなる．しかしながら，未分化癌細胞はグレード3類内膜腫瘍細胞より小さい．筆者らは *MLH1* メチル化による MSI-high に関連した群にのみ未分化癌を見出したが，Lynch 症候群に関連した MSI-high 類内膜腺癌においては見出しえなかった．

とし，腫瘍細胞は単調で，大きさは小～中型であり，組織球よりは大きいが通常の類内膜癌細胞よりは小さかった[1]．未分化な腫瘍細胞は，腺管形成がなく充実性で，かつ，結合の緩いシート状に増殖していた(図2)．免疫組織化学的検索によると，この未分化癌はパンサイトケラチン(pancytokeratin)に弱陽性，エストロゲンレセプターとプロゲステロンレセプターに完全に陰性であった．一方，通常のグレード3類内膜腺癌では，パンサイトケラチンは強陽性で，少なくとも一部分にはホルモンレセプターの発現がみられた．

一般人口においては，非類内膜型癌は平均65～68歳の女性に診断されるのが典型的である[3~7]．しかしながら Lynch 症候群においては，平均的非類内膜型腫瘍の診断年齢は46.4歳であり，Lynch 症候群全体における子宮内膜癌の平均診断年齢(46.8歳)と同様であることを筆者らは見出した[1]．CCC，UPSC と CCC の混合腫瘍，そして MMMT が Lynch 症候群において非類内膜型腫瘍として同定された．Carcangiu らは，Lynch 症候群女性のイタリアのコホート研究から CCC が優勢であることを抄録様式で報告した[8]．この研究はまだ論文審査のある文献では出版されていない．筆者らの研究では確かに CCC は Lynch 症候群の女性に見つかっているが，子宮内膜癌の大部分を構成しているわけではない．興味深いことに筆者らの以前の研究では，非類内膜型腫瘍のすべてが *MSH2* 変異のある女性に多いことを見出している[1]．Hampel らの一般住民を対象とした研究[9]とそれに続くフォローアップ研究[10]では，2例の Lynch 症候群関連の非類内膜型癌が見つかったが，2例とも *MSH6* 変異の女性であった．筆者らのその後の研究では，*MLH1* 変異をもつ非類内膜型癌の女性1人を見出したのみであった．このことから，プロモーターのメチル化と遺伝子変異のどちらかに基づく *MLH1* の欠失による MSI は，ほとんど必ず高悪性度の類内膜腫瘍や未分化腫瘍に結びつくという遺伝子型-表現型関係

(genotype-phenotype relationship)がありそうなことが示唆される．反対に，*MSH2/MSH6*ペアの欠損によるMSIは，もっと多様な範囲の子宮内膜癌の組織型に結びつきうる．非類内膜型腫瘍を含むさらなる研究が，この遺伝子型-表現型関係の可能性を検証するために必要であろう．

　発生頻度が少なく，少数の群ではあるが筆者らは，子宮の下部を中心に発生する腫瘍をもつLynch症候群子宮内膜癌の女性の一群を同定した．これらの女性はより若年であり，子宮頸部から隆起する腫瘍をもつため，以前は臨床上子宮頸癌の患者と診断されたものもあった．子宮内膜腺癌と子宮頸部腺癌は，通常鏡検により容易に区別しうる．一般的に，免疫組織化学的に子宮内膜腺癌はエストロゲンレセプター陽性，ビメンチン(vimentin)陽性，CEA (carcinoembryonic antigen)陰性であり，一方，子宮頸部腺癌はエストロゲンレセプターとビメンチンが陰性，CEA陽性であるからである[11]．他施設の家族性腫瘍のデータベースに基づく非公式な探索では，「子宮頸癌」と診断されたたくさんのLynch症候群患者がみられたことが注目に値する．もし可能ならこれらのいくつかでも，子宮下部に生じた定型的な子宮内膜癌かどうかを病理組織スライドを再鏡検して調べなおすことは大変有益なことであろう．

　子宮内膜と卵巣の同時原発腫瘍は，卵巣癌患者の約10％，子宮内膜癌患者の約5％に生じる[12]．改訂されたベセスダガイドライン(revised Bethesda guidelines)によれば，子宮内膜癌・卵巣癌同時発生者はLynch症候群と判断される[13]．102例の子宮内膜癌・卵巣癌同時発生者の大規模研究では，7例のみがLynch症候群と診断するための分子基準(MLH1，MSH2，またはMSH6蛋白発現の免疫組織学的欠失を伴うMSI-high)か，または臨床クライテリア(アムステルダム家族歴：Amsterdam family history)を満たしていた[14]．したがって大部分の子宮内膜・卵巣同時発生腫瘍の女性は，Lynch症候群ではない．

　子宮内膜癌予防のために，散発性類内膜型子宮内膜癌の前駆病変である複雑型異型内膜増殖症(complex atypical hyperplasia；CAH)は，Lynch症候群関連子宮内膜癌の前駆病変でもあるかを知ることは大変有益である．Lynch症候群における子宮内膜癌については大変限られた知見があるだけである．M. D. アンダーソン癌センターで実施された臨床治験で筆者らは，基準となる初回子宮内膜生検で2例のCAHに遭遇した．子宮全摘出術の結果，この両方の女性はCAHを伴うグレード1類内膜腺癌であった．こうして筆者らは，CAHは確かに，Lynch症候群に発症する類内膜型子宮内膜癌の前駆病変であると信じている．DNAミスマッチ修復遺伝子の欠損がある場合，結腸腺腫が一般人口における腺腫よりも結腸腺癌により進行しやすく，しかもより速く進行するといわれてきた[15〜17]．この仮説をLynch症候群関連子宮内膜癌において検証することは，著しく困難である．CAHとグレード1類内膜腺癌はしばしば共存することが，一般人口において確立しているからである[18]．

高頻度マイクロサテライト不安定性(MSI-high)子宮内膜癌の顕微鏡的特徴

　MSI-high結腸直腸癌の顕微鏡的特徴の有無については，非常に多くの文献が存在す

る．MSI-high と関連づけられた顕微鏡的特徴として，低分化，粘液性，印環細胞分化，混合性腫瘍組織，腫瘍細胞の髄様性増殖パターン，腫瘍内リンパ球浸潤の増加，そして Crohn 病に似た腫瘍辺縁への炎症細胞侵入があげられる[19]．これらの研究の多くは，*MLH1* メチル化による散発性 MSI-high と DNA ミスマッチ修復遺伝子の生殖細胞変異による MSI-high を区別してこなかった．したがってこれら2種の MSI-high 群間の顕微鏡的差異の有無については，はっきりしていない．しかしながら，これらの明瞭な顕微鏡的特徴は，おそらく結腸直腸癌の相当数では認められないことに注目しなくてはならない．結腸直腸癌の約 40％には，これらの明瞭な顕微鏡的特徴はみられない[19]．したがって顕微鏡的特徴だけでは，結腸直腸癌患者が Lynch 症候群かどうか評価決定することができない．

MSI-high 子宮内膜癌の顕微鏡的特徴も研究されてきた．しかし MSI-high 結腸直腸癌ほどには研究が進んでいない[20,21]．結腸直腸癌の場合と同様に，MSI の原因（*MLH1* メチル化もしくは DNA ミスマッチ修復遺伝子の生殖細胞変異）が同定されていない．ある研究では MSI-high 子宮内膜癌は，腫瘍高悪性度，扁平上皮化生，より深い筋層浸潤，リンパ管・脈管侵襲の存在，そして子宮外進展に関係すると報告された[20]．メモリアル・スローン・ケタリング癌センターのグループは，腫瘍内侵入リンパ球数の増加と腫瘍辺縁リンパ球の存在は MSI-high と関連することを見出した[21]．腫瘍内へのリンパ球侵入が高度（高倍率視野10当たりリンパ球40）であると，MSI-high を予測する感度は85％となるが，特異度は46％にすぎない．子宮内膜癌についての出版されたデータは限られており，子宮内膜癌の顕微鏡的特徴を MSI-high の存在を正確に予測するために使用するにはその感度も特異度も十分ではないというのが，筆者らの意見である．

Lynch 症候群における卵巣癌

Lynch 症候群における卵巣癌の文献は子宮内膜癌のものよりさらに限られている．散発性子宮内膜癌と同様，散発性卵巣癌は多様な疾病である．病理学的に卵巣腫瘍は上皮性，性索・間質性，胚細胞性の各型に分けられるが，上皮性腫瘍が最も一般的である．上皮性腫瘍のなかで最も一般的なのは高悪性度漿液性癌であるが，その他の亜型には CCC，MMMT，粘膜性癌，そして移行上皮癌がある．Watson ら[22]は Lynch 症候群における卵巣癌について，最大の集積的研究をまとめた．この後方視的研究では，11の異なる国々の14の登録資料からの卵巣癌79症例の臨床記録が解析された．44人は既知の Lynch 症候群の変異をもつ家系に由来し，残りの女性は Lynch 症候群に一致する家族歴をもっていた．多種多様な上皮性腫瘍が同定されたが，漿液性癌，粘液性癌，類内膜癌，CCC，これらの混合性癌がここに含まれていた．興味深いことに5例の非上皮性卵巣腫瘍も同定された．これには顆粒膜細胞腫瘍2例，性索腫瘍，内胚葉洞腫瘍，そして未分化胚細胞腫瘍が含まれた．*MLH1*，*MSH2*，*MSH6*，*PMS2* に対する免疫組織化学的検索や MSI 分析は実施されていない．そのためこれらの非上皮性腫瘍が真に Lynch 症候群と関連しているのかはまだ明らかではない．他のすでに出版された報告では，卵巣癌における DNA ミスマッチ修復遺伝子産物の免疫組織化学検査と MSI 分析を実施していた[23-28]．これら

の研究では，MSI-highと関連したMMMT, CCC, 粘液性癌, 類内膜癌, そして混合性癌を含む多種多様な上皮性癌を報告している．これらの先行研究からは，*MLH1* メチル化を伴う子宮内膜癌の場合のように，*MLH1* メチル化が優位に類内膜型と関与するかが明確でない．同様にこれらの研究からは，純型の高悪性度漿液性癌は，*MLH1* メチル化によるものであれDNAミスマッチ修復遺伝子の生殖細胞変異によるものであれ，どのくらいの頻度でMSI-highと関連するのかも明確でない．大規模研究でRosenら[26]は，168例の純型高悪性度漿液性癌においてMSI-highを1例も見出さなかった．この同じ研究でMSI-highは，卵巣MMMT, CCC, そして漿液性を含む混合組織性腫瘍において検出された[23]．これらの研究から，MMR遺伝子の欠損は上皮性卵巣癌の多様な組織型にみられることが明らかである．これは，高悪性度漿液性癌というほとんど唯一の組織型の卵巣癌にしか関与しない遺伝性の *BRCA1* や *BRCA2* 変異の場合とは一線を画する状況である[29〜31]．

予防的手術標本の取り扱い

　予防的子宮全摘出術および卵巣卵管摘出術は，Lynch症候群の女性において，特に出産を終えた場合には合理的で，効果的な癌予防の選択肢である[32]．そうした予防的手術は，事前に診断された結腸癌に対する結腸切除術や結腸部分切除術の術中に実施されるかもしれない．予期せぬ子宮内膜癌や卵巣癌の存在[33, 34]の可能性があるので，予防的子宮全摘出術は理想的には，術中進行期を決定できる婦人科腫瘍専門医により実施されるべきである．摘出子宮標本は，患者がLynch症候群であることをあらかじめ知らされた病理学者によって術中に診査されるべきである．子宮内腔と両側卵巣は注意深く調査されるべきで，疑わしい部分はすべて凍結切片にして顕微鏡的に分析すべきである．発生する腫瘍が小さいこともありえるので，子宮下部には，特に注意を集中すべきである．もし凍結切片の診査時に潜在する卵巣癌または子宮内膜癌が見つかれば，必要な進行期確定手順をその後実施しえる．もし術中診査で病理学者によって何も異常が見つからなければ，その後は卵巣と子宮内膜の通常の病理学的標本採取と顕微鏡的診査で十分である．もし子宮内膜と両側卵巣が肉眼的に何も異常がなければ，全子宮内膜や卵巣と卵管の顕微鏡的診査をすべきとの確たる証左はない．*BRCA1* や *BRCA2* 変異をもつ女性の場合は顕微鏡的オカルト癌が，特に卵管の卵管采端に存在することがよく報告されている[35]．したがって予防的子宮全摘出術を実施した女性の場合，全卵巣と卵管が顕微鏡的に診査される．これまでにそのような顕微鏡的癌が，Lynch症候群女性の卵巣や子宮内膜に見つかったとの報告はない．

Lynch症候群女性を同定するための組織診査

　組織診査（免疫組織化学的検査とMSI分析）は，Lynch症候群のリスクがあるとみなされた女性の評価における実質的な最初のステップとなる．筆者らの施設では，ホルマリン固定，パラフィン包埋組織から *MLH1*, *MSH2*, *MSH6*, *PMS2* に対する免疫組織化学的

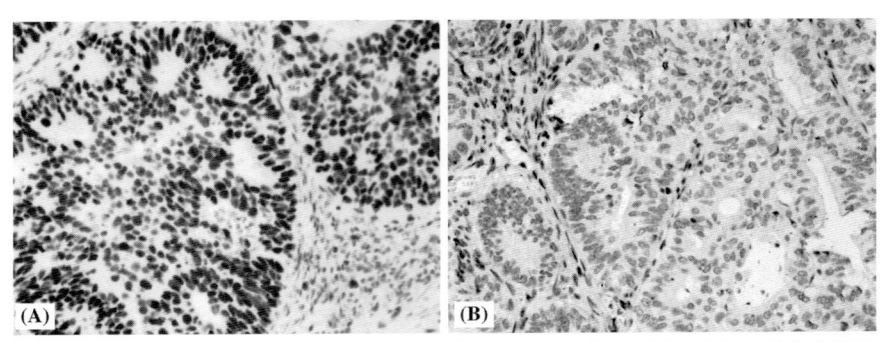

図3 代表的な子宮内膜癌における MSH2(A)と MLH1(B)に対する免疫組織化学所見(×200)

この腫瘍は，腫瘍細胞の大部分において MSH2 に対する強陽性核内発現を示す(濃い核染).しかしながらこの腫瘍細胞核は，MLH1 に対する正常な陽性核内発現を有する近接する非腫瘍性の間質細胞と対比して，MLH1 発現については全体として陰性である.

検査と，MSI 分析とを実施する．上記の抗体は市販のものを利用できる．重要なことは，凍結組織や組織の特殊な取り扱いはこれらの分析には不必要であることだ．免疫組織化学的検査の場合，正常細胞が存在する腫瘍の切片を選ぶことが重要である．そのような非腫瘍細胞は，非常に有用な内部コントロールとなる．図3(A)は正常 *MSH2* 遺伝子をもつ子宮内膜腺癌に観察された，MSH2 蛋白の典型的な，強陽性核内発現を示した．図3(B)において腫瘍細胞は，MLH1 の核内発現をまったく示さないが，近接する間質細胞と炎症細胞は MLH1 陽性である．したがってこの腫瘍は MSH2 陽性だが，MLH1 陰性であると判定される．

筆者らは免疫組織化学的検査と並行して MSI 分析を実施する．MSI 分析のためには，腫瘍組織と正常非腫瘍組織が必要である．子宮頸部，良性卵管，良性リンパ節を含む，子宮全摘出術標本からのいかなる正常組織であっても使用可能である．病理医がマイクロダイセクション(microdissection)すべき腫瘍と正常領域を HE 染色スライド上に図示する．その後未染の組織切片から，腫瘍と正常領域は注意深く削り取られ，DNA 抽出と蛍光プライマーを使った PCR(ポリメラーゼ連鎖反応 polymerase chain reaction)増幅のためにエッペンドルフチューブ®(Eppendorf tube®)のなかに置かれる．大きな腫瘍の場合，正常および腫瘍の未染スライド5～10枚で，PCR による MSI 分析に必要十分量の DNA が通常は得られる．アメリカ国立癌研究所(NCI)による7つのマーカーパネル(BAT25, BAT26, BAT40, D2S123, D5S346, D173250, そして TGFβRII)[36]が，正常組織と比較した腫瘍組織のマクロサテライトリピート(microsatellite repeat)の数的変化を検出するために使われる．増幅された DNA は細管(キャピラリー)電気泳動を用いる ABI Genetic Analyzer で分析される．パネル中の2またはそれ以上のマイクロサテライトにアレル変動がある腫瘍は，MSI-high とされる．7つのマイクロサテライトすべてにアレル変動がない腫瘍は，マイクロサテライト安定(MS-stable)とされる．1つのマイクロサテライトにだけアレル変動がある腫瘍は低頻度マイクロサテライト不安定性(MSI-low)とされる．子宮内膜腫瘍，卵巣腫瘍における MSI-low の意義はあるのかもしれないが，未知である．ある試料のマイクロサテライトにおけるクロマトグラムを図4に示す．ここで腫瘍〔図4

(A) POS CTRL Normal　7 Blue

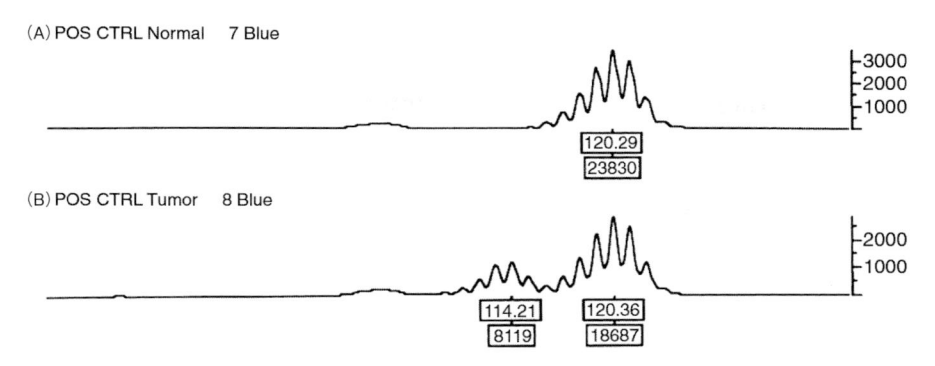

(B) POS CTRL Tumor　8 Blue

図4　あるマイクロサテライトに対する代表的なマイクロサテライト不安定性（MSI）クロマトグラム
腫瘍 DNA（B）は，同一患者の非腫瘍組織から抽出された DNA（A）と比べてより多くのピークを示す．よって，このマイクロサテライトにアレル変動がある．もし7つのマイクロサテライト中2またはそれ以上にこうしたアレル変動がある腫瘍なら，高頻度マイクロサテライト不安定性（MSI-high）とされる．

（B）]は，同じ患者からの正常非腫瘍組織〔図4（A）〕に比べて，より多くのピークをもつ．よってこれは，このマイクロサテライトのアレル変動と考えられる．

　免疫組織化学的に MLH1 消失のある MSI-high 腫瘍の場合，筆者らは，*MLH1* プロモーターのメチル化の可能性を検出するための PCR ベースの解析を併せて実施する．もしメチル化が存在したら，Lynch 症候群関連腫瘍というよりは，散発性の癌である可能性のほうをより考える．*MLH1* メチル化検査は，MSI 分析のために抽出された DNA を使って実施できる．しかしながら *MLH1* メチル化検査では DNA は，どのメチル化シトシンもウラシルに転換するために亜硫酸水素塩で処理されなければならない．亜硫酸水素塩処理された DNA は，その後メチル化 *MLH1* 遺伝子と非メチル化 *MLH1* 遺伝子に特異的なプライマーを用いて増幅される．MSI 分析と同様に，増幅された DNA は細管（キャピラリー）電気泳動法を用いた ABI Genetic Analyzer® で分析される．

　注目されるのは Lynch 症候群患者のうち大腸癌以外の癌群では，Lynch 症候群の大腸癌に通常みられる MSI-high は必ずしもみられないという点である[37, 38]．ある大規模研究では拡張された12のマーカーを用いたにもかかわらず，23% の子宮内膜癌は MSI を全く示さなかった[38]．そうした MS-stable または MSI-low な腫瘍は，DNA ミスマッチ修復遺伝子産物が免疫組織化学的に欠失していると確認されたものにさえ認められる．大腸癌と大腸以外の癌の間にみられる MSI の様式が異なる理由は，現時点では明らかでない．

症例報告　Case Report

　L. G. 氏は腟出血と腹痛のために医師を受診した41歳の女性である．子宮内膜生検では高悪性度類内膜型子宮内膜癌であった．彼女は腹腔鏡下に子宮全摘出術および卵巣卵管摘出術を受け，進行期確認手順が実施された．彼女は骨盤リンパ節転移を続発した IIIC 期であることが判明し，化学療法と放射線照射治療が実施された．

　不運なことに L. G. 氏は家族とは疎遠であったので，家族歴は全く不明であった．発症

が若年であったため，彼女の腫瘍組織の免疫組織化学的検査とMSI検査が実施された．彼女の腫瘍には，MSH2の消失とMSI-highが見出された．この結果により実施された変異分析により*MSH2*変異が実証されたので，Lynch症候群が確定した．L. G. 氏には娘2人と息子1人がおり，全員20歳以下だったのでこの情報は結果的に重要であった．L. G. 氏には大腸癌スクリーニングの開始が可能であり，子どもたちには遺伝カウンセリングと*MSH2*変異検査が提供可能である．

銘記すべき点 Learning Points

- Lynch症候群に生じる子宮内膜癌と卵巣癌の組織型は多様である．
- Lynch症候群関連子宮内膜癌はMSI-highが特徴である．現在MSIを正確に予測する，明確な病理組織像は皆無である．
- Lynch症候群に続発したMSI-high子宮内膜癌は，*MLH1*メチル化に続発した散発性MSI-high子宮内膜癌とは病理組織学的に明確に異なる．
- 予防的手術施行時には予想外の子宮内膜癌と卵巣癌の診査のために，子宮と卵巣の術中凍結切片による評価を実施すべきである．
- Lynch症候群のための組織検査には，MSI試験，*MLH1*プロモーターメチル化試験，そしてMLH1，MSH2，MSH6，PMS2の免疫組織化学的検査がある．

文献 References

1. Broaddus RR, Lynch HT, Chen L, et al. Pathologic features of endometrial carcinoma associated with HNPCC. Cancer 2006; 106:87–94.
2. Lu KH, Dinh M, Kohlmann W, et al. Gynecologic cancer as a "sentinel cancer" for women with hereditary nonpolyposis colorectal cancer syndrome. Obstet Gynecol 2005; 105:569–574.
3. Abeler VM, Kjorstad KE. Clear cell carcinoma of the endometrium: a histopathological and clinical study of 97 cases. Gynecol Oncol 1991; 40:207–217.
4. Christopherson W, Alberhasky R, Connelly P. Carcinoma of the endometrium II. Papillary adenocarcinoma: a clinicopathological study of 46 cases. Am J Clin Pathol 1982; 77:534–540.
5. Webb GA, Lagios MD. Clear cell carcinoma of the endometrium. Am J Obstet Gynecol 1987; 156:1486–1491.
6. Doss LL, Llorens AS, Henriquez EM. Carcinosarcoma of the uterus: a 40-year experience from the state of Missouri. Gynecol Oncol 1984; 18:43–53.
7. Olah KS, Dunn JA, Gee H. Leiomyosarcomas have a poorer prognosis than mixed mesodermal tumours when adjusting for known prognostic factors: the results of a retrospective study of 423 cases of uterine sarcoma. Br J Obstet Gynaecol 1992; 99: 590–594.
8. Carcangiu ML, Dorji T, Radice P, et al. HNPCC-related endometrial carcinomas show a high frequency of non-endometrioid types and of high FIGO grade endometrioid carcinomas. Mod Pathol 2006; 19(suppl 1):173A (abstr).
9. Hampel H, Frankel W, Panescu J, et al. Screening for lynch syndrome (hereditary nonpolyposis colorectal cancer) among endometrial cancer patients. Cancer Res 206; 66:7810–7817.

10. Hampel H, Panescu J, Lockman J, et al. Comments on: screening for lynch syndrome (hereditary nonpolyposis colorectal cancer) among endometrial cancer patients. Cancer Res 2007; 67:9603.
11. McCluggage WG, Sumathi VP, McBride HA, et al. A panel of immunohistochemical stains, including carcinoembryonic antigen, vimentin, and estrogen receptor, aids the distinction between primary endometrial and endocervical adenocarcinomas. Int J Gynecol Pathol 2002; 21:11–15.
12. Zaino R, Whitney C, Brady M, et al. Simultaneously detected endometrial and ovarian carcinomas-a prospective clinicopathologic study of 74 cases: a Gynecologic Oncology Group Study. Gynecol Oncol 2001; 83:355–362.
13. Umar A, Boland CR, Terdiman JP, et al. Revised Bethesda guidelines for hereditary nonpolyposis colorectal cancer (Lynch syndrome) and microsatellite instability. J Natl Cancer Inst 2004; 96:261–268.
14. Soliman PT, Broaddus RR, Schmeler KM, et al. Women with synchronous primary cancers of the endometrium and ovary: do they have Lynch syndrome? J Clin Oncol 2005; 23:9344–9350.
15. Jass JR, Smyrk TC, Stewart SM, et al. Pathology of hereditary non-polyposis colorectal cancer. Anticancer Res 1994; 14(4B):1631–1634.
16. Jass JR, Cottier DS, Jeevaratnam P, et al. Diagnostic use of microsatellite instability in hereditary non-polyposis colorectal cancer. Lancet 1995; 346:1200–1201.
17. Rijcken FEM, Hollema H, Kleibeuker JH. Proximal adenomas in hereditary non-polyposis colorectal cancer are prone to rapid malignant transformation. Gut 2002; 50:382–386.
18. Trimble CL, Kauderer J, Zaino R, et al. Concurrent endometrial carcinoma in women with a biopsy diagnosis of atypical endometrial hyperplasia: a Gynecologic Oncology Group study. Cancer 2006; 106:812–819.
19. Alexander J, Watanabe T, Wu TT, et al. Histopathological identification of colon cancer with microsatellite instability. Am J Pathol 2001; 158:527–535.
20. Honore LH, Hanson J, Andrew SE. Microsatellite instability in endometrioid endometrial carcinoma: correlation with clinically relevant pathologic variables. Int J Gynecol Cancer 2006; 16:1386–1392.
21. Shia J, Black D, Hummer AJ, et al. Routinely assessed morphological features correlate with microsatellite instability status in endometrial cancer. Hum Pathol 2008; 39:116–125.
22. Watson P, Butzow R, Lynch HT, et al. The clinical features of ovarian cancer in hereditary nonpolyposis colorectal cancer. Gynecol Oncol 2001; 82:223–228.
23. Sood AK, Holmes R, Hendrix MJ, et al. Application of the National Cancer Institute criteria for determination of microsatellite instability in ovarian cancer. Cancer Res 2001; 61:4371–4374.
24. Gras E, Catasus L, Arguelles R, et al. Microsatellite instability, MLH-1 promoter hypermethylation, and frameshift mutations at coding mononucleotide repeat microsatellites in ovarian tumors. Cancer 2001; 92:2829–2836.
25. Cai KQ, Albarracin C, Rosen D, et al. Microsatellite instability and alteration of the expression of hMLH1 and hMSH2 in ovarian clear cell carcinoma. Hum Path 2004; 35:552–559.
26. Rosen DG, Cai KQ, Luthra R, et al. Immunohistochemical staining of hMLH1 and hMSH2 reflects microsatellite instability status in ovarian carcinoma. Mod Pathol 2006; 19:1414–1420.
27. Malander S, Rambech E, Kristoffersson U, et al. The contribution of the hereditary nonpolyposis colorectal cancer syndrome to the development of ovarian cancer. Gynecol Oncol 2006; 101:238–243.
28. Komanska K, Malander S, Masback A, et al. Ovarian cancer at young age: the contribution of mismatch-repair defects in a population-based series of epithelial ovarian cancer before age 40. Int J Gynecol Cancer 2007; 17:789–793.

29. Shaw PA, McLaughlin JR, Zweemer RP, et al. Histopathologic features of genetically determined ovarian cancer. Int J Gynecol Pathol 2002; 21:407–411.
30. Piek JMJ, Torrenga B, Hermsen B, et al. Histopathological characteristics of *BRCA1*- and *BRCA2*-associated intraperitoneal cancer: a clinic based study. Fam Cancer 2003; 2:73–78.
31. Werness BA, Ramus SJ, DiCioccio RA, et al. Histopathology, FIGO stage, and *BRCA* mutation status of ovarian cancers from the Gilda Radner Familial Ovarian Cancer Registry. Int J Gynecol Pathol 2004; 23:29–34.
32. Schmeler KM, Lynch HT, Chen LM, et al. Prophylactic surgery to reduce the risk of gynecologic cancers in the Lynch Syndrome. N Engl J Med 2006; 354:261–269.
33. Chung L, Broaddus RR, Crozier M, et al. Unexpected endometrial cancer at prophylactic hysterectomy in a woman with hereditary nonpolyposis colon cancer. Obstet Gynecol 2003; 102:1152–1155.
34. Pistorius S, Nagel M, Kruger S, et al. Combined molecular and clinical approach for decision making for surgery in HNPCC patients: a report on three cases in two families. Int J Colorect Dis 2001; 16:402–407.
35. Fabiola M, Muto MG, Lee Y, et al. The tubal fimbria is a preferred site for early adenocarcinoma in women with familial ovarian cancer syndrome. Am J Surg Pathol 2006; 30:230–236.
36. Boland CR, Thibodeau SN, Hamilton SR, et al. A National Cancer Institute workshop on microsatellite instability for cancer detection and familial predisposition: development of international criteria for the determination of microsatellite instability in colorectal cancer. Cancer Res 1998; 58:5248–5257.
37. Broaddus RR, Lynch PM, Lu KH, et al. Unusual tumors associated with the hereditary nonpolyposis colorectal cancer syndrome. Mod Pathol 2004; 17:981–989.
38. Kuismanen SA, Moiso AL, Schweizer P, et al. Endometrial and colorectal tumors from patients with hereditary nonpolyposis colon cancer display different patterns of microsatellite instability. Am J Pathol 2002; 160:1953–1958.

Column Lynch 症候群関連婦人科癌の病理学的遺伝学的特徴
―特に本邦の Lynch 症候群子宮内膜癌について―

　大腸癌は Lynch 症候群に関連して発症する代表的腫瘍であるが，その他に子宮内膜癌，卵巣癌といった婦人科領域の腫瘍，なかでも子宮内膜癌がその頻度と生命予後への影響において重要である．

　本邦では一般人口における子宮内膜癌中どの程度が，Lynch 症候群に関連して発症しているのかについての詳細な研究は少ない．平井らが文部科学省科研費の補助のもとに実施した比較的大規模な多施設共同研究では，一般人口における子宮内膜癌中アムステルダム II の臨床的クライテリアを満たす Lynch 症候群は約 0.5% を占めると報告した[1]．この報告では遺伝性子宮内膜癌の負因をある程度もつが Lynch 症候群の臨床的クライテリアを完全には満たさない子宮内膜癌症例を含めて，全例の体細胞について DNA ミスマッチ修復遺伝子(*MLH1*，*MSH2*，*MSH6*)の変異分析が実施された．その結果，120 例中前記の DNA ミスマッチ修復遺伝子中のいずれかに変異を認めたのは 18 例(15.0%)であった．家族歴などから Lynch 症候群の臨床的クライテリアを満たす子宮内膜癌の大部分は，前記 *MLH1*，*MSH2*，*MSH6* のいずれかに体細胞遺伝子変異を認めた．一方遺伝性子宮内膜癌の負因を相当程度もつにもかかわらず，前記 DNA ミスマッチ修復遺伝子のいずれにも変異を認めない症例が多数存在することから，Lynch 症候群とは異なるメカニズムを基盤とする遺伝性子宮内膜癌の一群が存在する可能性が世界的には取りざたされるようになっている[1]．

　本文中に述べられているように Lynch 症候群の子宮内膜癌や卵巣癌であることを腫瘍組織検査により明らかにするには，マイクロサテライト不安定性(MSI)試験と MLH1，MSH2，MSH6，PMS2 に対する免疫組織化学的検査によってスクリーニングするのが有効であろう．腫瘍組織に高頻度マイクロサテライト不安定性(MSI-high)が存在し，かつ免疫組織化学的検査によって消失が示唆される DNA ミスマッチ修復遺伝子が存在すれば，その遺伝子の変異分析によって Lynch 症候群であるかどうかが確定できる．

　今回 Lynch 症候群に続発する MSI-high 子宮内膜癌は，*MLH1* メチル化に続発した散発性 MSI-high 子宮内膜癌とは病理組織学的に明確に異なるとされた．平井らの本邦の調査ではそれほど明確な病理組織学的差異は証明されなかったが，それでも Lynch 症候群に続発した子宮内膜癌では臨床進行期のより進んだ，より高悪性度の組織型が多くを占めることが示唆された[1]．このことはより大規模な世界的研究で示された，本書の結果と同傾向にあると考えられた．

　本邦でも Lynch 症候群に対して，予防的開腹手術実施の是非が種々検討されるようになってきた．従来からの多くのデータから本書では予想外の子宮内膜癌と卵巣癌の診査のために，子宮と卵巣の術中凍結切片による評価を実施すべきであるとした．本邦の婦人科医にとっても，開腹手術時には本書の推奨する子宮内膜癌と卵巣癌の診査は十分留意すべき重要事項といえよう．

1. Hirai Y, Banno K, Suzuki M, Ichikawa Y, Udagawa Y, Sugano K, Miki Y. Molecular epidemiological and mutational analysis of DNA mismatch repair (MMR) genes in endometrial cancer patients with HNPCC-associated familial predisposition to cancer; Cancer Sci. 2008 Sep; 99(9):1715-1719.

（平井康夫）

第12章

Lynch症候群女性における子宮内膜癌と卵巣癌のスクリーニングと予防

Endometrial and Ovarian Cancer Screening and Prevention in Women with Lynch Syndrome

Lee-may Chen

キーポイント Key Points

- Lynch症候群/HNPCC家系の人は各種癌の生涯リスクが増加し，しかも若年発症が多い．
- これら癌のハイリスク患者における現時点での婦人科スクリーニングには，毎年実施する内診，パパニコロウ細胞診，骨盤内超音波検査と子宮内膜組織診が推奨される．
- 不正性器出血などの婦人科的な訴えがあれば子宮内膜組織診を直ちに行う．
- 確証はないが，化学予防として経口避妊薬（OC）は有効である可能性がある．

はじめに

　Lynch症候群/遺伝性非ポリポーシス大腸癌（hereditary nonpolyposis colorectal caner；HNPCC）家系は，1913年にAlfred Warthin博士によって初めて報告された．発端者はWarthin博士の裁縫師であり，子宮内膜癌リスクと実際この病気で死亡したことに着目した．この「ファミリーG」は後に結腸直腸癌，子宮内膜癌，胃癌，卵巣癌，小腸癌や他の腺癌を有意に合併しやすいcancer family syndromeを提唱したHenry Lynch博士の研究に含まれている．分子遺伝学的探索によりLynch症候群/HNPCC家系における発癌機序として*MLH1*，*MSH2*，*MSH6*，*PMS2*などのDNAミスマッチ修復遺伝子群の生殖細胞変異（germline mutation）が判明している[1〜5]．これらの遺伝子の一般人口での浸透率は1,000〜3,000人に1人の割合である[6]．結腸直腸癌，子宮内膜癌，卵巣癌の約2％がLynch症候群/HNPCC家系と考えられている[7,8]．

　Lynch症候群/HNPCC家系の人はさまざまな癌の生涯リスクが増加し，しかも若年発症が多い．Lynch症候群/HNPCC症候群の代表は結腸直腸癌であるが，癌の生涯リスクは女性の場合，子宮内膜癌と結腸直腸癌はそれぞれ40％と60％である[9]．どのDNAミスマッチ修復（mismatch repair；MMR）遺伝子に異常が起こるのかによってどのタイプの癌が発生するのか決まるのかもしれない．*MLH1*と*MSH2*に異常を有する女性の卵巣癌リスクは，9〜12％という生涯発癌リスクを有する一般人口よりかなり高い．子宮内膜癌の発症リスクは*MLH1*（25〜31％）より*MSH2*（35〜79％）が高い可能性がある．一方，高

齢者での発癌は MSH6 が関与しているかもしれない（71～73％）[10～13]．

　Lynch 症候群/HNPCC 家系であることが判明した場合は，遺伝カウンセリングやその他の家族性腫瘍に関するプログラムを受ける機会が享受でき，遺伝的リスクを学んだり総合的な治療を受けることができる．このハイリスクを有する人の婦人科癌リスクの管理として，サーベイランス，化学予防，リスク低減手術という3つの手段がある．

サーベイランス

サーベイランスの目標

　癌検診の目的は自然発症より早い段階で癌を発見することであり，治療で治る可能性が高くなる．理想的にはスクリーニングは非侵襲的で安価でなければならない．そのよい例がパパニコロウ細胞診であり，浸潤性子宮頸癌の早期発見と予防に役立っている．子宮内膜癌は発生頻度が比較的低く，早期癌で発見されることが多いため，一般集団における子宮内膜癌のスクリーニングは費用対効果のメリットが少ない．現在実施している CA125 測定や超音波検査は，ある程度の陽性的中率があるものの早期癌を発見するための感度と特異度が低いため，一般集団における卵巣癌スクリーニングには有用性がない．

　Lynch 症候群/HNPCC 家系では，大腸内視鏡検査が死亡率を減少させた実績からスクリーニング検査としては有用である[14]．大腸内視鏡，フレキシブル（可動式）S状結腸内視鏡，バリウム注腸検査のどれかを3年ごとに受けた22家系の Lynch 症候群/HNPCC 家系の133人を119人の対照群と比較した前方視的コホート研究が Jarvinen らによって報告された[15]．15年以上経過した時点で結腸直腸癌の発生は対照群が 19/119 人（16％）であるのに対してスクリーニング群は 8/133 人（6％）であり，有意に減少した（$p=0.014$）．相対死亡リスク（RR）は 0.344 に減少した（95％ CI（信頼区間），0.172-0.683）．婦人科癌に関してはスクリーニングの有効性を示すデータがない．

Lynch 症候群/HNPCC 家系の病理学的特徴

　Lynch 症候群/HNPCC 家系における子宮内膜癌の臨床病理学的特徴は，散発性子宮内膜癌と同じである[16]．Lynch 症候群/HNPCC 家系で子宮内膜癌を発症した50例のコホート研究では散発性子宮内膜癌と比較して進行期，グレード，組織型に違いはなかった．Ⅰ期（進行期）が78％，Ⅱ期が10％，Ⅲ/Ⅳ期が12％と多くは早期癌であった．しかし，Lynch 症候群/HNPCC 家系で子宮内膜癌を発症したのは平均47歳と若年発症であった．Lynch 症候群/HNPCC 家系で子宮内膜癌を発症した患者と散発性子宮内膜癌患者を比較したほかの研究では，平均年齢50歳で年齢や進行期を一致させると5年生存率には差は認めなかった（88％対82％）[17]．Lynch 症候群/HNPCC 関連の子宮内膜癌のスクリーニングや化学予防に関しては，若年発症という点はあるが，散発性子宮内膜癌と同じ方法が推奨されるであろう．

　一方，Lynch 症候群/HNPCC 関連の卵巣癌に関してはよくわかっていない．1936年から1997年までに登録された80例の最大規模の解析ではⅠ期（進行期）が61％，Ⅱ期が23％，Ⅲ期が14％，Ⅳ期が2％と早期卵巣癌が多かった[18]．診断時の平均年齢は43歳

表1 Lynch症候群/HNPCC家系でリスクのある患者に推奨すべき管理

介入	推奨
大腸内視鏡検査	20～25歳から1～2年ごと，あるいは家系で最も若くして診断された年齢より10年若い年齢のどちらか先に基準を満たしたほうを選ぶ．*MSH6* 遺伝子異常の家系では30歳から開始する．
子宮内膜採取	30～35歳から毎年
経腟超音波検査	30～35歳から毎年
尿細胞診	25～35歳から1～2年ごと
既往歴と身体検査，指導とカウンセリング	21歳から毎年
結腸直腸切除	一次予防としては推奨しないが，癌と診断されれば亜全摘術を行う．
子宮全摘術あるいは卵巣摘出術	出産後のオプション

(文献20より引用)

であった．約90％は浸潤性上皮性癌であり組織型とグレードは一般集団と同じであった．Lynch症候群/HNPCC関連の卵巣癌の22％に子宮内膜癌の同時重複を認めた．進行期，年齢，診断年を一致させた症例対照研究では，Lynch症候群/HNPCC関連の卵巣癌の5年生存率64.2％に対して散発性卵巣癌は58.1％と同等で有意差を認めなかった($p=0.56$)[19]．

Lynch症候群/HNPCC関連の子宮内膜癌は臨床病理学的には散発性子宮内膜癌と類似しているが，Lynch症候群/HNPCC関連の卵巣癌は比較的早期癌が多く，子宮内膜癌の重複がしばしばみられる．Lynch症候群/HNPCC関連の卵巣癌患者の病理や臨床経過を詳細に検討することにより，最善のスクリーニング法が検討されるであろう．

■スクリーニングの基準

Lynch症候群/HNPCC家系における婦人科癌のスクリーニングに関しては不明な点が多い．Lynch症候群/HNPCC家系の女性における現時点でのスクリーニングガイドラインを表1に示す[20]．婦人科癌検診ではエビデンスレベルは高くないが，毎年の子宮内膜採取と経腟超音波検査が推奨される．

Lynch症候群/HNPCC家系でどの症例が癌化のハイリスクを有するのか同定するのは今後の課題である．当該女性はいくつかのグループに分類できる．既知の遺伝子変異を有する女性，既知の遺伝子変異を有する当該女性，アムステルダムクライテリアIIに該当する女性，HNPCC類似家系の女性，若年で大腸癌と診断された女性，若年で子宮内膜増殖症と診断された女性，である．おそらく遺伝子変異や濃厚な家族歴を有する女性はサーベイランスおよびリスク低減手術を受けるべきである．

もう1つの重要な問題は，何歳になったら婦人科癌のスクリーニングを始めるかである．スクリーニングを開始する年齢は卵巣癌と子宮内膜癌の家系調査からの累積発癌頻度から求められる．ロイヤルメルボルン病院で登録されたアムステルダムクライテリアIIに基づいた90家系のLynch症候群/HNPCC家系の初発癌発症年齢，累積癌頻度を一般集団と比較した後方視的研究総説がある[21]．それによると子宮内膜癌と診断された平均年齢は47.9歳で，累積癌頻度は30歳で0.3％，35歳で0.3％，40歳で0.9％であった．卵

巣癌と診断された平均年齢は48.3歳で，累積癌頻度は30歳で0.2%，35歳で0.5%，40歳で0.7%であった．30～35歳で婦人科癌のスクリーニングを始めると，開始前にすでに3～7%の婦人科癌を見逃すことになる．このことは25歳で大腸内視鏡を推奨された場合でも3%の結腸直腸癌はスクリーニング開始前に発症していることと類似している．

サーベイランス研究

Lynch症候群/HNPCC家系で早期子宮内膜癌あるいは卵巣癌を発見するための監視を支持するエビデンスは限定的である．Lynch症候群/HNPCC家系における婦人科癌のサーベイランス・スクリーニング研究に関しては4つの有名な研究がある．最初の研究は，イギリスとオランダにおける2か所の家族性腫瘍センターでの経験である[22]．25～65歳までの292人（アムステルダムクライテリアを満たしたのは171人）に対して前方視的に1～2年ごとの経腟超音波検査を実施した．1994～1999年までに522回（826人/年）の経腟超音波検査を実施したが，スクリーニングで発見された子宮内膜癌患者はいなかった．検診以外で発見されたのは2例で，1例は経腟超音波検査施行5か月後，2例目は27か月後の発見であった．年齢は46歳と57歳で，不正性器出血のため受診しI期癌であった．

2番目の研究は，オランダのグロニンゲン大学での10年に及ぶ研究である．27～60歳までのLynch症候群/HNPCC家系の41人の女性（197人/年になる）を対象に，毎年の内診，超音波検査，CA125検査を実施した[23]．内膜採取は内膜の厚さが閉経前では12 mm，閉経後では5 mm以上の場合に実施した．内膜採取が不十分な場合は頸管拡張後子宮鏡下にて子宮内膜全面掻爬を行った．35例は閉経前であった．4人が毎年の検診で臨床症状を有していた．さらに良性内膜ポリープが1人に見つかった．179回の超音波検査で11人，17回に異常を認めた．このなかで組織検査により3人に異型子宮内膜増殖症が見つかった．CA125値はすべて正常で卵巣癌の発見もなかった．61歳の女性は超音波検査で異常を認めなかったが，その8か月後に閉経後出血を訴え，I期の子宮内膜癌が発見された．

これら2つの臨床研究はスクリーニング法として経腟超音波検査を使用したが，3番目の研究はスクリーニングとして子宮内膜組織診を追加したものである．フィンランドの研究では*MLH1*，*MSH2*，*MSH6*のいずれかに遺伝子異常を有する175人の女性に対して，30～35歳以上を対象に2～3年ごとに子宮内膜採取と超音波検査を行った[24]．53人が1回だけの検診を受けた．合計すると，503回（759人/年）の受診があった．すべての受診時に検査を実施し，94%に超音波検査，74%に内膜採取，28%にCA125検査が行われた．

25人（5%）に子宮内膜に異常を認め，11例（2%）に子宮内膜癌を認めた．そのうち1例は経腟超音波検査でも異常を認め，もう1例はパパニコロウ細胞診でも異常を認めた．子宮内膜採取により14人に内膜増殖症が，4人に複雑型異型子宮内膜増殖症が，8人に複雑型子宮内膜増殖症が，2人に単純型子宮内膜増殖症が見つかった．43人（25%）がリスク低減手術を受けた．その結果，リスク低減子宮全摘出術を行った1例に潜在的な子宮内膜癌が，1例に複雑型子宮内膜増殖症が見つかった．この2例とも術前の内膜組織診では異常を認めなかった．さらに定期検診以外の時期に2例の子宮内膜癌が発見された．いずれも

表2 Lynch症候群/HNPCC家系におけるスクリーニングで発見された子宮内膜癌と非スクリーニングで発見された子宮内膜癌の比較

	スクリーニングで発見された子宮内膜癌	非スクリーニングで発見された子宮内膜癌
年齢中央値	52歳（36～71歳）	50歳（27～85歳）
診断時の進行期		
Ⅰ期	86%	81%
Ⅱ期	7%	2%
Ⅲ期	7%	13%
Ⅳ期	0%	4%
10年生存率	100%	92%

（文献24より引用）

Ⅰ期であり，検診3か月後と31か月後にそれぞれ見つかっている．

　Lynch症候群/HNPCC家系におけるスクリーニングで発見された11人の子宮内膜癌と，症状が出てから診断された（非スクリーニングで発見された）83人を比較した（表2）．症例数が少ないため長期の予後には有意差は認めなかった．10年生存率はスクリーニング群で100%であり，非スクリーニング群で92%であった．しかし，Ⅲ/Ⅳ期癌はスクリーニング群の7%に対して，非スクリーニング群で17%と高く，非スクリーニング群に進行癌が多かった．

　CA125高値を示したのは6人で，そのうちの1例は卵巣癌と診断された．全体で卵巣癌は4人発見され，2例は検診で正常であったがその2か月後と5か月後に発見され，それぞれⅠ期とⅢ期であった．残り2例はリスク低減手術時にⅠ期として発見された．

　4つ目の研究は，子宮内膜採取に子宮鏡検査が追加されたものである[25]．Lynch症候群/HNPCC家系の57人の女性に対して子宮鏡検査と子宮内膜採取を毎年（91人/年に相当する）行った．フレキシブルタイプの子宮鏡検査を91回実施し，81回（89%）が成功した．81回の子宮鏡検査のうち34回（42%）は子宮内膜が正常，12回（15%）は子宮内膜ポリープ，11回（14%）は萎縮内膜，10回（12%）は過形成内膜，7回（9%）は子宮筋腫・子宮腺筋症，2回は悪性の疑いであった．子宮内膜組織診は86回実施し，75回（88%）で評価可能であった．75回のうち53回（71%）は正常（14回は萎縮内膜，12回は増殖期内膜，27回は分泌期内膜），6回（8%）は子宮内膜ポリープ，3回は単純型子宮内膜増殖症，2回は子宮内膜癌で，11回（14%）は診断不可能であった．月経周期の前半に子宮内膜採取を勧めたにもかかわらず分泌期での採取が多かった．24回の子宮鏡下手術を行ったが，異型増殖症や癌は発見できなかった．悪性の疑いと診断した2回の子宮鏡検査の結果は内膜組織診で確認した．根治術後の診断は1例はⅠB期，グレード3で，もう1例はⅠC期，グレード2の類内膜腺癌であった．この2例とも不正性器出血の既往があったが受診していなかった．この2例以外にも3例が子宮鏡検査と内膜組織診に基づいて子宮全摘出術を行った．そのうち2例は異型を伴わない増殖症で，残り1例は正常分泌期内膜であった．結局，4例が異型のない子宮内膜増殖症と診断され，3例は子宮内膜組織診で診断され，残りの1例は診断的子宮鏡検査で子宮内膜ポリープを指摘され，子宮鏡下で摘出して異型

のない子宮内膜増殖症と診断されたものである．

このハイリスク集団で実施したサーベイランス研究において，超音波検査と CA125 検査の感度は低いものであった．しかし，これに比べて複雑型異型子宮内膜増殖症などの前癌病変が発見されることや，スクリーニング群で進行癌が少ないことを考慮すると，子宮内膜組織診はより有効であろう．子宮鏡は外来検査という点で実現可能性が高いが，子宮内膜組織診を超えるものではない．現時点ではこのハイリスク群に対して卵巣癌検診を実施すべきかどうかの適切なデータはない．

▍スクリーニングのコンプライアンス

Lynch 症候群/HNPCC 家系での婦人科癌のサーベイランスを実施している率は低い．ダナ・ファーバー癌研究所で結腸直腸癌リスクの高い 44 人について癌サーベイランスの実践状況を調査した[26]．このなかで 16 人は Lynch 症候群/HNPCC 家系の女性であった．この 16 人のうち 3 人は 35 歳未満であり現在のスクリーニングの対象には含まれていない．同様に，1 人は過去に子宮摘出を受けておりこのサーベイランスには登録されなかった．12 人が子宮を有していたが，3 人（25％）のみが超音波検査や子宮内膜採取などの子宮内膜癌のサーベイランスを受けているのみであった．Lynch 症候群/HNPCC 家系の 10 人（63％）は過去 12 か月以内に婦人科受診を勧められていた．しかし，35 歳になったときに経腟超音波検査と子宮内膜組織診を毎年受けるという基準にもかかわらず，半数のみしか適切な子宮内膜スクリーニングを受けていなかった．

遺伝性結腸直腸癌リスクプログラムにおいて遺伝子変異保持者 27 人のうち 16 人が子宮を有し，そのうち 11 人（69％）に超音波検査か子宮内膜組織診でのサーベイランスを実施した[27]．卵巣を有した 21 人中 13 人（63％）が超音波検査か CA125 検査を受けた．結腸直腸癌を有し婦人科癌を合併しない 6 人のうち，サーベイランスを実施したのは 50％ であった．

超音波検査や子宮内膜組織診は，実施時に幾分不快感があり，さらにあまり知られていない検査のため，婦人科癌に対して簡便な受け入れやすいスクリーニングやサーベイランスを研究する必要がある．さらにハイリスク患者に対して，現在のスクリーニングを推奨させるためには医師の自覚が大切であろう．

▍医師および患者の自覚

婦人科癌のリスクとスクリーニングに対する自覚は婦人科医だけでなくプライマリケア医や遺伝カウンセラーに対しても促されよう．適切に家族歴を聴取したり，婦人科癌リスクを教育したりすることは婦人科癌診察のルーチンケアである．Lynch 症候群/HNPCC 家系と診断された 41 人の女性のうち 22 人が婦人科医を受診したが，遺伝カウンセラーは 48％ の患者に婦人科癌のリスクが高いということを説明しているのに対して，婦人科医は 12％ の患者にしか説明していない．少数例で限定的ではあるが，このデータは婦人科癌リスクへの自覚が乏しいため，結腸直腸癌の女性にとって婦人科癌のサーベイランスを受けることが少なくなっていることを示している．

Lynch 症候群/HNPCC 家系の女性はしばしば関連する癌の診断後も定期検査を受けて

いる．子宮内膜癌と結腸直腸癌を合併した女性では，49％の女性が大腸癌が先に発症しており，平均発症年齢は40歳である．最初の癌から次の癌が発症するまでに期間は8年である[28]．最初の癌から次の癌が発症するまでの期間は，消化器医，外科医，腫瘍内科医，婦人科医やその他の医療関係者にとって，患者教育やスクリーニング方法を強化する絶好の機会である．

臨床症状の出現を監視することが，診断や予後に対してスクリーニングと同等の効果があるかどうかは不明であるが，スクリーニング間に発生した多くの癌が見つかっていることを考えると，症状を患者に理解させることは重要であろう．

化学予防

Lynch症候群/HNPCC家系に関する化学予防の論文はない．しかし，一般集団では多くの症例対照研究があり，SEER (Surveillance, Epidemiology, and End Results) プログラムで集められたCASH (Cancer and Steroid Hormone) データがある．それによると，経口避妊薬(OC)を使用することにより子宮内膜癌と卵巣癌が50％予防できると報告されている[29,30]．Lynch症候群/HNPCC家系の子宮内膜癌の病理は進行期，グレードや組織型に関して散発性子宮内膜癌と同じである．したがって，Lynch症候群/HNPCC家系に限定した化学予防のデータはないが，散発性子宮内膜癌と同様の予防法に効果が期待できると推定できる．子宮内膜増殖症の治療において，さまざまな効果をもった各種プロゲスチン(progestin)が病気の進行を防ぐという有用性が証明されている[31~33]．現在，Lynch症候群/HNPCC家系の女性患者に対する化学予防として，レボノルゲストレル(levonorgestrel)経口避妊薬と酢酸デポメドロキシプロゲステロン(depomedroxyprogesterone)の効果が比較検討されている．

Lynch症候群/HNPCC関連卵巣癌は，一般集団と比較すると生物学的に異なった疾患であるため，卵巣癌の予防効果に関するOCの効果は不明である．もう1つの卵巣癌ハイリスク集団である*BRCA1/2*遺伝子異常を有する女性ではOCの有効性が示唆されていることを考えると，OCはLynch症候群/HNPCC関連卵巣癌も減少させるか，少なくとも悪化させることはないであろう[34-36]．

まとめ

個人的な推奨だけではなく，NCCN (National Comprehensive Cancer Network) や『JAMA (Journal of the American Medical Association)』の推奨レベルを考え，Lynch症候群/HNPCC家系の女性のサーベイランスとリスク減少に関しては，癌化のリスクと子宮内膜癌の自覚症状を教育することが大切である[20,37]．35～40歳時，あるいは子どもを産み上げた後に，リスクを減少させる手術として子宮全摘出術および卵巣卵管摘出術を考慮すべきである．30～35歳になったら子宮内膜採取を年1回始めるべきである．有効な卵巣癌スクリーニングが望まれるが，今のところ超音波検査もCA125検査もルーチンスクリーニングとしては無効である．卵巣癌の有効なスクリーニングはないものの，NCCN

は6〜12か月ごとの超音波検査とCA125検査を勧めている[37]．リスク低減（予防）手術を受けない女性にはOCを考慮すべきであるが，Lynch症候群/HNPCC家系の女性に対する有効性は不明である．子宮内膜癌の化学予防の代替としてプロゲスチン療法が有用かもしれないが，時期尚早である．

症例報告 Case Report

患者E.B.氏は31歳の1回経妊1回経産婦である．最近，大腸癌I期と診断された．家族歴として大腸癌と子宮内膜癌がある．母親は43歳時に大腸癌を，47歳時には子宮内膜癌を発症した．母方の祖父および曽祖父も大腸癌であった．E.B.氏は遺伝カウンセリングを受けMSH2に生殖細胞異変が見つかった．

彼女は6年間OCを服用した．月経は整順であり，破綻出血，性交後出血，性交痛もない．婦人科サーベイランスとして，内診，パパニコロウ細胞診，超音波検査と子宮内膜採取を毎年受けている．挙児希望はあるが，出産後に子宮全摘出術および卵巣卵管摘出術を考えている．

銘記すべき点 Learning Points

- Lynch症候群/HNPCC家系は一般集団に比べて若年で癌になりやすい．
- Lynch症候群/HNPCC家系は生涯癌発生リスクが高くいろいろな癌になりやすい．
- このハイリスクグループの女性は婦人科癌のスクリーニングを毎年受けるべきである．
- 子宮全摘出術と卵巣卵管摘出術がリスク低減のためのオプションとして勧められるべきである．

文献 References

1. Bronner CE, Baker SM, Morrison PT, et al. Mutation in the DNA mismatch repair gene homologue hMLH1 is associated with hereditary non-polyposis colon cancer. Nature 1994; 368(6468):258–261.
2. Fishel R, Lescoe MK, Rao MR, et al. The human mutator gene homolog MSH2 and its association with hereditary nonpolyposis colon cancer. Cell 1993; 75(5):1027–1038.
3. Miyaki M, Konishi M, Tanaka K, et al. Germline mutation of MSH6 as the cause of hereditary nonpolyposis colorectal cancer. Nat Genet 1997; 17(3):271–272.
4. Nicolaides NC, Papadopoulos N, Liu B, et al. Mutations of two PMS homologues in hereditary nonpolyposis colon cancer. Nature 1994; 371(6492):75–80.
5. Mitchell RJ, Farrington SM, Dunlop MG, et al. Mismatch repair genes hMLH1 and hMSH2 and colorectal cancer: a HuGE review. Am J Epidemiol 2002; 156(10):885–902.
6. Dunlop MG, Farrington SM, Nicholl I, et al. Population carrier frequency of hMSH2 and hMLH1 mutations. Br J Cancer 2000; 83(12):1643–1645.
7. Hampel H, Stephens JA, Pukkala E, et al. Cancer risk in hereditary nonpolyposis colorectal cancer syndrome: later age of onset. Gastroenterology 2005; 129(2):415–421.
8. Malander S, Rambech E, Kristoffersson U, et al. The contribution of the hereditary nonpolyposis colorectal cancer syndrome to the development of ovarian cancer. Gynecol Oncol 2006; 101(2):238–243.

9. Aarnio M, Sankila R, Pukkala E, et al. Cancer risk in mutation carriers of DNA-mismatch-repair genes. Int J Cancer 1999; 81(2):214–218.
10. Vasen HF, Stormorken A, Menko FH, et al. MSH2 mutation carriers are at higher risk of cancer than MLH1 mutation carriers: a study of hereditary nonpolyposis colorectal cancer families. J Clin Oncol 2001; 19(20):4074–4080.
11. Hendriks YM, Wagner A, Morreau H, et al. Cancer risk in hereditary nonpolyposis colorectal cancer due to MSH6 mutations: impact on counseling and surveillance. Gastroenterology 2004; 127(1):17–25.
12. Green J, O'Driscoll M, Barnes A, et al. Impact of gender and parent of origin on the phenotypic expression of hereditary nonpolyposis colorectal cancer in a large Newfoundland kindred with a common MSH2 mutation. Dis Colon Rectum 2002; 45(9):1223–1232.
13. Wijnen J, de Leeuw W, Vasen H, et al. Familial endometrial cancer in female carriers of MSH6 germline mutations. Nat Genet 1999; 23(2):142–144.
14. Johnson PM, Gallinger S, McLeod RS. Surveillance colonoscopy in individuals at risk for hereditary nonpolyposis colorectal cancer: an evidence-based review. Dis Colon Rectum 2006; 49(1):80–93; discussion 94–95.
15. Jarvinen HJ, Aarnio M. Surveillance on mutation carriers of DNA mismatch repair genes. Ann Chir Gynaecol 2000; 89(3):207–210.
16. Broaddus RR, Lynch HT, Chen LM, et al. Pathologic features of endometrial carcinoma associated with HNPCC: a comparison with sporadic endometrial carcinoma. Cancer 2006; 106(1):87–94.
17. Boks DE, Trujillo AP, Voogd AC, et al. Survival analysis of endometrial carcinoma associated with hereditary nonpolyposis colorectal cancer. Int J Cancer 2002; 102(2):198–200.
18. Watson P, Bützow R, Lynch HT, et al. The clinical features of ovarian cancer in hereditary nonpolyposis colorectal cancer. Gynecol Oncol 2001; 82(2):223–228.
19. Crijnen TE, Janssen-Heijnen ML, Gelderblom H, et al. Survival of patients with ovarian cancer due to a mismatch repair defect. Fam Cancer 2005; 4(4):301–305.
20. Lindor NM, Petersen GM, Hadley DW, et al. Recommendations for the care of individuals with an inherited predisposition to Lynch syndrome: a systematic review. JAMA 2006; 296(12):1507–1517.
21. Brown GJ, St John DJ, Macrae FA, et al. Cancer risk in young women at risk of hereditary nonpolyposis colorectal cancer: implications for gynecologic surveillance. Gynecol Oncol 2001; 80(3):346–349.
22. Dove-Edwin I, Boks D, Goff S, et al. The outcome of endometrial carcinoma surveillance by ultrasound scan in women at risk of hereditary nonpolyposis colorectal carcinoma and familial colorectal carcinoma. Cancer 2002; 94(6):1708–1712.
23. Rijcken FE, Mourits MJ, Kleibeuker JH, et al. Gynecologic screening in hereditary nonpolyposis colorectal cancer. Gynecol Oncol 2003; 91(1):74–80.
24. Renkonen-Sinisalo L, Bützow R, Leminen A, et al. Surveillance for endometrial cancer in hereditary nonpolyposis colorectal cancer syndrome. Int J Cancer 2007; 120(4):821–824.
25. Lecuru F, Metzger U, Scarabin C, et al., Hysteroscopic findings in women at risk of HNPCC. Results of a prospective observational study. Fam Cancer 2007; 6(3):295–299.
26. Stoffel EM, Garber JE, Grover S, et al. Cancer surveillance is often inadequate in people at high risk for colorectal cancer. J Med Genet 2003; 40(5):e54.
27. Yang K, Allen B, Conrad P, et al. Awareness of gynecologic surveillance in women from hereditary non-polyposis colorectal cancer families. Fam Cancer 2006; 5(4):405–409.
28. Lu KH, Dinh M, Kolhmann W, et al. Gynecologic cancer as a "sentinel cancer" for women with hereditary nonpolyposis colorectal cancer syndrome. Obstet Gynecol 2005; 105(3):569–574.
29. Oral contraceptive use and the risk of endometrial cancer. The Centers for Disease Control Cancer and Steroid Hormone Study. JAMA 1983; 249(12):1600–1604.

30. The reduction in risk of ovarian cancer associated with oral-contraceptive use. The Cancer and Steroid Hormone Study of the Centers for Disease Control and the National Institute of Child Health and Human Development. N Engl J Med 1987; 316(11):650–655.
31. Randall TC, Kurman RJ. Progestin treatment of atypical hyperplasia and well-differentiated carcinoma of the endometrium in women under age 40. Obstet Gynecol 1997; 90(3):434–440.
32. Wildemeersch D, Dhont M. Treatment of nonatypical and atypical endometrial hyperplasia with a levonorgestrel-releasing intrauterine system. Am J Obstet Gynecol 2003; 188(5):1297–1298.
33. Horn LC, Schnurrbusch U, Bilek K, et al. Risk of progression in complex and atypical endometrial hyperplasia: clinicopathologic analysis in cases with and without progestogen treatment. Int J Gynecol Cancer 2004; 14(2):348–353.
34. Narod SA, Risch H, Moslehi R, et al. Oral contraceptives and the risk of hereditary ovarian cancer. Hereditary Ovarian Cancer Clinical Study Group. N Engl J Med 1998; 339(7):424–428.
35. McLaughlin JR, Risch HA, Lubinski J, et al. Reproductive risk factors for ovarian cancer in carriers of BRCA1 or BRCA2 mutations: a case-control study. Lancet Oncol 2007; 8(1):26–34.
36. Modan B, Hartge P, Hirsh-Yechezkel G, et al. Parity, oral contraceptives, and the risk of ovarian cancer among carriers and noncarriers of a BRCA1 or BRCA2 mutation. N Engl J Med 2001; 345(4):235–240.
37. Colorectal Screening: Clinical Practice Guidelines in Oncology © 2006 National Comprehensive Cancer Network, Inc. 2007 1/26/2007 [cited 2007 August 8]; Version 1.2007. Available at: http://www.nccn.org/professionals/physician_gls/PDF/colorectal_screening.pdf.

Column　卵巣癌検診の有益性について

　わが国でも家族性子宮内膜癌・卵巣癌は数％存在している．原因遺伝子検索もコマーシャルベースで可能となってきており，患者に対する啓発活動も一部の施設で積極的になされている．しかし，欧米との大きな違いは，婦人科癌のスクリーニングは6～12か月ごとに内診，経腟超音波検査，CA125測定を行ってはいるものの，子宮全摘出術と卵巣卵管摘出術をリスク低減のためのオプションとして勧めることはほとんどないと思われる．

　一方，スクリーニング法に関する見解は統一されていない．特に卵巣癌検診・スクリーニングの最終目的は，検診を行うことにより医療経済的にみて，当該癌患者の死亡率を減少させることができるかどうかである．卵巣癌検診に関するレビューをPubMedで検索した結果，以下に代表的な文献のサマリーを分類して示す．

(1) 卵巣癌検診における有効性はないか，かなり限定的であるという論文
・卵巣癌検診に最も使用される可能性が高い腫瘍マーカーはCA125であるが，単独での有効性を支持した文献はない．
・卵巣癌検診には超音波検査とCA125の組み合わせが考慮されるが，その有効性は極めて限定的である．
・超音波検査とCA125の卵巣癌検診における有効性を評価すると，感度と特異度の点で低く，経済効果が得られない．
・超音波検査とCA125の卵巣癌検診における有効性は確認できず，むしろ検診によって，手術数の上昇と患者への不安をもたらした．
・卵巣癌検診が死亡率を低下させるという証拠がない．
・イギリスとアメリカで超音波検査とCA125の卵巣癌検診における有効性を現在評価中であるが，最終結果は得られていない．

(2) ハイリスク患者のみを対象とすれば，超音波検査とCA125測定により，ある程度卵巣癌検診の有効性が示唆されるという論文
・ハイリスク患者の定義は論文により統一されておらず，単に閉経後女性の場合，卵巣癌・乳癌の家族歴を有する女性，BRCA1/2変異のある女性，などさまざまである．
・一般集団における検診の有用性は否定的であるが，ハイリスク集団についてのみ，経腟超音波診断による卵巣癌発見の可能性がある．
・一般集団に対しては，従来の超音波検査とCA125による卵巣癌検診では不十分であるが，BRCA1/2変異のあるハイリスク集団に関しては有効と考えられる．
・BRCA1/2変異のあるハイリスク集団に関しては毎年，超音波検査とCA125による卵巣癌検診を行うことは有効と考えられる．
・家族歴やBRCA遺伝子異常などにより，卵巣癌患者をリスクにより分類し，リスクに応じて検診を受けることを推奨する．

このように，一般集団あるいはハイリスク集団における卵巣癌スクリーニングの有益性に関する統一見解はないのが現状である．しかし最初の報告では，卵巣癌に対するスクリーニングの意義は否定的な見解となっている．

(小林　浩)

第13章

大腸癌とその他のLynch症候群関連癌のスクリーニングと予防

Colon Cancer and Other Lynch Cancers : Screening and Prevention

Thuy M. Vu, Miguel A. Rodriguez-Bigas

キーポイント Key Points

- Lynch症候群の個人は結腸直腸癌，小腸癌，腎・尿管の移行上皮癌その他の癌の生涯リスクが高くなる．
- 20〜25歳に開始される1〜2年ごとの大腸内視鏡検査によるサーベイランスはLynch症候群の個人の結腸直腸癌による死亡率を低下させることが示されている．
- 一方，上部消化管および泌尿器領域の悪性腫瘍に対するスクリーニングのガイドラインは明確ではなく，個人の既往歴および家族歴に基づいて個々に考慮されるべきである．

はじめに

　ミスマッチ修復(mismatch repair；MMR)遺伝子(hMLH1，hMSH2，hMSH6，あるいはhPMS2)のいずれか1つに生殖細胞変異(germline mutation)が検出されたか，あるいは腫瘍検体からの有用な情報〔高頻度マイクロサテライト不安定性(high level of microsatellite instability；MSI-high)，あるいはMMR蛋白質の欠失〕によって遺伝子変異保持者疑いとなるなど，Lynch症候群のリスクが同定された個人に対しては，結腸直腸およびその他の部位の癌のハイリスク群としてのサーベイランスを行うことが推奨される．これらの推奨は，その家族歴からLynch症候群の可能性のあることが疑われる個人あるいは家系構成員に対しても同様に適応される[訳注1]．本章では，結腸直腸，胃，小腸および尿路系の腫瘍に対するスクリーニングの推奨に関する文献をレビューすることにする．

[訳注1]：Lynch症候群の可能性のあることが疑われる家系構成員について厳密な定義はないが，病歴や遺伝子検査その他からLynch症候群の可能性が高いと診断された個人の第1度近親者は，いわゆる"50% at risk"として，その範疇に含めて考えてよいであろう．

サーベイランスと予防

大腸癌

　Lynch症候群の個人は結腸直腸癌（colorectal cancer；CRC）に関して有意に高い生涯リスクを有するが，それは70歳までに70%にも達すると推測されている[2]．Lynch症候群の男性は女性に比し，より高い結腸直腸癌リスクを有する[3~5]．およそ2/3の癌が大腸近位側に発症し，平均発症年齢は40歳代半ばである[2]．また，これらの個人は同時性あるいは異時性の結腸直腸癌を発症するリスクがある．Lynch症候群のおよそ7~18%が同時性の結腸直腸癌を有し，第1癌発症から15年以内に異時性結腸直腸癌を発症するリスクは50%にも達する[6~8]．この高い癌発症リスクにもかかわらず，注目すべきは，Lynch症候群の結腸直腸癌患者の予後が一般の結腸直腸癌患者に比べて良好なことである[9,10]．

　大腸の腺腫と癌はLynch症候群家系に最も多く認められる病変である[11,12]．Lynch症候群患者においては，腺腫-癌相関（adenoma-carcinoma sequence）はより促進されているようであり，MMR遺伝子変異の保持者は非保持者に比べて若年で腺腫を発症する[13,14]．さらに，Lynch症候群関連の腺腫と一般の腺腫の間には，サイズ，部位，組織型などに明らかな違いがある．Lynch症候群の腺腫は，近位側に発生しやすく，そして散発性の腺腫より小さいにもかかわらず，しばしばより高い異型度を有する[15]．近位結腸でも直腸でも，5mm以上の大きさのLynch症候群の腺腫は大きな散発性腺腫よりも異型度が高いことが多い．

　Lynch症候群の大腸腺腫は一般の腺腫に比し，結腸直腸癌への進展速度が速いようであり，またサーベイランス目的の大腸内視鏡検査で異常が見つからなかった後に発見される大腸癌の発症などからも，Lynch症候群患者の大腸内視鏡検査によるサーベイランスの間隔はより短くすべきであり，かつ一般集団のそれよりも10~20年早く開始されるべきである[16,17]．オランダにおける研究では，サーベイランス内視鏡検査で癌が発見される場合，2年以内の間隔でサーベイランスを行った患者群のほうが，それより長い間隔の患者群に比べて，より多くの限局した癌が診断されている[18]．同様に，フィンランドの研究においても，大腸内視鏡検査によるサーベイランスはLynch症候群患者の結腸直腸癌とそれによる死亡率を下げるのに効果的であることが示されている．この研究では，HNPCC[訳注2]の可能性のある個人において，3年ごとの軟性S状結腸内視鏡検査および注腸造影あるいは大腸内視鏡検査を15年間以上行うことによって，結腸直腸癌発生率の62%の減少と死亡率の65%の低下が得られたと報告されている[19]．Lynch症候群患者に発生する悪性腫瘍の多くは脾屈曲部より近位側に生じるので，大腸亜全摘後の患者を除けばS状結腸内視鏡検査は，Lynch症候群のサーベイランスには適切ではない．

　大腸内視鏡検査の頻度および開始すべき年齢に関するエビデンスは，健康上のアウトカムを改善するのに大きな貢献をもたらした[20]．結腸直腸癌に関連した10年生存率はサーベイランスを行った個人は行わなかった個人に比し，良好である[21]．臨床データが立証

[訳注2]：Lynch症候群と同義としてよいが，あえて原文のままHNPCCとした．

した大腸スクリーニングの効率に基づくと，今時点での推奨サーベイランスは，20～25歳で開始する1～2年間隔の大腸内視鏡検査である[8, 18, 20, 22]．

色素内視鏡を付随した高解像度の大腸内視鏡検査は，Lynch症候群患者の腺腫の検出率を高めることが示されてきた[23, 24]．2つの臨床研究において，通常内視鏡よりも色素内視鏡によって有意に多数の平坦腺腫が診断されることが報告されている[24]．臨床医は，結腸直腸癌のハイリスク者に対する，ハイリスクサーベイランス計画の一部としてこの戦略を採用することを考慮するのがよいかもしれない．

Lynch症候群における予防的結腸切除術の意義については議論のあるところである．しかしながら，この手術については個々の患者ごとに検討されるべきであり，またMMR遺伝子変異の保持者に対しては1つのオプションとして提示されるべきである．予防的結腸切除術を支持する諸因子としては，結腸直腸癌の高い生涯リスク，腺腫から癌への急速な進展，全大腸内視鏡検査の施行の困難性，患者側の大腸内視鏡サーベイランスの拒否，癌恐怖症の患者などがあげられる．ただ，Lynch症候群における結腸直腸癌リスクが高いといっても，決して100％ではないことは銘記すべきである．Lynch症候群における結腸直腸癌の浸透(penetrance)は完全ではない．したがって，遺伝子変異保持者のおよそ15～40％は将来結腸直腸癌を発症しないのにもかかわらず予防的結腸切除術を受けることになるのである[18]．さらに，Lynch症候群患者は直腸癌などの結腸以外の癌を発症するリスクも10～30％有しており，結腸切除という方法は決して直腸癌を含めた癌のサーベイランスの必要性をなくしてしまうものではないのである[25]．数学的モデルが，予防的結腸切除術と内視鏡によるサーベイランスとの潜在的な有益性を定量比較するために，開発されてきた[26, 27]．決定モデル解析(decision model analysis)において，健康関連QOL(health-related quality of life)の評価が考慮された場合，内視鏡によるサーベイランスが予防的結腸切除術よりすぐれている結果となっている[26]．しかしながら，両方のモデルとも予防的結腸切除術がサーベイランスよりも良好な生命予後を示しているのであるが，その差はごくわずかである[26, 27]．

文献のレビューに基づいたアメリカ臨床腫瘍学会(American Society of Clinical Oncology；ASCO)と外科腫瘍学会(Society of Surgical Oncology；SSO)による最近の合同声明では，ある条件下での予防的結腸切除術を支持している[28]．これは，大腸内視鏡検査のサーベイランスが手技的に不可能であるような個人，あるいは頻回にわたる大腸内視鏡検査のサーベイランスを継続することを拒否する個人などである．実地臨床においては，予防的結腸切除術を受けることを勧められるような個人は稀であり，大多数はLynch症候群の結腸直腸癌リスクに対する対応として定期的な大腸内視鏡検査を受けている．

結腸直腸癌の診断を受けたLynch症候群患者においては，同時性あるいは異時性の結腸直腸癌リスクの増加は，より大きな手術の施行を正当化する．手術の選択肢としては，結腸部分切除術，大腸亜全摘術，大腸全摘術などが提示されるべきである．Lynch症候群の結腸直腸癌が近位側に多いこと，およびLynch症候群患者の7～18％が同時性結腸直腸癌を有することを考えると，術前検査には全大腸内視鏡検査が含まれるべきである．多発性の結腸そして直腸の腫瘍の局在によっては，ある患者においては大腸全摘術が最適

な手術術式となるかもしれない[25]．大腸全摘術は，初回の大腸癌診断時に10年間で40％とされる異時性結腸直腸癌の予防的手段としても考慮される[7,8,29]．以前に結腸部分切除術を受けた患者に対しては，異時性結腸直腸癌が診断された場合，残存大腸全摘術の施行を含めた何らかの追加の大腸切除手術が必要となる．

手術術式相互の予後比較を行うような臨床試験を行うことは不可能であるが，数学的モデルは，大腸亜全摘術が早期の癌を有する若年患者において最も有用性を発揮することを示唆している[30]．しかしながら，この術式を行った後には，直腸癌発症のリスクがなお，存在する[31,32]．腹腔側の結腸切除術の後に直腸に癌が発生する生涯リスクは，結腸切除後の12年間では，3年ごとに3％，全体で6～20％と報告されている[25,31]．したがって，大腸亜全摘術後の残存直腸の継続的なサーベイランスは必須である．

要約すると，大腸内視鏡検査のサーベイランスは，Lynch症候群患者の結腸直腸癌の発症リスクおよびそれによる死亡率を低下させることが示されている．したがって，これらの患者に対しては綿密なサーベイランスが実施されるべきである．Lynch症候群の手術術式は，腫瘍の局在，患者の年齢，および腫瘍の臨床病期によって決定される．Lynch症候群患者の結腸直腸癌に対する手術に際しては，これらすべての因子が考慮され，治療が個別化されるべきである．

胃癌

Lynch症候群における大腸以外の癌の臨床マネジメントについてはほとんど確立されていない．胃癌のリスクは調べられた地域の違いによってそれぞれ異なる．フィンランドのHNPCC登録所の研究によると胃癌の累積リスクは13％と報告され，オランダの報告では2.1～4.3％と報告されている[4,5]．アジアのLynch症候群における胃癌の割合はさらに高い．中国では，結腸直腸癌に罹患後，胃癌が最も頻度の高い大腸癌以外の癌腫である（44％）[33]．韓国のデータによっても，胃癌は一般人口の3.2倍，同じ年代のグループの11.3倍の相対リスク（RR）がある[34]．胃癌の大部分は腸型（intestinal type）であり，Lynch症候群の他の腫瘍と同様，胃癌の発生年齢は若年である[34,35]．Lynch症候群の胃癌に対して体系的なサーベイランスがかなり評価されてきたが，いろいろな意見がある．胃癌のサーベイランスに関する国際遺伝性消化器腫瘍学会（International Society for Gastrointestinal Hereditary Tumors；InSiGHT）の推奨は，胃癌の家族歴がある場合，30～35歳に開始する1～2年に1回のサーベイランスである[36]．ドイツのHNPCC Consortiumは最近，登録された胃癌症例の26％にしか胃癌の家族歴がみられないと報告した．そして，その大部分の癌が35歳以降に診断されていると報告している[37]．したがって彼らは，家族歴の有無にかかわらず，十二指腸を含めた上部内視鏡検査は35歳から始めることを推奨している．しかしながら，フィンランドのグループは，遺伝子変異陽性と陰性の家系構成員におけるスクリーニング結果の比較から，Lynch症候群における胃内視鏡検査は有用でないかもしれないと結論した[38]．この研究においては，胃内視鏡検査では前癌性の異形成（dysplasia）も早期癌も見つかっておらず，十二指腸癌が発見されているが，それは進行癌であった[38]．

胃癌のスクリーニングの効率に関するデータはない．しかしながら，北アメリカ，ヨー

ロッパ，いずれの臨床医も胃癌の家族歴陽性，あるいは，高い胃癌の発症率を有する地域での個人に対しては，上部消化管内視鏡検査を推奨している[20, 39]．医師と患者の間では，胃癌のスクリーニングに関しての，リスクと利益，費用，および，効率に関する明らかなデータがないことなどが十分に話し合われるべきである．

小腸癌

Lynch 症候群における小腸癌(small bowel cancer；SBC)のリスクは有意に高い．しかしながら，その詳細は不明である．小腸癌の生涯リスクは 1〜4% であるが，これは一般人口におけるリスクの 100 倍以上である[27, 40]．その大部分は上位の小腸に発生する[41〜43]．Park らは，InSiGHT の会員を対象に調査を行い，小腸癌の臨床的特徴についての現行での最大のデータを集めた[34]．データは 90 例の小腸癌の発症を認めた 78 家系の 85 人から集められた．診断時の平均年齢は 48 歳であるが，罹患者の 10% が 30 歳前であった．小腸癌の発生は男性に 60% とやや多い[34]．3 つの大規模な小腸癌の調査によると，小腸癌を有する個人の 34〜57% では，小腸癌が Lynch 症候群関連癌の最初の発症であり，22〜33% の個人においては小腸癌が唯一の Lynch 症候群関連癌であり，そして，小腸癌の家族歴が陽性の個人はほとんどいない(6〜17%)[41〜43]．

エビデンスに基づいた医療(EBM)は，HNPCC の小腸癌のサーベイランスにおいては欠如している．大部分の小腸腫瘍は上位小腸に発生する，そして Park らは小腸癌のおよそ 43% が内視鏡でのサーベイランスで見つかっていることを強調する．が，これは小腸癌のルーチンのサーベイランスにおける議論を支持するものでもある[41]．ドイツの HNPCC Consortium は近位小腸癌の早期発見に有用な手段として，30 歳に開始する十二指腸内視鏡検査あるいは小腸内視鏡(push enteroscopy)を推奨している[43]．しかしながら，このスクリーニングの有効性については，費用対効果(cost-effectiveness)の観点からの有用性が証明されておらず，小腸癌の比較的低いリスクと感度の高い画像検査がないことから，スクリーニングについて否定的な人たちもいる[27]．Lynch 症候群の小腸癌に対するサーベイランスの臨床的有用性(clinical utility)とリスクと有益性を評価するためには，前方視的研究が必要である．

泌尿器腫瘍

腎盂と尿管の移行上皮癌は Lynch 症候群において高頻度に発症する．腎盂あるいは尿管の移行上皮癌発症の相対リスク(RR)は 14 倍と推測されており，累積リスクは 10% 以上である[4, 40, 44]．Vasen らは，*MSH2* 遺伝子変異保持者は，*MLH1* 遺伝子変異保持者に比べて有意に高い尿路系癌の発症リスクを有することを報告した[5]．家系内集積が認められ，そして女性にも同様に発症する[44-46]．MMR 遺伝子変異を有する複数世代にまたがる 2 つの大きな家系が，上位尿路系の癌を有する複数の個人，および，異時性の尿管・腎盂腫瘍を有する個人とともに報告されている[44, 45]．

臨床的有用性について証明したデータはないが，上位尿路癌のサーベイランスの推奨がなされている．これらの推奨は，腎臓の超音波検査，尿検査と尿細胞診，および，尿路系癌の家族歴が陽性の場合，血尿の際のさらなる精査である[20, 36, 39]．比較的安価で侵襲のな

表 1 Lynch 症候群における大腸および大腸外のハイリスク癌に対して推奨されるサーベイランス

癌のリスク	スクリーニング法	頻度(間隔)	開始年齢
大腸	大腸内視鏡検査	1～2 年	20～25 歳
胃[a]	EGD	1～2 年	30～35 歳
尿路系[a]	腹部超音波検査,尿検査,尿細胞診	1 年	30～35 歳

[a]：当該癌の家族歴陽性の場合
略語：EGD：食道・胃・十二指腸内視鏡検査

いスクリーニング法として，毎年の尿検査と尿細胞診があるが，尿路系癌のスクリーニングの有用性をサポートする臨床データはないことを医師と患者は銘記すべきである．デンマークからの報告によると，これは抄録の形で示されただけであるが，900 人以上のLynch 症候群患者における尿路系癌の検出において尿細胞診は全く有用ではなかったとしている[47]．現在のところ，Lynch 症候群における尿路系スクリーニングの効率に関する確立したデータはなく，前方視的研究が必要である[20, 44]．

まとめ

Lynch 症候群の個人は，増加する癌発症リスクに対する精度の高いサーベイランスプログラムへの参加を考慮するべきである．表 1 に，現時点での大腸癌，および大腸以外の癌のサーベイランスの推奨をまとめた．20～25 歳で開始される 1～2 年ごとの大腸内視鏡検査は，結腸直腸癌による死亡を予防し，死亡率自体を減少させることが証明されている[19, 48]．サーベイランスプログラムの効果としては，生涯にわたる結腸直腸癌死亡率の低下が示されている[49]．それと比較すると，胃癌，小腸癌，上部尿路など大腸外の癌腫に対するサーベイランスの効果はあまり明瞭ではない[20, 39]．胃癌と近位側小腸癌のスクリーニングに関しては，臨床的な費用対効果のデータが限られており，その癌腫の家族歴が陽性の場合に考慮されるのがよいかもしれない．これは，30～35 歳に開始される定期的な内視鏡検査である．毎年の尿検査・尿細胞診による尿路系のスクリーニングは非侵襲的で，比較的安価ではあるが，大規模な登録のコホートのレビューからは有用性が否定されている[47]．Lynch 症候群の患者におけるほとんどの大腸外癌病変のスクリーニングの有用性の評価に関しては，今後の研究が必要である．しかしながら，Lynch 症候群の希少性を考えると，大規模な登録や共同研究が必要であろう．

症例報告 Case Report

P. F. 氏は，癌の既往歴をもたない 42 歳の女性(1 回経妊，1 回経産)である．彼女の家族歴は特徴的で，子宮内膜癌，大腸癌および腎臓癌の複数の癌患者がいる．*MSH2* 遺伝子変異が，大腸癌の 1 人のいとこに検出された．そこで，P. F. 氏は，遺伝子検査を受け，同じ変異が陽性と判定された．

P. F. 氏は，Lynch 症候群のための癌サーベイランスプログラムを受けることになった．最初の大腸内視鏡検査で，横行結腸の有茎性ポリープが発見された．病理組織学的所見は，腺管腺腫（tubular adenoma）であった．翌年，2 つの小さなポリープが上行結腸および下行結腸に発見された．病理組織は過形成性のリンパ結節であった．その後も彼女は年 1 回の大腸内視鏡検査のスクリーニングを継続している．

銘記すべき点 Learning Points

- 大腸内視鏡検査は効率よく前癌性のポリープを同定し，Lynch 症候群の個人における大腸癌死亡率を減少させることが示されている．
- NCCN（National Comprehensive Cancer Network）や Cancer Genetics Consortium などのコンセンサスグループは，20～25 歳時，あるいは家系内の最も若い癌診断年齢より 10 歳早い時点からの，1～2 年に 1 回の大腸内視鏡検査を推奨している[1]．

文献 References

1. NCCN Clinical Practice Guidelines in Oncology: Genetic/Familial High-Risk Assessment: Breast and Ovarian. Rockledge, PA: National Comprehensive Cancer Network, 2006.
2. Lynch HT, de la Chapelle A. Hereditary colorectal cancer. N Engl J Med 2003; 348(10):919–932.
3. Dunlop MG, Farrington SM, Carothers AD, et al. Cancer risk associated with germline DNA mismatch repair gene mutations. Hum Mol Genet 1997; 6(1):105–110.
4. Aarnio M, Sankila R, Pukkala E, et al. Cancer risk in mutation carriers of DNA-mismatch-repair genes. Int J Cancer 1999; 81(2):214–218.
5. Vasen HF, Stormorken A, Menko FH, et al. MSH2 mutation carriers are at higher risk of cancer than MLH1 mutation carriers: a study of hereditary nonpolyposis colorectal cancer families. J Clin Oncol 2001; 19(20):4074–4080.
6. Fante R, Roncucci L, Di Gregorio C, et al. Frequency and clinical features of multiple tumors of the large bowel in the general population and in patients with hereditary colorectal carcinoma. Cancer 1996; 77(10):2013–2021.
7. Fitzgibbons RJ Jr., Lynch HT, Stanislav GV, et al. Recognition and treatment of patients with hereditary nonpolyposis colon cancer (Lynch syndromes I and II). Ann Surg 1987; 206(3):289–295.
8. Burke W, Daly M, Garber J, et al. Recommendations for follow-up care of individuals with an inherited predisposition to cancer. II. BRCA1 and BRCA2. Cancer Genetics Studies Consortium. JAMA 1997; 277(12):997–1003.
9. Sankila R, Aaltonen LA, Jarvinen HJ, et al. Better survival rates in patients with MLH1-associated hereditary colorectal cancer. Gastroenterology 1996; 110(3):682–687.
10. Watson P, Lin KM, Rodriguez-Bigas MA, et al. Colorectal carcinoma survival among hereditary nonpolyposis colorectal carcinoma family members. Cancer 1998; 83(2):259–266.
11. Lanspa SJ, Lynch HT, Smyrk TC, et al. Colorectal adenomas in the Lynch syndromes. Results of a colonoscopy screening program. Gastroenterology 1990; 98(5 pt 1): 1117–1122.
12. Dove-Edwin I, Sasieni P, Adams J, et al. Prevention of colorectal cancer by colonoscopic surveillance in individuals with a family history of colorectal cancer: 16 year, prospective, follow-up study. BMJ 2005; 331(7524):1047.

13. Lindgren G, Liljegren A, Jaramillo E, et al. Adenoma prevalence and cancer risk in familial non-polyposis colorectal cancer. Gut 2002; 50(2):228–234.
14. De Jong AE, Morreau H, Van Puijenbroek M, et al. The role of mismatch repair gene defects in the development of adenomas in patients with HNPCC. Gastroenterology 2004; 126(1):42–48.
15. Rijcken FE, Hollema H, Kleibeuker JH. Proximal adenomas in hereditary non-polyposis colorectal cancer are prone to rapid malignant transformation. Gut 2002; 50(3): 382–386.
16. Lynch HT, Smyrk T, Jass JR. Hereditary nonpolyposis colorectal cancer and colonic adenomas: aggressive adenomas? Semin Surg Oncol 1995; 11(6):406–410.
17. Vasen HF, Nagengast FM, Khan PM. Interval cancers in hereditary non-polyposis colorectal cancer (Lynch syndrome). Lancet 1995; 345(8958):1183–1184.
18. de Vos tot Nederveen Cappel WH, Nagengast FM, Griffioen G, et al. Surveillance for hereditary nonpolyposis colorectal cancer: a long-term study on 114 families. Dis Colon Rectum 2002; 45(12):1588–1594.
19. Jarvinen HJ, Aarnio M, Mustonen H, et al. Controlled 15-year trial on screening for colorectal cancer in families with hereditary nonpolyposis colorectal cancer. Gastroenterology 2000; 118(5):829–834.
20. Lindor NM, Petersen GM, Hadley DW, et al. Recommendations for the care of individuals with an inherited predisposition to Lynch syndrome: a systematic review. JAMA 2006; 296(12):1507–1517.
21. Renkonen-Sinisalo L, Aarnio M, Mecklin JP, et al. Surveillance improves survival of colorectal cancer in patients with hereditary nonpolyposis colorectal cancer. Cancer Detect Prev 2000; 24(2):137–142.
22. de Jong AE, Nagengast FM, Kleibeuker JH, et al. What is the appropriate screening protocol in Lynch syndrome? Fam Cancer 2006; 5(4):373–378.
23. Lecomte T, Cellier C, Meatchi T, et al. Chromoendoscopic colonoscopy for detecting preneoplastic lesions in hereditary nonpolyposis colorectal cancer syndrome. Clin Gastroenterol Hepatol 2005; 3(9):897–902.
24. Hurlstone DP, Karajeh M, Cross SS, et al. The role of high-magnification-chromoscopic colonoscopy in hereditary nonpolyposis colorectal cancer screening: a prospective "back-to-back" endoscopic study. Am J Gastroenterol 2005; 100(10): 2167–2173.
25. Scaife CL, Rodriguez-Bigas MA. Lynch syndrome: implications for the surgeon. Clin Colorectal Cancer 2003; 3(2):92–98.
26. Syngal S, Weeks JC, Schrag D, et al. Benefits of colonoscopic surveillance and prophylactic colectomy in patients with hereditary nonpolyposis colorectal cancer mutations. Ann Intern Med 1998; 129(10):787–796.
27. Vasen HF, Wijnen JT, Menko FH, et al. Cancer risk in families with hereditary nonpolyposis colorectal cancer diagnosed by mutation analysis. Gastroenterology 1996; 110(4):1020–1027.
28. Guillem JG, Wood WC, Moley JF, et al. ASCO/SSO review of current role of risk-reducing surgery in common hereditary cancer syndromes. Ann Surg Oncol 2006; 13(10):1296–1321.
29. Van Dalen R, Church J, McGannon E, et al. Patterns of surgery in patients belonging to Amsterdam-positive families. Dis Colon Rectum 2003; 46(5):617–620.
30. de Vos tot Nederveen Cappel WH, Buskens E, Van Duijvendijk P, et al. Decision analysis in the surgical treatment of colorectal cancer due to a mismatch repair gene defect. Gut 2003; 52(12):1752–1755.
31. Rodriguez-Bigas MA, Vasen HF, Pekka-Mecklin J, et al. Rectal cancer risk in hereditary nonpolyposis colorectal cancer after abdominal colectomy. International Collaborative Group on HNPCC. Ann Surg 1997; 225(2):202–207.
32. Lee JS, Petrelli NJ, Rodriguez-Bigas MA. Rectal cancer in hereditary nonpolyposis colorectal cancer. Am J Surg 2001; 181(3):207–210.
33. Cai SJ, Xu Y, Cai GX, et al. Clinical characteristics and diagnosis of patients with hereditary nonpolyposis colorectal cancer. World J Gastroenterol 2003; 9(2):284–287.

34. Park YJ, Shin KH, Park JG. Risk of gastric cancer in hereditary nonpolyposis colorectal cancer in Korea. Clin Cancer Res 2000; 6(8):2994–2998.
35. Aarnio M, Salovaara R, Aaltonen LA, et al. Features of gastric cancer in hereditary non-polyposis colorectal cancer syndrome. Int J Cancer 1997; 74(5):551–555.
36. Weber T. Clinical surveillance recommendations adopted for HNPCC. Lancet 1996; 348(9025):465.
37. Goecke T, Schulmann K, Engel C, et al. Genotype-phenotype comparison of German MLH1 and MSH2 mutation carriers clinically affected with Lynch syndrome: a report by the German HNPCC Consortium. J Clin Oncol 2006; 24(26):4285–4292.
38. Renkonen-Sinisalo L, Sipponen P, Aarnio M, et al. No support for endoscopic surveillance for gastric cancer in hereditary non-polyposis colorectal cancer. Scand J Gastroenterol 2002; 37(5):574–577.
39. Vasen HF, Moslein G, Alonso A, et al. Guidelines for the clinical management of Lynch syndrome (HNPCC). J Med Genet 2007; 44(6):353–362.
40. Aarnio M, Mecklin JP, Aaltonen LA, et al. Life-time risk of different cancers in hereditary non-polyposis colorectal cancer (HNPCC) syndrome. Int J Cancer 1995; 64(6):430–433.
41. Park JG, Kim DW, Hong CW, et al. Germ line mutations of mismatch repair genes in hereditary nonpolyposis colorectal cancer patients with small bowel cancer: International Society for Gastrointestinal Hereditary Tumours Collaborative Study. Clin Cancer Res 2006; 12(11 pt 1):3389–3393.
42. Rodriguez-Bigas MA, Vasen HF, Lynch HT, et al. Characteristics of small bowel carcinoma in hereditary nonpolyposis colorectal carcinoma. International Collaborative Group on HNPCC. Cancer 1998; 83(2):240–244.
43. Schulmann K, Brasch FE, Kunstmann E, et al. HNPCC-associated small bowel cancer: clinical and molecular characteristics. Gastroenterology 2005; 128(3):590–599.
44. Sijmons RH, Kiemeney LA, Witjes JA, et al. Urinary tract cancer and hereditary nonpolyposis colorectal cancer: risks and screening options. J Urol 1998; 160(2): 466–470.
45. Lynch HT, Taylor RJ, Lynch JF, et al. Multiple primary cancer, including transitional cell carcinoma of the upper uroepithelial tract in a multigeneration HNPCC family: molecular genetic, diagnostic, and management implications. Am J Gastroenterol 2003; 98(3):664–670.
46. Wagner A, Hendriks Y, Meijers-Heijboer EJ, et al. Atypical HNPCC owing to MSH6 germline mutations: analysis of a large Dutch pedigree. J Med Genet 2001; 38(5): 318–322.
47. Myrhøj T, Anderson MB, Bernstein I. Screening for urinary tract cancer with urin cytology in Lynch syndrome and familial colorectal cancer. Fam Cancer 2008 Apr 4. [E-pub ahead of print]
48. Jarvinen HJ, Mecklin JP, Sistonen P. Screening reduces colorectal cancer rate in families with hereditary nonpolyposis colorectal cancer. Gastroenterology 1995; 108(5): 1405–1411.
49. de Jong AE, Hendriks YM, Kleibeuker JH, et al. Decrease in mortality in Lynch syndrome families because of surveillance. Gastroenterology 2006; 130(3):665–671.

> **Column** Lynch 症候群の癌サーベイランス
>
> 　Lynch 症候群において最も発生頻度の高い悪性腫瘍は大腸癌であるが，それ以外に子宮内膜癌，胃癌，小腸癌，腎・尿管の移行上皮癌なども一般集団におけるよりもはるかに高い頻度で発症する．これらの悪性腫瘍の発生年齢が一般集団におけるよりも若年であることも考え合わせると，Lynch 症候群患者・保持者および，その家系構成員におけるこれら癌腫のサーベイランスは重要であると思われる．Lynch 症候群について最も精力的に国際共同研究およびデータ集積を推進してきた InSiGHT (International Society for Gastrointestinal Hereditary Tumours) のガイドラインなどいくつかのサーベイランスプロトコールが提唱されてきたが費用・有益性 (cost-benefit) の観点も含めて総合的な有用性が十分に検証されたものは極めて少ない．海外での複数のエビデンスによって一応のコンセンサスとして認められ，確立しているものとしては，大腸癌サーベイランスにおける 1〜2 年ごとの全大腸内視鏡検査のみであるといっても過言ではなく，それも本邦におけるエビデンスはない．他の癌腫に関しては，子宮内膜癌における子宮内膜細胞診などの意義については本書の他章に譲るとして，胃癌，小腸癌や腎・尿管癌などのサーベイランスに関してもほとんどエビデンスのない領域である．また，これらのサーベイランスの諸検査は，特に遺伝子変異保持者疑いの家系構成員においては，本邦の保険医療制度上は厳密には保険適用とはならないことも考慮せねばならぬ点である．Lynch 症候群の頻度などを考えると，本邦におけるこれらの癌腫のサーベイランスのエビデンスを確立するためには今後の大規模な全国登録および多施設共同研究システムの構築が必要不可欠であると考えられる．
>
> 　　　　　　　　　　　　　　　　　　　　　　　　　　　　　　　　　　　　（冨田尚裕）

第14章

Lynch症候群女性における子宮内膜癌と卵巣癌のリスク低減手術

Endometrial and Ovarian Cancer Risk-Reducing Surgery in Women with Lynch Syndrome

Kathleen M. Schmeler, Henry T. Lynch

🔒 キーポイント Key Points

- リスク低減子宮摘出術は，35歳以上で家族計画終了後のLynch症候群女性に推奨されるべきである．
- Lynch症候群女性が結腸直腸癌の手術を受ける場合，子宮摘出術と卵巣卵管摘出術（BSO）の同時施行を考慮すべきである．
- Lynch症候群女性から予防的に摘出した子宮には，オカルト癌（occult malignancy）が発見される可能性があるため，術前に子宮内膜生検とCA125測定を考慮すべきである．
- Lynch症候群女性に予防的子宮摘出術を行う際は，子宮と卵巣の術中評価が重要である．

はじめに

　　Lynch症候群/HNPCC（hereditary nonpolyposis colorectal cancer）は，DNAミスマッチ修復（mismatch repair；MMR）遺伝子（*MSH2*，*MLH1*，*MSH6*，*PMS2*）の生殖細胞変異によって発症する，常染色体優性遺伝形式の遺伝性腫瘍である[1~4]．Lynch症候群では，癌の若年発症（50歳未満）と多臓器の発症（大腸・直腸癌，子宮内膜癌，卵巣癌，小腸癌，尿管癌，腎盂癌，Turcot症候群亜型における多形神経膠芽腫，Muir-Torre症候群亜型における皮脂腺腫瘍など）を認める．Lynch症候群女性における子宮内膜癌の生涯リスクは40~60％である．これは結腸直腸癌の生涯リスクと同等もしくはそれを上回る．加えて，Lynch症候群女性の卵巣癌の生涯リスクは10~12％である[5,6]．Lynch症候群には遺伝的あるいは表現型に多様性がある．例えば，*MSH6*変異を有する家系では結腸直腸癌の発症は低率だが，子宮内膜癌の発症は高率である[7,8]．

　　Lynch症候群女性の子宮内膜癌と卵巣癌のリスクを低減するための，効果的なサーベイランスの情報は現時点では限られている[9,10]．現行の婦人科癌のスクリーニングに関するガイドラインは，1年ごとの子宮内膜生検と経腟超音波検査を30~35歳から開始するというものである[11,12]．しかし，これらの推奨事項は専門家の意見によるものであり，若年もしくは閉経前のLynch症候群女性への効果はいまだ十分に研究されていない．

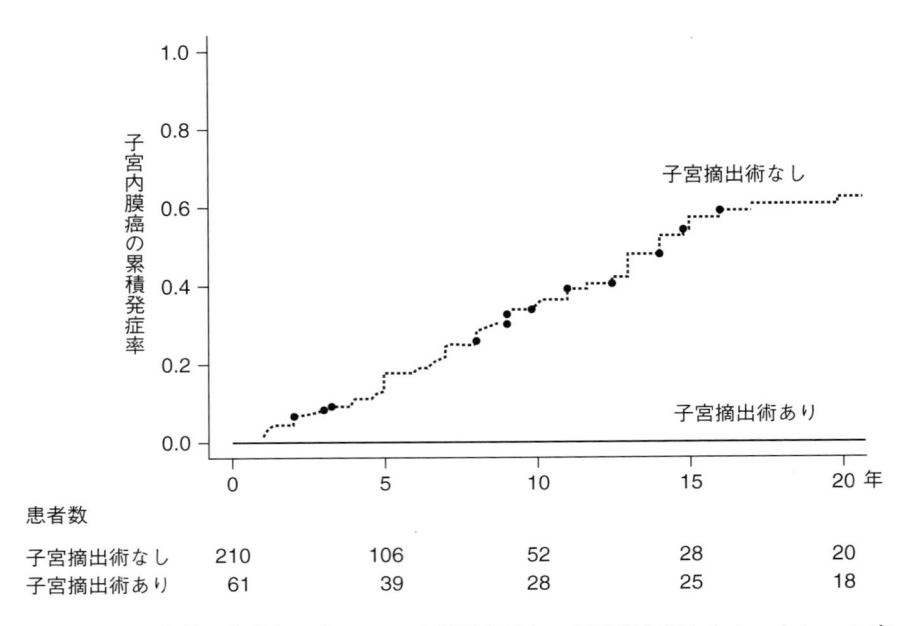

```
                                              子宮摘出術なし




                                              子宮摘出術あり


         0    5        10        15      20 年
患者数
子宮摘出術なし  210    106      52        28      20
子宮摘出術あり   61     39      28        25      18
```

図1 予防的子宮摘出術を行った Lynch 症候群女性と，同手術を行わなかった Lynch 症候群女性における子宮内膜癌の累積発症率

（文献 16 より引用）

　Lynch 症候群女性のためのもう 1 つの選択肢はリスク低減婦人科手術である．1997 年，Cancer Genetics Studies Consortium は予防的子宮摘出術と卵巣卵管摘出術（bilateral salpingo-oophorectomy；BSO）に関するエビデンスを再検討し，コンセンサスステートメントを発表した．それによると，Lynch 症候群女性の婦人科癌リスクを低減するために予防的手術を推奨するか，反対するかに関して満足すべきエビデンスは得られなかった[11]．このようにエビデンスはないものの，家族計画終了後の Lynch 症候群女性にとって，予防的子宮摘出術と BSO は理にかなった選択肢であるとの報告もある[13~15]．最近の研究では Lynch 症候群女性におけるリスク低減婦人科手術の効果が示されており，以下本章で紹介する[16,17]．

子宮内膜癌と卵巣癌に対するリスク低減手術

　Schmeler ら[16]は MLH1，MSH2，MSH6 のどれかに生殖細胞変異を有する 315 人の女性について後方視的に検討した．BSO の有無にかかわらず予防的子宮摘出術を行った女性と，同手術を行わなかった女性を比較した．そして，予防的あるいは良性疾患で子宮摘出術を行った 61 人と，同年齢の 210 人をマッチさせた．さらに子宮摘出術時に BSO を行った 47 人と，同年齢の 223 人をマッチさせた．
　手術を行った女性には子宮内膜癌，卵巣癌ともに発症しなかったが，手術を行わなかった女性の 69 人（33％）に子宮内膜癌，12 人（5.5％）に卵巣癌が発症した．このコホートにおいて，予防的手術により子宮内膜癌（図 1）と卵巣癌（図 2）の新たな発症を 100％ 予防する

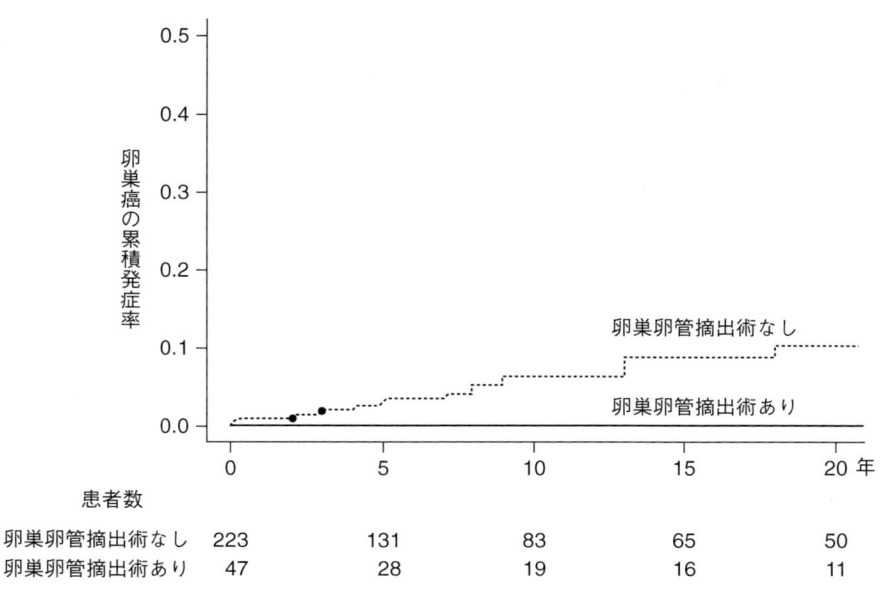

図 2 予防的卵巣卵管摘出術を行った Lynch 症候群女性と，同手術を行わなかった Lynch 症候群女性における卵巣癌の累積発症率
（文献 16 より引用）

患者数					
卵巣卵管摘出術なし	223	131	83	65	50
卵巣卵管摘出術あり	47	28	19	16	11

ことができた．リスクの低減は卵巣癌よりも子宮内膜癌で顕著であったが，卵巣癌については症例数が少ないことが影響している．

診断時の平均年齢は，子宮内膜癌 46 歳，卵巣癌 42 歳であった．子宮内膜癌の 6％，卵巣癌の 17％ は 35 歳未満の女性で診断された．これらの結果は，Lynch 症候群女性の子宮内膜癌の診断時平均年齢 48～49 歳[18, 19]，卵巣癌の診断時平均年齢 42 歳[20]という過去の報告と同様であった．

Schmeler ら[16]の結果は，35 歳以上または家族計画終了後の Lynch 症候群女性において，予防的な子宮摘出術と BSO を行うことを支持している．Lindor ら[12]は，Lynch 症候群の遺伝的な素因を有する個人の管理について，最新の推奨事項を報告している．彼らは関連する文献を再検討し，有用なエビデンスや専門家の意見に基づき，Lynch 症候群家系を管理するための推奨事項を述べている．それによると，予防的な子宮摘出術と BSO は，妊孕性の保存を希望しない 35 歳以上の女性に行われるべきである．しかし，手術前の遺伝カウンセリングで，これらの手術によるリスク，有益性，手技の制約などについて注意深く話し合う必要がある．

Chen ら[17]は，女性 1 万人の理論的コホートを用いて，Lynch 症候群女性における婦人科癌予防のためのマネジメント方針を，①1 年ごとの婦人科診察，②1 年ごとの経腟超音波検査，子宮内膜生検，CA125 値によるスクリーニング，③予防的子宮摘出術と BSO，という 3 つの解析モデルで比較した．それによると，スクリーニングと比較した場合，1 人の女性の生命を救うためには 75 回の予防的手術が必要である．一方，癌予防のためには，卵巣癌 1 例の予防に 28 回，子宮内膜癌 1 例の予防に 6 回の予防的手術が必要となる．

これらの結果から，予防的子宮摘出術とBSOがLynch症候群女性の癌死と癌治療率を減少させるとのエビデンスが得られる．

■ 予防的手術時のオカルト癌

Schmelerら[16]の検討では，予防的子宮摘出術を行った3人（5%）の女性にオカルト子宮内膜癌が発見された．このことからLynch症候群女性の予防的手術に際しては細心の注意が要求される．予防的BSOを行ったBRCA遺伝子変異を有する女性の研究では，2〜10%の女性でオカルト卵巣癌が手術時に診断されている[21〜26]．

術前評価としては子宮内膜生検，経腟超音波検査，CA125測定を行うべきである．手術時には子宮と卵巣を注意深く観察すべきである．患者が子宮内膜癌と卵巣癌のハイリスク者であること，そして要すれば手術中に凍結切片による検体の注意深い観察が必要であることを，病理医に伝えておくべきである．加えてオカルト癌が見つかった際は，術者は完全なステージング手術を行うことが要求される．

■ 予防的卵巣卵管摘出術後の原発性腹膜癌

Lynch症候群女性においては，現在までに予防的BSO後の原発性腹膜癌の報告例はない[訳注1]．BRCA遺伝子変異を有する女性では，予防的BSO後に発生する原発性腹膜癌の頻度が0.8〜1.0%と報告されている[22,27]．予防的BSOを行ったLynch症候群女性における原発性腹膜癌のリスクに関しては，長期フォローアップとさらなる研究が必要である．

■ 同時性・異時性に発生する結腸直腸癌と子宮内膜癌または卵巣癌

Lynch症候群女性は同時性または異時性に癌が発生するリスクが高い[15,28,29]．大腸癌に罹患したLynch症候群女性は，次に子宮内膜癌または卵巣癌に罹患する可能性が高い．同様に，子宮内膜癌または卵巣癌に罹患したLynch症候群女性は，次に大腸癌に罹患する可能性が高い．Luら[15]は重複癌を発症したLynch症候群女性117人について報告している．それによると，結腸直腸癌と婦人科癌（子宮内膜癌または卵巣癌）が同時に診断されたのは16人（14%）で，残りの101人中子宮内膜癌または卵巣癌が先に診断されたのは52人（51%），大腸癌が先に診断されたのは49人（49%）であった．

Schmelerら[16]の検討では，41人（13%）の女性において同時性（3人）または異時性（38人）に結腸直腸癌と子宮内膜癌または卵巣癌が診断された．これら41人中21人（51%）において，結腸直腸癌の治療後に婦人科癌が診断された．結腸直腸癌と婦人科癌の診断間隔は平均5年であった．仮にこれらの女性が結腸直腸癌の手術時に予防的子宮摘出術とBSOを行っていれば，婦人科癌は予防できたと考えられる．したがって，結腸直腸癌手術を行う女性には，予防的子宮摘出術とBSOを同時に行うことが強く推奨される．

訳注1：卵巣卵管摘出術施行後のLynch症候群女性に発生した原発性腹膜癌の報告例がある．
Schmeler KM, Daniels MS, Soliman PT, et al：Primary peritoneal cancer after bilateral salpingo-oophorectomy in two patients with Lynch syndrome. Obstet Gynecol 2010；115：432-434.

■ 予防的手術のデメリット

　予防的子宮摘出術とBSOのデメリットは手術の合併症と早発閉経である．子宮摘出術とBSOに伴う最も一般的な合併症は，出血，感染，尿路や腸管の損傷である．これらの合併症は良性疾患で子宮摘出術とBSOを行った女性の1～9％に発症することが報告されている[16, 30-32]．

　閉経前の女性に予防的BSOを行えば早発閉経となる．症状はほてり，腟の乾燥感，性交痛，睡眠障害などである．さらにこれらの女性では骨粗鬆症のリスクが高まる[33~35]．これらの症状の多くはホルモンあるいは非ホルモン治療で対処できる[36]．*BRCA*遺伝子変異を有する女性とは異なり，Lynch症候群女性にとってホルモン補充療法は禁忌ではない．

　もう一点考えなくてはならないのは，良性疾患で子宮摘出術を行った際に卵巣を温存することで，65歳未満女性の生存率が高まる事実である．Parkerら[35]は，卵巣摘出術を行った女性と卵巣を温存した女性をMarkovモデルを使って比較した．それによると，卵巣癌リスクが平均的な女性が55歳前に予防的卵巣摘出術を行うと，80歳での死亡率が8.58％上昇すると計算された．Lynch症候群関連癌のリスクが高い女性にこの結果を当てはめられるかは不明だが，すべての患者の術前カウンセリングにこの情報を含めるべきである．

まとめ

　リスク低減子宮摘出術とBSOはLynch症候群女性にとって理にかなった選択肢である．これらの手術は35歳以上で妊孕性の保存を希望しない女性に提供されるべきである．術前のカウンセリングでは，癌のリスク低減だけでなく手術に伴うリスクや副作用について，また婦人科癌のサーベイランスに関する不確実性についても説明されねばならない．結腸直腸癌手術を行う女性には，予防的子宮摘出術とBSOが同時に行われるべきである．

　さらにLynch症候群女性の子宮内膜癌と卵巣癌の罹患率と死亡率を低減するために，スクリーニングと予防的手術の効果を比較検討する研究が必要である．また，生存率と婦人科癌関連死に予防的手術がどのように影響しているかを評価する研究も必要である．

症例報告　Case Report

　S. N. 氏は48歳の女性．38歳のときに父親がLynch症候群と診断され，本人も遺伝子検査を受けたところ*MSH2*の生殖細胞変異が見つかった．そこで子宮内膜癌と結腸直腸癌のリスクに関する詳しいカウンセリングを受けた．最初彼女は大腸内視鏡と子宮内膜生検による定期的なスクリーニングを選択した．しかし最初の子宮内膜生検で痛みがつらかったため，以後は子宮内膜生検を受けなかった．48歳のときに彼女は予防的手術として腹腔鏡下腟式子宮摘出術と卵巣卵管摘出術を受けた．

　手術は順調で術中所見も問題なかったが，最終病理診断で子宮内膜癌（明細胞腺癌と類

内膜腺癌が混在，筋層浸潤 5/12 mm，頸管腺への微小浸潤）が見つかった．卵巣卵管は正常であった．そのため最初の手術から 3 か月後に，彼女はステージング手術（腹腔内洗浄，大網生検，骨盤内および傍大動脈リンパ節切除）を受けた．すべての摘出物に癌は認められず，子宮内膜癌 IIA 期と診断された．

文献 References

1. Leach FS, Nicolaides NC, Papadopoulos N, et al. Mutations of a mutS homolog in hereditary nonpolyposis colorectal cancer. Cell 1993; 75(6):1215–1225.
2. Fishel R, Lescoe MK, Rao MR, et al. The human mutator gene homolog MSH2 and its association with hereditary nonpolyposis colon cancer. Cell 1993; 75(5): 1027–1038.
3. Papadopoulos N, Nicolaides NC, Wei YF, et al. Mutation of a mutL homolog in hereditary colon cancer. Science 1994; 263(5153):1625–1629.
4. Kolodner RD, Tytell JD, Schmeits JL, et al. Germ-line msh6 mutations in colorectal cancer families. Cancer Res 1999; 59(20):5068–5074.
5. Aarnio M, Sankila R, Pukkala E, et al. Cancer risk in mutation carriers of DNA-mismatch-repair genes. Int J Cancer 1999; 81(2):214–218.
6. Dunlop MG, Farrington SM, Carothers AD, et al. Cancer risk associated with germline DNA mismatch repair gene mutations. Hum Mol Genet 1997; 6(1): 105–110.
7. Plaschke J, Engel C, Krüger S, et al. Lower incidence of colorectal cancer and later age of disease onset in 27 families with pathogenic MSH6 germline mutations compared with families with MLH1 or MSH2 mutations: the German Hereditary Nonpolyposis Colorectal Cancer Consortium. J Clin Oncol 2004; 22(22):4486–4494.
8. Lynch HT, Boland CR, Gong G, et al. Phenotypic and genotypic heterogeneity in the Lynch syndrome: diagnostic, surveillance and management implications. Eur J Hum Genet 2006; 14(4):390–402.
9. Dove-Edwin I, Boks D, Goff S, et al. The outcome of endometrial carcinoma surveillance by ultrasound scan in women at risk of hereditary nonpolyposis colorectal carcinoma and familial colorectal carcinoma. Cancer 2002; 94(6):1708–1712.
10. Rijcken FE, Mourits MJ, Kleibeuker JH, et al. Gynecologic screening in hereditary nonpolyposis colorectal cancer. Gynecol Oncol 2003; 91(1):74–80.
11. Burke W, Petersen G, Lynch P, et al. Recommendations for follow-up care of individuals with an inherited predisposition to cancer. I. Hereditary nonpolyposis colon cancer. Cancer Genetics Studies Consortium. JAMA 1997; 277(11):915–919.
12. Lindor NM, Petersen GM, Hadley DW, et al. Recommendations for the care of individuals with an inherited predisposition to Lynch syndrome: a systematic review. JAMA 2006; 296(12):1507–1517.
13. Bertagnolli MM. Surgical prevention of cancer. J Clin Oncol 2005; 23(2):324–332.
14. Lynch HT, Watson P, Shaw TG, et al. Clinical impact of molecular genetic diagnosis, genetic counseling, and management of hereditary cancer. Part II: Hereditary nonpolyposis colorectal carcinoma as a model. Cancer 1999; 86(11 suppl):2457–2463.
15. Lu KH, Dinh M, Kolhmann W, et al. Gynecologic cancer as a "sentinel cancer" for women with hereditary nonpolyposis colorectal cancer syndrome. Obstet Gynecol 2005; 105(3):569–574.
16. Schmeler KM, Lynch HT, Chen LM, et al. Prophylactic surgery to reduce the risk of gynecologic cancers in the Lynch syndrome. N Engl J Med 2006; 354(3):261–269.
17. Chen LM, Yang KY, Little SE, et al. Gynecologic cancer prevention in lynch syndrome/hereditary nonpolyposis colorectal cancer families. Obstet Gynecol 2007; 110(1):18–25.

18. Vasen HF, Stormorken A, Menko FH, et al. MSH2 mutation carriers are at higher risk of cancer than MLH1 mutation carriers: a study of hereditary nonpolyposis colorectal cancer families. J Clin Oncol 2001; 19(20):4074–4080.
19. Boks DE, Trujillo AP, Voogd AC, et al. Survival analysis of endometrial carcinoma associated with hereditary nonpolyposis colorectal cancer. Int J Cancer 2002; 102(2): 198–200.
20. Watson P, Bützow R, Lynch HT, et al. The clinical features of ovarian cancer in hereditary nonpolyposis colorectal cancer. Gynecol Oncol 2001; 82(2):223–228.
21. Rebbeck TR, Prophylactic oophorectomy in BRCA1 and BRCA2 mutation carriers. Eur J Cancer 2002; 38(suppl 6):S15–S17.
22. Kauff ND, Satagopan JM, Robson ME, et al. Risk-reducing salpingo-oophorectomy in women with a BRCA1 or BRCA2 mutation. N Engl J Med 2002; 346(21): 1609–1615.
23. Lu KH, Garber JE, Cramer DW, et al. Occult ovarian tumors in women with BRCA1 or BRCA2 mutations undergoing prophylactic oophorectomy. J Clin Oncol 2000; 18(14):2728–2732.
24. Colgan TJ, Murphy J, Cole DE, et al. Occult carcinoma in prophylactic oophorectomy specimens: prevalence and association with BRCA germline mutation status. Am J Surg Pathol 2001; 25(10):1283–1289.
25. Powell CB, Kenley E, Chen LM, et al. Risk-reducing salpingo-oophorectomy in BRCA mutation carriers: role of serial sectioning in the detection of occult malignancy. J Clin Oncol 2005; 23(1):127–132.
26. Schmeler KM, Sun CC, Bodurka DC, et al. Prophylactic bilateral salpingo-oophorectomy compared with surveillance in women with BRCA mutations. Obstet Gynecol 2006; 108(3 pt 1):515–520.
27. Rebbeck TR, Lynch HT, Neuhausen SL, et al. Prophylactic oophorectomy in carriers of BRCA1 or BRCA2 mutations. N Engl J Med 2002; 346(21):1616–1622.
28. Lynch HT, Harris RE, Lynch PM, et al. Role of heredity in multiple primary cancer. Cancer 1977; 40(4 suppl):1849–1854.
29. Mecklin JP, Jarvinen HJ. Clinical features of colorectal carcinoma in cancer family syndrome. Dis Colon Rectum 1986; 29(3):160–164.
30. Kovac SR. Hysterectomy outcomes in patients with similar indications. Obstet Gynecol 2000; 95(6 pt 1):787–793.
31. Weber AM, Lee JC. Use of alternative techniques of hysterectomy in Ohio, 1988–1994. N Engl J Med 1996; 335(7):483–489.
32. Goodno JA Jr., Powers TW, Harris VD. Ureteral injury in gynecologic surgery: a ten-year review in a community hospital. Am J Obstet Gynecol 1995; 172(6): 1817–1820; discussion 1820–1822.
33. Prior JC, Vigna YM, Wark JD, et al. Premenopausal ovariectomy-related bone loss: a randomized, double-blind, one-year trial of conjugated estrogen or medroxyprogesterone acetate. J Bone Miner Res 1997; 12(11):1851–1863.
34. Graziottin A, Basson R. Sexual dysfunction in women with premature menopause. Menopause 2004; 11(6 pt 2):766–777.
35. Parker WH, Broder MS, Liu Z, et al. Ovarian conservation at the time of hysterectomy for benign disease. Obstet Gynecol 2005; 106(2):219–226.
36. Anderson GL, Limacher M, Assaf AR, et al. Effects of conjugated equine estrogen in postmenopausal women with hysterectomy: the Women's Health Initiative randomized controlled trial. JAMA 2004; 291(14):1701–1712.

> **Column**
>
> ### 「予防的手術」という訳語について
>
> 　本章には「予防的手術」という用語が何か所も出てくるが，これに関して補足しておきたい．原文には"risk-reducing surgery"と"prophylactic surgery"という用語が混在している．これらを原語に忠実に訳すと，前者は「リスク低減手術」，後者は「予防的手術」になり，訳出もこれに従った．両者の間に何か微妙な意味の違いがあり使い分けているのかもしれないと考え，原文の著者である Henry T. Lynch 教授に質問したところ，「両者が意味するところは同じで，どちらでも構わなく使い分けられる」との回答であった．文献などでも両者の混在を経験するが，言葉は生き物であり今後の流行り廃りがあるかもしれない．気を付けて文献などを読んでいきたいと思う．
>
> ### 婦人科と消化器科の連携
>
> 　本章では，Lynch 症候群女性が大腸癌手術を受ける際，子宮摘出術と卵巣卵管摘出術の追加を推奨している．Schmeler ら[16]の検討で明らかなように，子宮と卵巣卵管を予防的に摘出することで，将来の子宮内膜癌と卵巣癌の発生を防ぐことができる．Lynch 症候群女性にとっては一生を左右するような重大な選択肢といえよう．しかし，この選択肢が有効に機能する前提条件として，各医療施設における婦人科と消化器科の緊密な連携がなければならない．家族性腫瘍の臨床が一般的とはいえないわが国では，Lynch 症候群の患者情報を婦人科と消化器科で共有しながら診療できる医療施設は限られている．Lynch 症候群の周知とともに，婦人科と消化器科の連携システムの構築も図られていかねばならない．
>
> 　予防的手術を保険診療として行えるかも問題となる．上記 Lynch 症候群女性の場合，子宮筋腫や卵巣囊腫といった良性疾患があれば，それを適用とした保険診療としての手術が可能である．また，各医療施設の倫理委員会から予防的手術の承認を得る必要も生じる．これらの点に関して，癌研究会附属病院で予防的手術を行った報告[1]があるので，興味のある方は参照されたい．
>
> 1. 市川喜仁，他：予防的付属器切除術を行った卵巣癌ハイリスク女性の 1 例．日産婦関東連合報 2005；42：9-14.
>
> （市川喜仁）

第15章

他の症候群

Other Syndromes

Christine S. Walsh, Louise C. Strong

🔒 キーポイント Key Points

- Peutz-Jeghers症候群，Cowden症候群，Li-Fraumeni症候群も，婦人科悪性腫瘍に関連する遺伝性症候群である．
- Peutz-Jeghers症候群は，口唇の色素性病変と多発性消化管ポリープを特徴とする．関連して，輪状細管を伴う卵巣性索間質性腫瘍と子宮頸部の悪性腺腫のリスクが上昇する．Peutz-Jeghers症候群患者の半数以上に，STK11/LKB1の生殖細胞変異が同定されている．
- 生殖細胞のPTEN変異を原因とするCowden症候群は，粘膜皮膚病変，過誤腫性消化管ポリープ，巨頭症，甲状腺疾患，乳房の良性疾患，乳癌，子宮内膜癌に関連する．
- 癌抑制遺伝子p53の生殖細胞変異を原因とするLi-Fraumeni症候群は，1人の患者に若年性乳癌，軟部組織肉腫と骨肉腫，副腎皮質腫瘍，脳腫瘍，多発性原発癌が発現することを特徴とする．Li-Fraumeni症候群の女性患者では，卵巣腫瘍が報告されている．

はじめに

　　Peutz-Jeghers症候群(PJS)とCowden症候群(CS)は家族性の黒子症候群[1]であるが，婦人科所見があるため，ここに言及する．いずれの症候群も特徴的な皮膚所見，消化管ポリポーシス，さまざまな良性および悪性腫瘍に罹患しやすい素因が強いことを特徴とする[2]（表1）．Li-Fraumeni症候群(LFS)は軟部組織肉腫と若年性乳癌などの，多発性で多彩な腫瘍を特徴とする[3,4]．これらの遺伝性癌症候群は，生殖細胞DNAの変異した癌抑制遺伝子が常染色体優性遺伝形式で伝わった結果起こる．これにより身体中の各細胞に変異アレル(allele)が存在することになる．一連の遺伝的事象が起こるなかで，癌はさまざまな組織で発症する．この事象には，正常なもう一方のアレルを不活化することも含まれる．これらの遺伝性症候群を早期に認識することで，専門的治療と癌スクリーニングに対する積極的な取り組みを行う機会が提供される．

表1　Peutz-Jeghers症候群とCowden症候群の臨床的特徴

	Peutz-Jeghers症候群	Cowden症候群
感受性遺伝子	60%に*STK11/LKB1*(19p13.3)	80%に*PTEN*(10q23.31)
遺伝形式	常染色体優性遺伝	常染色体優性遺伝
皮膚所見	口唇と頬粘膜の色素沈着．小児期に出現し，年齢が上がるにつれて消退する．	過誤腫 ・顔面の外毛根鞘腫 ・肢端角化症 ・乳頭腫様丘疹
消化管ポリポーシス	過誤腫性ポリポーシス	過誤腫性ポリポーシス
生殖器腫瘍	SCTAT，子宮頸部悪性腺腫	子宮内膜癌，子宮平滑筋腫
その他の悪性腫瘍	消化管(大腸，胃，小腸)，膵臓，乳房，肺，甲状腺，リンパ	主に乳房，甲状腺，RCC
病態	消化管出血，腸重積症，癌	癌

略語：RCC(renal cell carcinoma)：腎細胞癌，SCTAT(sex cord stormal tumors with annular tubules)：輪状細管を伴う性索間質性腫瘍

Peutz-Jeghers症候群(PJS)

背景と歴史

　PJSは口唇と頬粘膜の色素性病変，および多発性消化管ポリープを特徴とする．この関連性は1921年，Peutzがオランダ人家系において最初に発見し，1949年に最終的にJeghersらにより詳細が報告された[5,6]．「Peutz-Jeghers症候群」という名称は1954年に発表された報告で最初に使用された[7]．それ以来多数の報告が行われ，さまざまな臨床所見が詳細に紹介されている．

遺伝学

　PJSの感受性遺伝子(PJS susceptibility gene)は1998年に発見された．感受性遺伝子座は，比較ゲノムハイブリダイゼーション，連鎖解析，ヘテロ接合性の消失の解析により，19番染色体短腕の末端に位置することがわかった[8]．この遺伝子座における新規ヒト遺伝子(セリン/トレオニンキナーゼ*STK11*をコードする)の変異は，PJSの1家系の3世代において，本症候群と同時分離されていた[9]．*STK11*(*LKB1*とも呼ばれる)の機能はまだ完全に解明されていないが，細胞極性をコントロールする癌抑制遺伝子であろうと推測されている[10]．本症候群に発生した癌組織のハプロタイプ解析では，*STK11*生殖細胞変異アレルが維持された状態でヘテロ接合性の消失が発見された．これは，*STK11*に癌抑制遺伝子としてのはたらきがあることをさらに裏づけるものである[11]．

　*STK11*の変異はPJS症例の約60%に認められ，遺伝的異質性と，本疾患を引き起こす未知の遺伝子の存在が示唆される[12]．*STK11*の生殖細胞変異は遺伝子全体に存在していることが明らかになっており，ほとんどは機能喪失変異である[13]．ゲノムDNAの検索とcDNAの検索を組み合わせた遺伝子変異スクリーニング方法が効果的である可能性が示唆されている[13]．

■PJS 関連腫瘍

●皮膚

PJS の 95% を超える患者に特徴的な皮膚所見が認められる．雀卵斑様の平坦な色素斑が，口唇，口腔内，手足の甲，手掌や足底などの特徴的な部位に出現する．これらの斑点は小さく，サイズは 1〜5 mm，薄青い灰色から茶色で，口唇と口の周囲(94%)，手(74%)，頬粘膜(66%)，足(62%)に最も多く存在する[14]．また，外鼻孔や肛門周辺部，時に直腸粘膜の周辺でも報告されている[5]．これらの部位の生検を行うと，表皮真皮境界部におけるメラニン細胞の増加，基底細胞におけるメラニンの増加が明らかになる[6]．悪性変化は典型的な特徴ではない．

この際立った色素沈着は 2 歳までに現れ，10 歳まで徐々に顕著になり，斑点の数やサイズが増加する．思春期以降は色素沈着が消退する特徴があるため[15]，年齢が進むと診断が難しくなる可能性がある．しかし頬粘膜の斑点は残るという特徴があるため[5, 6, 16]，鑑別診断において PJS を考慮する際の重要な確認部位となっている．

●消化管

消化管ポリープは，PJS の主たる病態である．10 歳までに形成が始まり[14]，消化管の至るところで認められるが，小腸，特に空腸が最も多い[14, 16, 17]．過誤腫に分類されるもので，器官内で通常見られる成熟細胞型が無秩序に増殖したものである[17]．

症状には，再発性腸重積症による急性および慢性の消化管出血や腹痛などがある[18]．消化管症状に基づく診断の平均年齢は 22〜26 歳頃であり[14, 17]，患者は腸閉塞(42%)，腹痛(23%)，直腸出血(13%)，ポリープの脱出(7%)を示した[14]．腸重積症は患者の 47%に発症し，その内の約半数が手術を必要とする[14]．患者は複数の手術を受けることが報告されており，短腸症候群の合併症が残る可能性がある[19]．

●生殖器

PJS は卵巣，精巣，子宮頸部の稀な腫瘍と関連している[18]．PJS の女性患者は卵巣の輪状細管を伴う性索間質性腫瘍(sex cord-stromal tumors with annular tubules；SCTAT)を発症するリスクがあり，顆粒膜細胞腫と Sertoli 細胞腫の中間の組織像を示す[20]．PJS の男性患者では，輪状細管を伴う SCTAT と大細胞石灰化 Sertoli 細胞腫の中間の組織像を示す精巣腫瘍が発症することがある[21]．男女ともに，これらの間質性腫瘍はホルモン活性を示すことがあり，高エストロゲン血症の徴候を引き起こす．男児に女性化乳房，女児に同性的の思春期早発症が発症することがある．出産年齢や閉経後の女性は，月経不順や閉経後出血の徴候を示すことがある[21-27]．

卵巣の SCTAT は稀な腫瘍であり，関連は明らかである[28]．これらの病変は概して良性，多発性，両側性で，サイズは小さく，顕微鏡でしか確認できない可能性がある[22]．通常は偶然に発見され，悪性に転ずることは稀である[29]．反対に，散発性の SCTAT 腫瘍は通常片側性で大きく，悪性に転ずる頻度が高い[22]．ほかの PJS の卵巣病態としては，顆粒膜細胞腫[30, 31]，Sertoli-Leydig 細胞腫[32]，境界型腫瘍[33]，粘液性腫瘍[34, 35]などがある．

子宮頸部の稀な癌も，PJS患者に発症することがわかっている．悪性腺腫または最小偏倚腺癌は診断が難しいことで知られている[36,37]．この粘液性腫瘍は高分化組織像を示しているようにみえるが，悪性度の高い臨床経過を伴う[37,38]．PJS患者のこの悪性腫瘍について，超音波，CT，MRIなど[39,40]，さまざまな画像診断法を用いた検出が複数報告されており，腫瘍は多嚢胞性で高エコーな子宮頸管腫瘤として現れる．

● 悪性腫瘍

PJS患者はさまざまな部位に悪性腫瘍が発症する生涯リスクが22～38％と高く[41,42]，あるメタアナリシスによると，すべての癌に対する64歳までの累積リスクは93％であった[43]．一般集団と比較して，PJS患者が癌になる相対リスクは9倍に上昇すると推定され〔RR（相対リスク）＝9；95％ CI（信頼区間），4.2-17.3〕，消化管悪性腫瘍のリスクは13倍に上昇した（RR＝13；95％ CI，2.7-38.1）[42]．より最近のデータでは，癌が発症するリスクはPJSの男性患者（RR＝6.2；95％ CI，2.5-12.8）よりも女性患者（RR＝18.5；95％ CI，8.5-35.2）のほうが高く，乳房と婦人科の悪性腫瘍について特に高いリスクを示した（RR＝20.3；95％ CI，7.4-44.2）[41]．57歳までにPJS患者が癌で死亡する確率は48％と推定された[42]．Peutzが最初に報告したオランダ人家系の追跡調査では，家系内で罹患した22人中，成人期まで生存したのは17人のみであった．罹患者の平均死亡年齢は38歳で，家系内の非罹患者は69歳であった[44]．

消化管の悪性腫瘍は，大腸，十二指腸，胃，食道，回腸，空腸で報告されている[45～47]．過誤腫は良性の病変であるが，腺腫化，悪性化する可能性があり[11,19,47,48]，過誤腫－腺腫－癌の流れをたどる．

悪性腫瘍は，膵臓，肺，乳房，子宮内膜，腎臓，甲状腺，胆嚢，胆管，血液幹細胞[6,41,43,46,49,50]と，女性の生殖器官（詳細は上記）でも報告されている．ある研究の推定では，60歳までに乳癌を発症するリスクは32％であった[51]．

推奨される臨床的マネジメント法

PJSの臨床マネジメントでは，さまざまな悪性腫瘍の高いリスクに加えて，多発性消化管過誤腫から起こる病態に対応する必要がある．PJSが疑われる患者には，遺伝カウンセリングと遺伝学的検査が提供されるべきである[52]．適切なスクリーニングを早期に開始することで，予後が改善されると考えられる[53]．さまざまなマネジメントアルゴリズムが提案されているが，いずれも妥当性は確認されておらず，最適な治療法はまだわかっていない．

20歳までは，消化管ポリープが病態の主な原因である．複数のグループが，上部内視鏡検査と小腸造影検査を8歳から開始し，ポリープが見つかれば2～3年ごとの検査を継続することを推奨している[54]．内視鏡下または外科的なポリープ切除も可能であり，これにより急性または慢性の出血や腸重積，あるいは腸閉塞による緊急手術が必要となるリスクを低減することができるだろう[55,56]．新しいポリープの形成速度は，年齢が進むにつれて遅くなることが示唆されている[57]．

癌のサーベイランスは，悪性腫瘍ができる可能性があると報告されている部位を念頭に

おいて実施するとよい．これには，乳房，大腸，膵臓，胃，小腸，卵巣，子宮，子宮頸部，精巣などが含まれる．あるグループはスクリーニング方法として，18歳から2～3年ごとに大腸内視鏡検査，上部内視鏡検査，小腸造影検査を行い，25歳から1～2年ごとに膵臓の超音波内視鏡検査(CTスキャンとCA19-9の検査を加えてもよい)を行うことを提案している．男性は精巣腫瘍のリスクもあり，誕生時から2年ごとに精巣の超音波検査を実施すべきである．女性は卵巣癌，子宮頸癌，乳癌のリスクがあり[58]，18歳から毎月の乳房自己検診，21歳から毎年の婦人科内診と子宮頸部細胞診，25歳からは半年ごとの乳癌検診と，毎年の乳房マンモグラムまたはMRI，経腟超音波検査，CA125の血液検査を追加すべきである[54]．これらは効果的なスクリーニング方法として妥当性が確認されたものではなく，専門家の推奨にとどまっている．

Cowden 症候群(CS)

背景と歴史

Cowden 症候群(CS)は常染色体優性遺伝性疾患で，Rachel Cowden の家系において1963年に初めて報告された[59]．多発性過誤腫症候群とも呼ばれ，男女いずれの性においても高い浸透率を示し[60]，多発性過誤腫の形成，特徴的な皮膚所見，さまざまな悪性腫瘍の素因を特徴とする疾患である[2,61]．頻度は当初約100万人に1人と推定されていたが[62]，多様な表現型により臨床的徴候がわずかで十分な診断が行われないことがあるため，現在ではより頻度が高いと考えられている．現在は20万人に1人に近いと考えられているが[63]，これも過小評価となる可能性がある．

最も多く報告されている特徴としては，粘膜皮膚病変，巨頭症，甲状腺異常，線維囊胞性乳腺疾患，乳癌と甲状腺癌，若年発症の子宮平滑筋腫などがある[60,61,63～65]．最近では，子宮内膜癌が本症候群の特徴であることが認知されている[66,67]．CSの90%を超える患者で，20歳までに臨床的徴候が現れると考えられており，29歳までに99%に皮膚粘膜の変化が起こる[60,68]．

遺伝学

CS感受性遺伝子を探すなかで，罹患家系12家系においてDNAマーカーを用いて常染色体ゲノムをスキャンし，10q22-q23のマーカーでロッドスコアが最大となった[68]．その翌年，新たな癌抑制遺伝子*PTEN*(protein tyrosine phosphatase with homology to tensin)がこの座位で発見され，散発性の脳腫瘍，乳癌，前立腺癌における変異が証明された[69,70]．CSの5家系中4家系において，*PTEN*遺伝子は疾患と同時分離された生殖細胞変異を有するCS感受性遺伝子であることがわかった[71]．その後の研究で，CS発端者の約80%に生殖細胞変異が確認されており，変異はこの遺伝子全体に存在している[62,72]．*PTEN*の生殖細胞変異は，関連するBannayan-Riley-Ruvalcaba症候群(BRRS)患者の60%にも見つかっている．この症候群は，脂肪腫症，巨頭症，ペニスの斑点を特徴とする[73,74]．

*PTEN*は，リン酸基をチロシン残基，セリン残基，脂質から除去する偏在的に発症し

た多機能性ホスファターゼをコードする[74]．その主な機能の1つは，PI3′キナーゼ／AKT細胞生存経路を阻害することである[75,76]．*PTEN*による阻害が行われなければ，AKTを介する細胞生存，細胞運動性，細胞死シグナルに対する抵抗に対する制御がはたらかなくなる[74,77,78]．

　*PTEN*の癌抑制のはたらきの重要性は，甲状腺癌，子宮内膜癌，前立腺癌，脳腫瘍など多発性の散発性腫瘍における*PTEN*の体細胞変異が発見されたことにより浮き彫りになった[71,79~81]．*PTEN*ヘテロマウスが，癌抑制における*PTEN*の役割にさらなる裏づけを与えている．*PTEN*が＋／−のマウスは乳癌と子宮内膜癌を高率で発症するとともに，腫瘍組織の*PTEN*遺伝子座にヘテロ接合性の消失がみられる[82]．

● 診断基準

　1995年，CS感受性遺伝子の場所を突き止めたいと考えた北アメリカと欧州の研究者たちが，International Cowden Syndrome Consortiumを発足した．ここでは専門家の意見に基づき共通の診断基準が作成され，引き続いて検証され，確実なものであると確認された[66]．診断基準は新たな情報に基づき定期的に改訂され，現在では診断項目として子宮内膜癌と腎細胞癌も含まれている．アメリカに本部を置く総合癌情報ネットワーク（National Comprehensive Cancer Network；NCCN）はこの診断基準を採用している[83]．最新のガイドラインを表2に示す．ガイドラインは，NCCNのウェブサイト（www.nccn.org）のNCCN Clinical Practice Guideline in Oncology-Genetic/Familial High-Risk Assessment: Breast and Ovarian V.1.2007 algorithmで入手できる[84] 訳注1．

▍CS関連腫瘍

● 皮膚

　CS患者には，10~20代に特徴的な皮膚粘膜の変化が発現する[85]．顔面の外毛根鞘腫，肢端角化症，乳頭腫様丘疹などの過誤腫病変は，特徴的な診断基準と定義される．外毛根鞘腫は良性腫瘍で，毛包の外毛根鞘上皮から発症し，CS患者の顔面に特徴的に認められる[60,86]．肢端角化症は手足にみられる滑らか，あるいは疣状の腫瘍である[65,85]．乳頭腫様丘疹は小さく固い上皮の隆起であり，皮膚や粘膜に発症する．口腔内でこのプロセスが一体化した結果，舌の敷石状所見や，陰嚢舌として知られる溝状舌が起こることがある[64]．これらの粘膜皮膚変化は通常，内臓の悪性腫瘍の発症前に起こる[85]．

　粘膜皮膚病変が一定の数や組み合わせで存在すれば，他の臨床所見がなくてもCSと診断するのに十分である[84]．その他の皮膚所見には診断の小基準が含まれており，脂肪腫や線維腫などがある[84]．

● 消化管

　腸の過誤腫性ポリープは，CS患者の約40~60%に発症する[60,87]．ポリープは，食道，

訳注1：現行ガイドラインはV.1.2010に更新されている．

表2 Cowden症候群のNCCN診断基準

特徴的基準	成人型LDD 粘膜皮膚病変 ・外毛根鞘腫，顔面 ・肢端角化症 ・乳頭腫様丘疹
大基準	乳癌 甲状腺癌，特に濾胞性甲状腺癌 巨頭症(巨大頭蓋症)(97パーセンタイル以上) 子宮内膜癌
小基準	他の甲状腺病変(腺腫，多結節性甲状腺腫など) 精神発達遅滞(IQ 75以下) 消化管過誤腫 線維囊胞性乳腺疾患 脂肪腫 線維腫 GU腫瘍(特に腎細胞癌) GU構造所見 子宮筋腫
発症者の診断	・特徴的基準1つ ・粘膜皮膚病変のときは，下記の特異的所見をもつ場合 　・2つ以上の大基準 　・大基準1つと小基準3つ以上 　・小基準4つ以上
CSと診断された患者が1人いる家系の家族の診断	下記の1つ以上を満たす ・特徴的基準を1つ ・小基準の有無にかかわらず大基準を1つ ・小基準を2つ ・BRRSの既往歴

略語：LDD：Lhermitte-Duclos病，GU：泌尿生殖器，IQ：知能指数，CS：Cowden症候群，BRRS：Bannayan-Riley-Ruvalcaba症候群
(文献84より引用)

胃，小腸，大腸，肛門で報告されている．これらのポリープが悪性化する可能性は低く，報告されているのは散発性の大腸癌症例のみである[88]．

消化管過誤腫は診断の小基準である[84]．

●中枢神経系

巨頭症はCSで最も多い真皮外所見であり，患者の80%に認められる[60]．進行性巨頭症と軽度から中等度の精神発達遅滞は粘膜皮膚の変化が起こる前に現れるため，幼児の重要な診断徴候となりえる[61]．Lhermitte-Duclos病(LDD)は巨頭症，運動失調，小脳過誤腫(dysplastic cerebellar gangliocytomatosis)を特徴とし，CS家系の一部で同時分離される[71]．

LDDのみで，CSの診断には十分である．巨頭症(97パーセンタイル以上)は診断の大基準であり，精神発達遅滞(IQ 75以下)は小基準である[84]．

● 頸部

甲状腺疾患は CS 患者の 62% に起こり，良性（甲状腺腫，良性腺腫，甲状舌管嚢胞）と悪性（特に濾胞性甲状腺癌）病態の範囲を包含する[59,60]．舌扁桃，喉頭蓋，周囲の構造上の多発性乳頭腫も CS 患者で確認されている．これらのポリープは乳癌手術における全身麻酔の導入の際に，気道閉塞の原因となっていた[89]．

甲状腺癌は CS 診断の大基準であり，他の甲状腺病変（腺腫，多結節性甲状腺腫など）は小基準である[84]．

● 乳房

線維嚢胞性乳腺疾患などの良性の変化は CS 女性患者の 75% に発生する．良性乳房疾患の範囲には，線維嚢胞性の変化，線維腺腫，良性の乳管過形成，乳管内乳頭腫症，腺疾患，小葉萎縮，乳腺過誤腫，高密度線維ヒアリン化小結節（densely fibrotic hyalinized nodules）が含まれる[90]．

乳癌は CS で最も多い悪性腫瘍である．20% を超える患者に発現し，平均年齢は 40〜45 歳頃である（年齢幅は 14〜65 歳）[60,64]．組織病理学的には，乳管癌が最も多いが，小葉癌も含まれる[90]．男性乳癌の症例も報告されている[91]．

乳癌は CS 診断の大基準であり，線維嚢胞性乳腺疾患は小基準である[84]．

● 泌尿生殖器

CS 患者では泌尿生殖器に一連の良性および悪性の変化が起きる可能性がある．子宮内膜癌は，現在では本疾患の病態の範囲に含まれることが認知されており，家系に子宮内膜癌患者がいれば，原因となる生殖細胞変異が発見される可能性が高くなることが示唆されている[66,67]．女性の泌尿生殖器における他の病態としては，多発性で若年発症の子宮平滑筋腫の報告がある[60]．泌尿器では，構造形成異常や良性尿管ポリープ，腎細胞癌（renal cell carcinoma；RCC）などの腫瘍が報告されている[63]．

子宮内膜癌は診断の大基準である．泌尿生殖器腫瘍（RCC），泌尿生殖器構造形成異常，子宮筋腫はすべて小基準である[84]．

● 悪性腫瘍

CS は遺伝性癌症候群である．乳癌，甲状腺癌（特に濾胞性癌），子宮内膜癌はすべて診断の大基準に含まれており，泌尿生殖器（特に RCC）は小基準である[84]．これらの悪性腫瘍はすべて，罹患者において予測よりも高い頻度で発生する．CS 患者で認められているその他の腫瘍には，肝臓，膵臓，大腸，卵巣，膀胱，脳，肺，骨，皮膚の癌が含まれる[62,67,85,92-94]．

推奨される臨床的マネジメント法

CS の診断基準（表 2）を満たす患者には，遺伝カウンセリングが提供されるべきである．*PTEN* 生殖細胞変異の遺伝学的検査は最近利用可能となった．本症候群の認知と診断により，癌のサーベイランスが強化された．CS 管理のための NCCN ガイドラインを表 3 に

表3 Cowden症候群のマネジメントのNCCNガイドライン

推奨されるスクリーニング検査	スクリーニング開始時期
男女	
毎年の総合的な健康診断，乳房と甲状腺の検査を重視	18歳，または家系内で最も早い癌診断年齢より5歳若い年齢
毎年の泌尿器検査	腎臓癌の家族歴がある場合，毎年の尿細胞診と腎臓超音波検査を検討
開始時の甲状腺超音波検査．毎年の実施を検討	18歳
毎年の皮膚検査	
癌の徴候と症状に関する教育	
家族・親族に可能性のある遺伝性癌のリスクと，遺伝コンサルトや遺伝学的検査の検討	
女性	
毎月の乳房自己検診	18歳
半年ごとの乳癌検診	25歳，または家系内で最も早い乳癌診断年齢より5～10歳若い年齢
毎年のマンモグラフィ，乳房MRI	30～35歳，または家系内で最も早い乳癌診断年齢より5～10歳若い年齢
盲目的子宮内膜生検	35～40歳，または家系内で最も早い子宮内膜癌診断年齢より5歳若い年齢
毎年の子宮内膜超音波検査	閉経後
リスクを低減する乳房切除術の選択肢に関する話し合い	

略語：NCCN：National Comprehensive Cancer Network，MRI：magnetic resonance imaging 磁気共鳴画像法
（文献84より引用）

示す[84]．子宮内膜生検による子宮内膜癌のスクリーニングは推奨されるが，その有効性を裏づけるデータはない．

Li-Fraumeni症候群(LFS)

背景と歴史

　Li-Fraumeni症候群(LFS)は1969年に，病因不明の軟部組織肉腫，若年性乳癌，その他の家系内の多彩な腫瘍の家族内集積として報告された[3,4]．これらの家系と別の家系の追跡調査および他の研究者の調査結果から，この家族性癌集積性は高い癌リスクをもつ独特な症候群と確認された[95～97]．さらなる研究により，可能性のある遺伝的原因に対する統計的根拠が得られた[98]．1988年に，Liらは24家系の長期追跡調査データをまとめ，LFSの臨床的基準を確立した(**表4**)[99]．この基準には，45歳未満で何らかの癌を発症した第1度近親者1人と，さらに，45歳未満で何らかの癌あるいは年齢にかかわらず肉腫を発症した第1度または第2度近親者1人をもつ，45歳未満で肉腫を発症した者が含まれた．さらにLiらは，家系内の45歳未満に著しく過度に認められたLFSの構成腫瘍を定義した．これらのなかには，骨肉腫，軟部組織肉腫，乳癌，脳腫瘍，白血病，副腎皮質

表4 Li-Fraumeni症候群とLi-Fraumeni様症候群の診断基準

Li-Fraumeni症候群(99) 1988	Birch基準(Li-Fraumeni様症候群)(104)1994	Chompret基準(105, 106)2000
発端者が45歳未満で肉腫 および 第1度近親者1人が45歳未満で何らかの癌 および 第1度または第2度近親者1人が45歳未満で何らかの癌,または年齢にかかわらず肉腫	発端者が何らかの小児腫瘍,または45歳未満で肉腫,脳腫瘍,副腎皮質腫瘍のいずれか および 第1度または第2度近親者1人が年齢にかかわらず典型的なLFS腫瘍,または45歳未満で何らかの癌 および 第1度または第2度近親者1人が60歳未満で何らかの癌	発端者が36歳未満で肉腫,脳腫瘍,乳癌,副腎皮質癌のいずれか および 少なくとも1人の第1度または第2度近親者が46歳未満で肉腫,脳腫瘍,乳癌,副腎皮質癌のいずれか(発端者が乳癌の場合は,乳癌以外),または多発性原発性腫瘍 または 発端者が多発性原発性腫瘍,うち2つが肉腫,脳腫瘍,乳癌,副腎皮質癌のいずれかで,最初の発症が36歳未満 または 発症した年齢と家族歴にかかわらず,発端者が副腎皮質癌

(文献99,104～106より引用)

癌が含まれた．全体の要約にはLFSで発症する多発性原発性腫瘍の頻度が高いことが示されており，最初の腫瘍と後続の腫瘍として最も多いのは，肉腫と乳癌であった．この症候群は性質が悪いとされる異常，確認された癌腫の多様さ，多発性原発性腫瘍の頻度の高さがみられなかったため，当時報告されたほとんどの家族性または遺伝性癌症候群とは著しく異なっていた．

遺伝学

候補遺伝子アプローチを用いて，1990年に複数のLFS家系のp53癌抑制遺伝子において，有害な生殖細胞突然変異が同定され[100,101]，変異が癌の表現形と同時分離されることが示された[102]．p53の体細胞変異がさまざまなヒトの腫瘍に関係していることが知られていたことを考えれば，多彩な腫瘍を示す遺伝性症候群の根底に，p53生殖細胞変異があると考えるのは妥当と思われた[103]．従来のLFS基準に合うすべての家系がp53生殖細胞変異をもつわけではなく，またp53生殖細胞変異をもつすべての家系が従来のLFS基準に合うわけではないが，本章の目的により，LFSとp53生殖細胞変異とを同等と考える．

LFSは通常稀であるといわれ，上記の稀な部位を除き，ほとんどの癌腫の一部を占めるのみである．最近まで，総人口の発症頻度に関するデータはほとんどなかった．しかし，全員の遺伝子型がBRCA1/2とp53であった31歳未満発症乳癌患者のイギリスの集団ベースの(population based)研究から，Lallooらはp53生殖細胞変異の出生率を5,000人に1人と推定した．これは予想よりも高い頻度であり，臨床的に確認されていない症例が多い可能性が示唆された[104,105]．

p53生殖細胞変異保持者の癌浸透率は，複数の集団で推定されている．ChompretらとHwangらは，より若年発症で累積リスクも高いのは男性の変異保持者(70％)よりも女性の変異保持者(90～100％)であるという結果を得た[106,107]．乳癌は女性の癌の半数以上を

占め，20〜45歳での発症リスクが最も高かった．

LFSは多発性原発性腫瘍のリスクの高さとも関係している．Hisadaらは最初に報告したLFS家系24家系（the original 24 LFS kindreds）の追跡調査結果を報告した（*p53*変異検査の実施は全員ではない）[108]．この結果では，最初の癌診断から30年後の，第2の癌の累積リスクは57％（±10％）であった．最初の癌の発症が最も若かった患者のリスクが最も高かった．後続の癌の大半は，前記で定義された構成腫瘍の範囲であった．

■ LFS関連腫瘍

● 構成腫瘍

遺伝学的検査の出現に伴い，*p53*生殖細胞変異に関連する腫瘍タイプと癌リスクの範囲をさらに明らかにすることと，LFSと遺伝学的検査の基準が重要となった．従来の基準では検出できないほど広い腫瘍や癌リスクの範囲があるか否かを決定するため，緩和した基準がBirchら，そして最近ではChompretらにより作成された（**表4**）[106,109,110]．重要なことは，Chompretの基準は新生突然変異の可能性を考慮しており，癌の家族歴にかかわらず，発端者の疾患状態を重視していることである[106,110]．この基準は，基準を満たす患者の約20％において変異を同定すると予想された．

*p53*変異検査はさらに多く行われているため，癌リスクはさらに明らかになってきた．多くの研究で，特定の癌腫における*p53*生殖細胞変異の頻度が調査された．これらの研究では，小児副腎皮質癌（50〜80％），脈絡叢腫瘍，3歳未満で発症する胎児性横紋筋肉腫など，*p53*生殖細胞変異と関連していることにより非常にリスクが高くなる可能性をもつ，稀な腫瘍が同定された[111〜114]．*p53*生殖細胞変異保持者の若年性乳癌の頻度が高いことで，若年性または家族性の乳癌に*p53*が与える全体的な影響を，多くの研究で明らかにすることができた．しかし，家族性乳癌，両側性乳癌，多発性原発性腫瘍がある乳癌，40歳未満の乳癌では，変異の頻度は低い[115]．31歳未満に発症し，*BRCA1/2*変異に起因しない乳癌患者を集めても，*p53*生殖細胞変異の頻度は4〜5％にすぎない[104,105]．明らかに，LFSの検出に対して高い予測値と感度の両方を提供するガイドラインはない．

● Li-Fraumeni症候群（LFS）と婦人科癌

婦人科癌はLFS基準のなかで構成腫瘍として言及されたことはない．しかしながら，*p53*変異は卵巣や他の婦人科癌において体細胞変異として多く観察されている．このため，LFSの系統的ケースシリーズ（systematic series）および症例報告で婦人科癌が時折報告されても驚くことではない[107,108,116〜125]．卵巣癌の*p53*体細胞変異の調査において，Kupryjanczykらは腫瘍に*p53*変異があった患者20人中2人に，*p53*生殖細胞変異も認められたと述べている[116]．しかしながら，LFSのほとんどの系統的研究では，過度の婦人科癌腫は示されていない[100,120〜122]．これまでにLFS家系において婦人科癌の特異的な集積は観察されておらず，特定の遺伝子型や表現型と婦人科癌との相関も言及されていない．それにもかかわらず，最も報告頻度が高い婦人科腫瘍は卵巣癌であり，LFS患者の卵巣癌の発症年齢（39.5歳）は，一般集団（64.3歳）よりも際立って若い[122]．

上記データを考えると，Hwangらが小児肉腫患者の系統的ケースシリーズを通して確

認した家系における p53 変異保持者女性 29 人の卵巣癌 4 症例を示したことは，非常に重要で驚くべきことである[107]．この家系コホートは家族性癌や多発性原発性腫瘍のために選択されたものではなく，何年間も長期的に追跡されていた．家系の確認時に卵巣癌が発症していたのは 2 症例のみであり，残りの 2 症例は追跡調査中に発症した．婦人科腫瘍と関係しない確認が行われたケースシリーズの延長線上で(Strong ら，未発表データ)，筆者らは p53 変異保持者女性 93 人中 7 人に卵巣腫瘍を認めた．つまり，変異保持者女性の 7.5% に婦人科腫瘍が発症している(13 人に 1 人)．これは，出生女性について現在報告されている生涯リスク 1.4% の 5 倍，71 人に 1 人である[126]．確認された婦人科腫瘍の種類は多彩で，卵巣平滑筋肉腫，卵巣絨毛癌，高悪性度(2 症例)と低悪性度(1 症例)の漿液性乳頭状卵巣癌，卵巣若年性顆粒膜細胞腫などであった．診断時年齢の範囲は 13～62 歳であり，1 症例を除く全症例で，婦人科腫瘍の後にほかの癌が 1 つまたは 2 つ発症した．上皮性腫瘍の平均発症年齢は 48 歳で，60% が 50 歳を超えて発症している一般集団に比べて顕著に早い[126]．興味深いことに，これらの数字は LFS の最初に報告した 24 家系の追跡調査データを報告した Hisada らの数字と似ている．ここでは，女性 104 人に婦人科癌が 8 症例(卵巣 6 症例，子宮 2 症例)報告され，この内の 2 症例は最初の癌の後で発症している[108]．したがって，IARC p53 TP53 Mutation Database のなかで卵巣癌は腫瘍のわずか 1.7% と報告されているが，LFS 患者においては病態および死亡の重要な原因となる可能性が考えられる[127]．その他の婦人科腫瘍はほとんど確認されていない．

　LFS における若年性乳癌の高い発症頻度を考えると，卵巣癌患者がいる LFS 家系の多くが，遺伝性乳癌・卵巣癌症候群の可能性があるとして，婦人科を受診することが考えられる．しかしながら，BRCA1/2 が陰性であっても，本人および家族の病歴次第で，p53 変異検査を示すことはできる．Walsh らは p53 生殖細胞変異をいくつかの乳癌家系で同定した[123]．リスクを示す重要な指標には，本人と家族の癌病歴に関する点で表 4 に概要を示した基準が含まれるだろう．若年性乳癌に加えて，特に，LFS 構成腫瘍を少なくとも 1 つ発症する点である．しかし筆者らは，LFS の癌家族歴の信頼性について注意を記載する．Lalloo らはイギリスにおいて，30 歳以下で乳癌と診断された女性を対象とした集団ベースの研究を実施した[104,105]．この研究では患者 99 人が BRCA1/2 と p53 の変異検査を受け，p53 生殖細胞変異の発端者 4 人が同定された．最終的に 2 人に LFS と合致する癌家族歴があったが，診断時には認識されていなかった．残りの 2 人は家族性でないと考えられ，1 人は新生突然変異とみられる．全体として，BRCA 変異が陰性であった若い乳癌患者のうち，p53 変異が認められたのは 5% であった．この研究は，これまでにも述べているとおり，LFS の家族歴を明らかに得ることは，それが存在する場合でも難しいことを示した．しかしさらに重要なことに，この研究は LFS 患者が多発性原発癌を発症する若年性乳癌患者のほとんどを占めていることも示した[128]．LFS 患者において放射線治療部位に別の癌がしばしば発生することを考えると，リスクのある患者を識別する強力な理論的根拠を提供し，可能であれば癌治療に放射線療法の使用は避けることを研究者は推奨している．

推奨される臨床的マネジメント法

　　LFS患者の婦人科腫瘍の発症が非常に少ないことを考えると，可能であれば放射線治療を避けるようにという推奨を除いて，明確な予後や治療に関するデータは存在しない．*p53*生殖細胞遺伝子変異保持者に対する唯一の具体的なスクリーニングの提言としては，American Cancer Societyによるリスクレベルに基づいた乳癌スクリーニングガイドラインがある．このガイドラインには，ハイリスク女性（生涯リスク＞20～25％）のマンモグラフィと併せてMRIを用いたスクリーニングを毎年実施することが示され，またExpert Consensus Opinion委員会には，このグループの*p53*変異保持者も含まれている[129]．

　　多くのヒト癌のなかで*p53*体細胞変異は一般にみられるため，新しい治療法の多くが*p53*変異をもつ腫瘍を標的として開発されている．その内のいくつかは，特にLFS患者に有益であろうと考えられる[125, 129～135]．このようなアプローチは，オーダーメイド医療の新しい時代の前ぶれと一致している[136]．

Peutz-Jeghers症候群の症例報告　Case Report

　　J. P. 氏は20歳の女性．口唇と口腔内の色素斑と過誤腫性消化管ポリープなど，Peutz-Jeghers症候群の顕著な臨床所見を示した．診断は14歳時に遺伝的検査を実施することなく行われた．婦人科悪性腫瘍のスクリーニングについて話し合うためカウンセリングに訪れた．遺伝的検査の選択肢について話し合われた．患者は臨床診断が確定しているが，検査を受けることで予想される，患者の同胞や将来の子どもの利益が説明された．結論として，検査は実施しないこととなった．婦人科医と胃腸科医と相談したが，スクリーニングに関して明らかな合意が得られなかった．いくつかの異なる意見にもかかわらず，最終的には2～3年ごとの大腸内視鏡検査と上部消化管スクリーニング，子宮頸部細胞診と経腟超音波検査を含む毎年の婦人科検診，半年ごとの乳癌検診，毎年のマンモグラムを受けることが提案された．

銘記すべき点　Learning Points

- Peutz-Jeghers症候群は特有の臨床所見を示し，遺伝学的検査を行わずに診断することが可能である．
- Peutz-Jeghers症候群の女性は消化管悪性腫瘍のリスクがあるが，婦人科悪性腫瘍についてもリスクがある．特徴的な婦人科腫瘍は，侵襲性の強い癌である子宮頸部の悪性腺腫と良性の卵巣SCTATである．
- 現在のところ，妥当性が確認されている有効なスクリーニング方法はない．したがって，スクリーニング検査（18～25歳で開始）はPeutz-Jeghers症候群の患者で最もリスクの高い悪性腫瘍に焦点を当てて行うべきである．

Cowden症候群の症例報告 Case Report

　C. L. 氏は42歳の未産女性．中間期出血の後，子宮内膜癌と新たに診断された．身体検査において，主治医は患者の口と鼻の粘膜上に無数の異常な腫瘍と，口と鼻の周りに疣様腫瘍が複数あることに気づいた．C. L. 氏によると，これらの腫瘍は30歳頃に出現しはじめた．母親も同様の腫瘍があったが何ら問題がなかったため，これらの病変について医師の診察を受けたことはない．C. L. 氏は1人っ子で，彼女の病歴は線維囊胞性乳腺疾患を示していた．注目すべきことには，母親が38歳で乳癌と診断され，甲状腺腫も発症していた．

　C. L. 氏はステージIA，グレードIの子宮内膜癌に対して腹腔鏡下子宮摘出術と卵巣卵管摘出術を受け，身体検査の結果と家族歴に基づいて，皮膚科医と遺伝カウンセラーに紹介された．C. L. 氏の皮膚病変の1つで生検が行われ，彼女と母親に，2人の皮膚病変はCowden症候群の特徴的な徴候である「外毛根鞘腫」であることが告げられた．さらに2人は，他の癌が発現するリスクと定期的な乳房，甲状腺，皮膚，大腸のスクリーニングの重要性についてカウンセリングを受けた．

銘記すべき点 Learning Points

- Cowden症候群は独特の皮膚所見を示し，そのうちのいくつかは疾患に特徴的である．
- Cowden症候群の女性は乳房，甲状腺，子宮の悪性腫瘍のリスクがある．
- Cowden症候群の良性所見には，粘膜皮膚病変，甲状腺腫または甲状腺腺腫，子宮平滑筋腫，線維囊胞性乳腺疾患，乳腺線維腺腫，脂肪腫，回腸と大腸の過誤腫性ポリープが含まれる．
- Cowden症候群と診断された女性は，乳房，甲状腺，大腸，皮膚のスクリーニングを積極的に行うべきである．
子宮内膜のスクリーニングも推奨されているが，その有効性を裏づけるデータはない．

文献 References

1. Stratakis CA, Kirschner LS, Taymans SE, et al. Carney complex, Peutz-Jeghers syndrome, Cowden disease, and Bannayan-Zonana syndrome share cutaneous and endocrine manifestations, but not genetic loci. J Clin Endocrinol Metab 1998; 83(8): 2972–2976.
2. Schreibman IR, Baker M, Amos C, et al. The hamartomatous polyposis syndromes: a clinical and molecular review. Am J Gastroenterol 2005; 100(2):476–490.
3. Li FP, Fraumeni JF Jr. Soft-tissue sarcomas, breast cancer, and other neoplasms. A familial syndrome? Ann Intern Med 1969; 71(4):747–752.
4. Li FP, Fraumeni JF Jr. Rhabdomyosarcoma in children: epidemiologic study and identification of a familial cancer syndrome. J Natl Cancer Inst 1969; 43(6): 1365–1373.
5. Peutz JLA. Very remarkable case of familial polyposis of mucous membrane of intestinal tract and nasopharynx accompanied by peculiar pigmentations of skin and mucous membrane (Dutch). Nederl Maandschr Geneesk 1921; 10:134–146.

6. Jeghers H, Mc KV, Katz KH. Generalized intestinal polyposis and melanin spots of the oral mucosa, lips and digits; a syndrome of diagnostic significance. N Engl J Med 1949; 241(26):1031–1036.
7. Bruwer A, Bargen JA, Kierland RR. Surface pigmentation and generalized intestinal polyposis; (Peutz-Jeghers syndrome). Mayo Clin Proc 1954; 29(6):168–171.
8. Hemminki A, Tomlinson I, Markie D, et al. Localization of a susceptibility locus for Peutz-Jeghers syndrome to 19p using comparative genomic hybridization and targeted linkage analysis. Nat Genet 1997; 15(1):87–90.
9. Hemminki A, Markie D, Tomlinson I, et al. A serine/threonine kinase gene defective in Peutz-Jeghers syndrome. Nature 1998; 391(6663):184–187.
10. Boudeau J, Sapkota G, Alessi DR. LKB1, a protein kinase regulating cell proliferation and polarity. FEBS Lett 2003; 546(1):159–165.
11. Gruber SB, Entius MM, Petersen GM, et al. Pathogenesis of adenocarcinoma in Peutz-Jeghers syndrome. Cancer Res 1998; 58(23):5267–5270.
12. Lim W, Hearle N, Shah B, et al. Further observations on LKB1/STK11 status and cancer risk in Peutz-Jeghers syndrome. Br J Cancer 2003; 89(2):308–313.
13. Ballhausen WG, Gunther K. Genetic screening for Peutz-Jeghers syndrome. Expert Rev Mol Diagn 2003; 3(4):471–479.
14. Utsunomiya J, Gocho H, Miyanaga T, et al. Peutz-Jeghers syndrome: its natural course and management. Johns Hopkins Med J 1975; 136(2):71–82.
15. Boardman LA, Couch FJ, Burgart LJ, et al. Genetic heterogeneity in Peutz-Jeghers syndrome. Hum Mutat 2000; 16(1):23–30.
16. Bartholomew LG, Moore CE, Dahlin DC, et al. Intestinal polyposis associated with mucocutaneous pigmentation. Surg Gynecol Obstet 1962; 115:1–11.
17. Bartholomew LG, Dahlin DC, Waugh JM. Intestinal polyposis associated with mucocutaneous melanin pigmentation Peutz-Jeghers syndrome; review of literature and report of six cases with special reference to pathologic findings. Gastroenterology 1957; 32(3):434–451.
18. Westerman AM, Wilson JH. Peutz-Jeghers syndrome: risks of a hereditary condition. Scand J Gastroenterol Suppl 1999; 230:64–70.
19. Foley TR, McGarrity TJ, Abt AB. Peutz-Jeghers syndrome: a clinicopathologic survey of the "Harrisburg family" with a 49-year follow-up. Gastroenterology 1988; 95(6):1535–1540.
20. Kato N, Romero M, Catasus L, et al. The STK11/LKB1 Peutz-Jegher gene is not involved in the pathogenesis of sporadic sex cord-stromal tumors, although loss of heterozygosity at 19p13.3 indicates other gene alteration in these tumors. Hum Pathol 2004; 35(9):1101–1104.
21. Young S, Gooneratne S, Straus FH II, et al. Feminizing Sertoli cell tumors in boys with Peutz-Jeghers syndrome. Am J Surg Pathol 1995; 19(1):50–58.
22. Young RH, Welch WR, Dickersin GR, et al. Ovarian sex cord tumor with annular tubules: review of 74 cases including 27 with Peutz-Jeghers syndrome and four with adenoma malignum of the cervix. Cancer 1982; 50(7):1384–1402.
23. Wilson DM, Pitts WC, Hintz RL, et al. Testicular tumors with Peutz-Jeghers syndrome. Cancer 1986; 57(11):2238–2240.
24. Coen P, Kulin H, Ballantine T, et al. An aromatase-producing sex-cord tumor resulting in prepubertal gynecomastia. N Engl J Med 1991; 324(5):317–322.
25. Alikasifoglu A, Gonc EN, Akcoren Z, et al. Feminizing Sertoli cell tumor associated with Peutz-Jeghers syndrome. J Pediatr Endocrinol Metab 2002; 15(4):449–452.
26. Solh HM, Azoury RS, Najjar SS. Peutz-Jeghers syndrome associated with precocious puberty. J Pediatr 1983; 103(4):593–595.
27. Zung A, Shoham Z, Open M, et al. Sertoli cell tumor causing precocious puberty in a girl with Peutz-Jeghers syndrome. Gynecol Oncol 1998; 70(3):421–424.
28. Scully RE. Sex cord tumor with annular tubules a distinctive ovarian tumor of the Peutz-Jeghers syndrome. Cancer 1970; 25(5):1107–1121.

29. Lele SM, Sawh RN, Zaharopoulos P, et al. Malignant ovarian sex cord tumor with annular tubules in a patient with Peutz-Jeghers syndrome: a case report. Mod Pathol 2000; 13(4):466–470.
30. Clement S, Efrusy ME, Dobbins WO III, et al. Pelvic neoplasia in Peutz-Jeghers syndrome. J Clin Gastroenterol 1979; 1(4):341–343.
31. Christian CD, McLoughlin TG, Cathcart ER, et al. Peutz-Jeghers syndrome associated with functioning ovarian tumor. JAMA 1964; 190:935–938.
32. Hales SA, Cree IA, Pinion S. A poorly differentiated Sertoli-Leydig cell tumour associated with an ovarian sex cord tumour with annular tubules in a woman with Peutz-Jeghers syndrome. Histopathology 1994; 25(4):391–393.
33. Mangili G, Taccagni G, Garavaglia E, et al. An unusual admixture of neoplastic and metaplastic lesions of the female genital tract in the Peutz-Jeghers syndrome. Gynecol Oncol 2004; 92(1):337–342.
34. Chen KT. Female genital tract tumors in Peutz-Jeghers syndrome. Hum Pathol 1986; 17(8):858–861.
35. Song SH, Lee JK, Saw HS, et al. Peutz-Jeghers syndrome with multiple genital tract tumors and breast cancer: a case report with a review of literatures. J Korean Med Sci 2006; 21(4):752–757.
36. Gilks CB, Young RH, Aguirre P, et al. Adenoma malignum (minimal deviation adenocarcinoma) of the uterine cervix. A clinicopathological and immunohistochemical analysis of 26 cases. Am J Surg Pathol 1989; 13(9):717–729.
37. Kaku T, Enjoji M. Extremely well-differentiated adenocarcinoma ("adenoma malignum") of the cervix. Int J Gynecol Pathol 1983; 2(1):28–41.
38. Srivatsa PJ, Keeney GL, Podratz KC. Disseminated cervical adenoma malignum and bilateral ovarian sex cord tumors with annular tubules associated with Peutz-Jeghers syndrome. Gynecol Oncol 1994; 53(2):256–264.
39. Tsuruchi N, Tsukamoto N, Kaku T, et al. Adenoma malignum of the uterine cervix detected by imaging methods in a patient with Peutz-Jeghers syndrome. Gynecol Oncol 1994; 54(2):232–236.
40. Choi CG, Kim SH, Kim JS, et al. Adenoma malignum of uterine cervix in Peutz-Jeghers syndrome: CT and US features. J Comput Assist Tomogr 1993; 17(5):819–821.
41. Boardman LA, Pittelkow MR, Couch FJ, et al. Association of Peutz-Jeghers-like mucocutaneous pigmentation with breast and gynecologic carcinomas in women. Medicine (Baltimore) 2000; 79(5):293–298.
42. Spigelman AD, Murday V, Phillips RK. Cancer and the Peutz-Jeghers syndrome. Gut 1989; 30(11):1588–1590.
43. Giardiello FM, Brensinger JD, Tersmette AC, et al. Very high risk of cancer in familial Peutz-Jeghers syndrome. Gastroenterology 2000; 119(6):1447–1453.
44. Westerman AM, Entius MM, de Baar E, et al. Peutz-Jeghers syndrome: 78-year follow-up of the original family. Lancet 1999; 353(9160):1211–1215.
45. Dodds WJ, Schulte WJ, Hensley GT, et al. Peutz-Jeghers syndrome and gastrointestinal malignancy. Am J Roentgenol Radium Ther Nucl Med 1972; 115(2):374–377.
46. Burdick D, Prior JT. Peutz-Jeghers syndrome. A clinicopathologic study of a large family with a 27-year follow-up. Cancer 1982; 50(10):2139–2146.
47. Nakamura T, Suzuki S, Yokoi Y, et al. Duodenal cancer in a patient with Peutz-Jeghers syndrome: molecular analysis. J Gastroenterol 2002; 37(5):376–380.
48. Hizawa K, Iida M, Matsumoto T, et al. Neoplastic transformation arising in Peutz-Jeghers polyposis. Dis Colon Rectum 1993; 36(10):953–957.
49. Bowlby LS. Pancreatic adenocarcinoma in an adolescent male with Peutz-Jeghers syndrome. Hum Pathol 1986; 17(1):97–99.
50. Giardiello FM, Welsh SB, Hamilton SR, et al. Increased risk of cancer in the Peutz-Jeghers syndrome. N Engl J Med 1987; 316(24):1511–1514.
51. Lim W, Olschwang S, Keller JJ, et al. Relative frequency and morphology of cancers in STK11 mutation carriers. Gastroenterology 2004; 126(7):1788–1794.

52. Jarvinen HJ. Genetic testing for polyposis: practical and ethical aspects. Gut 2003; 52(suppl 2):ii19–ii22.
53. Leggett BA, Young JP, Barker M. Peutz-Jeghers syndrome: genetic screening. Expert Rev Anticancer Ther 2003; 3(4):518–524.
54. Giardiello FM, Trimbath JD. Peutz-Jeghers syndrome and management recommendations. Clin Gastroenterol Hepatol 2006; 4(4):408–415.
55. Oncel M, Remzi FH, Church JM, et al. Benefits of 'clean sweep' in Peutz-Jeghers patients. Colorectal Dis 2004; 6(5):332–335.
56. Spigelman AD, Thomson JP, Phillips RK. Towards decreasing the relaparotomy rate in the Peutz-Jeghers syndrome: the role of peroperative small bowel endoscopy. Br J Surg 1990; 77(3):301–302.
57. Paterlini A, Huscher C, Salmi A. Jejunal endoscopic polypectomy in the Peutz-Jeghers syndrome. Endoscopy 1983; 15(4):270–271.
58. Boardman LA, Thibodeau SN, Schaid DJ, et al. Increased risk for cancer in patients with the Peutz-Jeghers syndrome. Ann Intern Med 1998; 128(11):896–899.
59. Lloyd KM II, Dennis M. Cowden's disease. A possible new symptom complex with multiple system involvement. Ann Intern Med 1963; 58:136–142.
60. Starink TM, van der Veen JP, Arwert F, et al. The Cowden syndrome: a clinical and genetic study in 21 patients. Clin Genet 1986; 29(3):222–233.
61. Hanssen AM, Fryns JP. Cowden syndrome. J Med Genet 1995; 32(2):117–119.
62. Nelen MR, Kremer H, Konings IB, et al. Novel PTEN mutations in patients with Cowden disease: absence of clear genotype-phenotype correlations. Eur J Hum Genet 1999; 7(3):267–273.
63. Eng C. Will the real Cowden syndrome please stand up: revised diagnostic criteria. J Med Genet 2000; 37(11):828–830.
64. Longy M, Lacombe D. Cowden disease. Report of a family and review. Ann Genet 1996; 39(1):35–42.
65. Mallory SB. Cowden syndrome (multiple hamartoma syndrome). Dermatol Clin 1995; 13(1):27–31.
66. Marsh DJ, Dahia PL, Caron S, et al. Germline PTEN mutations in Cowden syndrome-like families. J Med Genet 1998; 35(11):881–885.
67. De Vivo I, Gertig DM, Nagase S, et al. Novel germline mutations in the PTEN tumour suppressor gene found in women with multiple cancers. J Med Genet 2000; 37(5):336–341.
68. Nelen MR, Padberg GW, Peeters EA, et al. Localization of the gene for Cowden disease to chromosome 10q22-23. Nat Genet 1996; 13(1):114–116.
69. Li J, Yen C, Liaw D, et al. PTEN, a putative protein tyrosine phosphatase gene mutated in human brain, breast, and prostate cancer. Science 1997; 275(5308):1943–1947.
70. Steck PA, Pershouse MA, Jasser SA, et al. Identification of a candidate tumour suppressor gene, MMAC1, at chromosome 10q23.3 that is mutated in multiple advanced cancers. Nat Genet 1997; 15(4):356–362.
71. Liaw D, Marsh DJ, Li J, et al. Germline mutations of the PTEN gene in Cowden disease, an inherited breast and thyroid cancer syndrome. Nat Genet 1997; 16(1):64–67.
72. Nelen MR, van Staveren WC, Peeters EA, et al. Germline mutations in the PTEN/MMAC1 gene in patients with Cowden disease. Hum Mol Genet 1997; 6(8):1383–1387.
73. Zhou XP, Waite KA, Pilarski R, et al. Germline PTEN promoter mutations and deletions in Cowden/Bannayan-Riley-Ruvalcaba syndrome result in aberrant PTEN protein and dysregulation of the phosphoinositol-3-kinase/Akt pathway. Am J Hum Genet 2003; 73(2):404–411.
74. Waite KA, Eng C. Protean PTEN: form and function. Am J Hum Genet 2002; 70(4):829–844.

75. Stambolic V, Suzuki A, de la Pompa JL, et al. Negative regulation of PKB/Akt-dependent cell survival by the tumor suppressor PTEN. Cell 1998; 95(1):29–39.
76. Dahia PL, Aguiar RC, Alberta J, et al. PTEN is inversely correlated with the cell survival factor Akt/PKB and is inactivated via multiple mechanisms in haematological malignancies. Hum Mol Genet 1999; 8(2):185–193.
77. Shin I, Yakes FM, Rojo F, et al. PKB/Akt mediates cell-cycle progression by phosphorylation of p27(Kip1) at threonine 157 and modulation of its cellular localization. Nat Med 2002; 8(10):1145–1152.
78. Datta SR, Brunet A, Greenberg ME. Cellular survival: a play in three Akts. Genes Dev 1999; 13(22):2905–2927.
79. Risinger JI, Hayes AK, Berchuck A, et al. PTEN/MMAC1 mutations in endometrial cancers. Cancer Res 1997; 57(21):4736–4738.
80. Dahia PL, Marsh DJ, Zheng Z, et al. Somatic deletions and mutations in the Cowden disease gene, PTEN, in sporadic thyroid tumors. Cancer Res 1997; 57(21): 4710–4713.
81. Ali IU, Schriml LM, Dean M. Mutational spectra of PTEN/MMAC1 gene: a tumor suppressor with lipid phosphatase activity. J Natl Cancer Inst 1999; 91(22):1922–1932.
82. Stambolic V, Tsao MS, Macpherson D, et al. High incidence of breast and endometrial neoplasia resembling human Cowden syndrome in pten+/− mice. Cancer Res 2000; 60(13):3605–3611.
83. NCCN practice guidelines: genetics/familial high risk cancer. Oncology (Williston Park) 1999; 13:161–186.
84. www.nccn.org/Professionals/Physician_gls/PDF/genetics_screening.pdf. 2007. Accessed in April 13, 2007.
85. Hildenbrand C, Burgdorf WH, Lautenschlager S. Cowden syndrome-diagnostic skin signs. Dermatology 2001; 202(4):362–366.
86. Brownstein MH, Mehregan AH, Bilowski JB. Trichilemmomas in Cowden's disease. JAMA 1977; 238(1):26.
87. Weary PE, Gorlin RJ, Gentry WC Jr., et al. Multiple hamartoma syndrome (Cowden's disease). Arch Dermatol 1972; 106(5):682–690.
88. Bosserhoff AK, Grussendorf-Conen EI, Rubben A, et al. Multiple colon carcinomas in a patient with Cowden syndrome. Int J Mol Med 2006; 18(4):643–647.
89. Omote K, Kawamata T, Imaizumi H, et al. Case of Cowden's disease that caused airway obstruction during induction of anesthesia. Anesthesiology 1999; 91(5): 1537–1540.
90. Schrager CA, Schneider D, Gruener AC, et al. Clinical and pathological features of breast disease in Cowden's syndrome: an underrecognized syndrome with an increased risk of breast cancer. Hum Pathol 1998; 29(1):47–53.
91. Fackenthal JD, Marsh DJ, Richardson AL, et al. Male breast cancer in Cowden syndrome patients with germline PTEN mutations. J Med Genet 2001; 38(3):159–164.
92. Lyons CJ, Wilson CB, Horton JC. Association between meningioma and Cowden's disease. Neurology 1993; 43(7):1436–1437.
93. Haibach H, Burns TW, Carlson HE, et al. Multiple hamartoma syndrome (Cowden's disease) associated with renal cell carcinoma and primary neuroendocrine carcinoma of the skin (Merkel cell carcinoma). Am J Clin Pathol 1992; 97(5): 705–712.
94. Yen BC, Kahn H, Schiller AL, et al. Multiple hamartoma syndrome with osteosarcoma. Arch Pathol Lab Med 1993; 117(12):1252–1254.
95. Li FP, Fraumeni JF Jr. Prospective study of a family cancer syndrome. JAMA 1982; 247(19):2692–2694.
96. Birch JM, Hartley AL, Marsden HB, et al. Excess risk of breast cancer in the mothers of children with soft tissue sarcomas. Br J Cancer 1984; 49(3):325–331.
97. Strong LC, Stine M, Norsted TL. Cancer in survivors of childhood soft tissue sarcoma and their relatives. J Natl Cancer Inst 1987; 79(6):1213–1220.

98. Williams WR, Strong LC. Genetic epidemiology of soft tissue sarcomas in children. In: Weber M, ed. Familial Cancer. 1st International Research Conference. Basel, Switzerland: Karger, 1985:151–153.
99. Li FP, Fraumeni JF Jr., Mulvihill JJ, et al. A cancer family syndrome in twenty-four kindreds. Cancer Res 1988; 48(18):5358–5362.
100. Malkin D, Li FP, Strong LC, et al. Germ line p53 mutations in a familial syndrome of breast cancer, sarcomas, and other neoplasms. Science 1990; 250(4985):1233–1238.
101. Srivastava S, Zou ZQ, Pirollo K, et al. Germ-line transmission of a mutated p53 gene in a cancer-prone family with Li-Fraumeni syndrome. Nature 1990; 348(6303): 747–749.
102. Law JC, Strong LC, Chidambaram A, et al. A germ line mutation in exon 5 of the p53 gene in an extended cancer family. Cancer Res 1991; 51(23 pt 1):6385–6387.
103. Hollstein M, Sidransky D, Vogelstein B, et al. p53 mutations in human cancers. Science 1991; 253(5015):49–53.
104. Lalloo F, Varley J, Moran A, et al. BRCA1, BRCA2 and TP53 mutations in very early-onset breast cancer with associated risks to relatives. Eur J Cancer 2006; 42(8): 1143–1150.
105. Lalloo F, Varley J, Ellis D, et al. Prediction of pathogenic mutations in patients with early-onset breast cancer by family history. Lancet 2003; 361(9363):1101–1102.
106. Chompret A, Brugieres L, Ronsin M, et al. P53 germline mutations in childhood cancers and cancer risk for carrier individuals. Br J Cancer 2000; 82(12):1932–1937.
107. Hwang SJ, Lozano G, Amos CI, et al. Germline p53 mutations in a cohort with childhood sarcoma: sex differences in cancer risk. Am J Hum Genet 2003; 72(4): 975–983.
108. Hisada M, Garber JE, Fung CY, et al. Multiple primary cancers in families with Li-Fraumeni syndrome. J Natl Cancer Inst 1998; 90(8):606–611.
109. Birch JM, Hartley AL, Tricker KJ, et al. Prevalence and diversity of constitutional mutations in the p53 gene among 21 Li-Fraumeni families. Cancer Res 1994; 54(5): 1298–1304.
110. Chompret A, Abel A, Stoppa-Lyonnet D, et al. Sensitivity and predictive value of criteria for p53 germline mutation screening. J Med Genet 2001; 38(1):43–47.
111. Wagner J, Portwine C, Rabin K, et al. High frequency of germline p53 mutations in childhood adrenocortical cancer. J Natl Cancer Inst 1994; 86(22):1707–1710.
112. Varley JM, McGown G, Thorncroft M, et al. Are there low-penetrance TP53 Alleles? Evidence from childhood adrenocortical tumors. Am J Hum Genet 1999; 65(4):995–1006.
113. Krutilkova V, Trkova M, Fleitz J, et al. Identification of five new families strengthens the link between childhood choroid plexus carcinoma and germline TP53 mutations. Eur J Cancer 2005; 41(11):1597–1603.
114. Diller L, Sexsmith E, Gottlieb A, et al. Germline p53 mutations are frequently detected in young children with rhabdomyosarcoma. J Clin Invest 1995; 95(4): 1606–1611.
115. Strong L. Li-Fraumeni syndrome. In: Isaacs C RT, ed. Hereditary Breast Cancer: Risk, Prevention and Management. New York, NY: Isaacs and Rebbeck; 2007:95–109.
116. Kupryjanczyk J, Thor AD, Beauchamp R, et al. p53 gene mutations and protein accumulation in human ovarian cancer. Proc Natl Acad Sci U S A 1993; 90(11): 4961–4965.
117. Berchuck A, Kohler MF, Marks JR, et al. The p53 tumor suppressor gene frequently is altered in gynecologic cancers. Am J Obstet Gynecol 1994; 170(1 pt 1):246–252.
118. Malkin D, Jolly KW, Barbier N, et al. Germline mutations of the p53 tumor-suppressor gene in children and young adults with second malignant neoplasms. N Engl J Med 1992; 326(20):1309–1315.
119. Jolly KW, Malkin D, Douglass EC, et al. Splice-site mutation of the p53 gene in a family with hereditary breast-ovarian cancer. Oncogene 1994; 9(1):97–102.

120. Nichols KE, Malkin D, Garber JE, et al. Germ-line p53 mutations predispose to a wide spectrum of early-onset cancers. Cancer Epidemiol Biomarkers Prev 2001; 10(2): 83–87.
121. Birch JM, Alston RD, McNally RJ, et al. Relative frequency and morphology of cancers in carriers of germline TP53 mutations. Oncogene 2001; 20(34):4621–4628.
122. Olivier M, Goldgar DE, Sodha N, et al. Li-Fraumeni and related syndromes: correlation between tumor type, family structure, and TP53 genotype. Cancer Res 2003; 63(20):6643–6650.
123. Walsh T, Casadei S, Coats KH, et al. Spectrum of mutations in BRCA1, BRCA2, CHEK2, and TP53 in families at high risk of breast cancer. JAMA 2006; 295(12): 1379–1388.
124. Ruijs MW, Schmidt MK, Nevanlinna H, et al. The single-nucleotide polymorphism 309 in the MDM2 gene contributes to the Li-Fraumeni syndrome and related phenotypes. Eur J Hum Genet 2007; 15(1):110–114.
125. Senzer N, Nemunaitis J, Nemunaitis M, et al. p53 therapy in a patient with Li-Fraumeni syndrome. Mol Cancer Ther 2007; 6(5):1478–1482.
126. Ries LAG, Melbert D, Krapcho M, et al. (eds). SEER Cancer Statistics Review, 1975–2005. Bethesda, MD: National Cancer Institute. Available at: http://seer.cancer.gov/csr/1975_2005/, based on November 2007 SEER data submission, posted to the SEER Web site, 2008. Accessed April 24, 2008.
127. Petitjean A, Mathe E, Kato S, et al. Impact of mutant p53 functional properties on TP53 mutation patterns and tumor phenotype: lessons from recent developments in the IARC TP53 database. Hum Mutat 2007; 28(6):622–629. IARC TP53 Mutation Database R12. Available at: http://www-p53.iarc.fr/Whatsnew.html. Release Date November 2007. Accessed December 15, 2007.
128. Schneider KA, DiGianni LM, Patenaude AF, et al. Accuracy of cancer family histories: comparison of two breast cancer syndromes. Genet Test 2004; 8(3): 222–228.
129. Saslow D, Boetes C, Burke W, et al. American Cancer Society guidelines for breast screening with MRI as an adjunct to mammography. CA Cancer J Clin 2007; 57(2): 75–89.
130. Martins CP, Brown-Swigart L, Evan GI. Modeling the therapeutic efficacy of p53 restoration in tumors. Cell 2006; 127(7):1323–1334.
131. Ventura A, Kirsch DG, McLaughlin ME, et al. Restoration of p53 function leads to tumour regression in vivo. Nature 2007; 445(7128):661–665.
132. Xue W, Zender L, Miething C, et al. Senescence and tumour clearance is triggered by p53 restoration in murine liver carcinomas. Nature 2007; 445(7128):656–660.
133. Vassilev LT. MDM2 inhibitors for cancer therapy. Trends Mol Med 2007; 13(1): 23–31.
134. Sarek G, Kurki S, Enback J, et al. Reactivation of the p53 pathway as a treatment modality for KSHV-induced lymphomas. J Clin Invest 2007; 117(4):1019–1028.
135. Bell HS, Dufes C, O'Prey J, et al. A p53-derived apoptotic peptide derepresses p73 to cause tumor regression in vivo. J Clin Invest 2007; 117(4):1008–1018.
136. Kurzrock R. Studies in target-based treatment. Mol Cancer Ther 2007; 6(5):1477.

Column 稀な家族性腫瘍の現状

　本項で他の症候群として取り上げられた，Peutz-Jeghers 症候群，Cowden 症候群，Li-Fraumeni 症候群については，稀な疾患であり，わが国での臨床疫学的データがほとんど集積されていない．

　『Gene Reviews』においては各疾患の臨床遺伝的特徴が詳しく記載されており，遺伝的検査の有用性に関する情報も豊富である．しかし，これらはあくまで欧米のデータを中心としたものである．

・Peutz-Jeghers 症候群
　http://www.ncbi.nlm.nih.gov/bookshelf/br.fcgi?book = gene&part = pjs
・Cowden 症候群(PTEN Hamartoma Tumor Syndrome；PHTS)
　http://www.ncbi.nlm.nih.gov/bookshelf/br.fcgi?book = gene&part = phts
・Li-Fraumeni 症候群
　http://www.ncbi.nlm.nih.gov/bookshelf/br.fcgi?book = gene&part = li-fraumeni

　『Gene Reviews』を和訳した GeneReviewsJapan (http://grj.umin.jp/)においては，Li-Fraumeni 症候群および，Cowden 症候群(PTEN Hamartoma Tumor Syndrome；PHTS)の掲載がある．今後，わが国でのデータの蓄積が望まれる．

　なお，これらの疾患の遺伝的検査に関しては保険適用されているものはなく，研究的な遺伝的検査として実施せざるをえないのが実情である．

〈中川奈保子，小杉眞司〉

第16章

遺伝性卵巣癌の遺伝的リスク評価：
BRCA1 および *BRCA2* 遺伝子

Genetic Risk Assessment for Hereditary Ovarian Cancer :
BRCA1 and *BRCA2*

Sheri A. Babb

🔒 キーポイント　Key Points

- 家族歴を聞く際には，診療録から癌の診断を確定するように努力するべきである．
- 遺伝性乳癌・卵巣癌症候群のリスク評価のために患者を紹介するための診断基準が National Comprehensive Cancer Network (NCCN)，American Society of Clinical Oncology (ASCO)，Society of Gynecologic Oncologists (SGO) などで確立されている．
- BRCAPRO などのリスク評価モデルが受診を勧めるために活用可能である．
- 遺伝子検査の心理的インパクト (impact) および結果の示唆 (implication) についての話し合いは検査前のカウンセリングに含めるべきである．
- *BRCA* 遺伝子検査の結果は陽性，陰性あるいは意義不明の変異として報告される．そのため，検査前と検査後のカウンセリングは評価と検査の重要な一部である．

はじめに

　卵巣癌は一般集団では比較的稀な疾患であり，平均的な女性が卵巣癌を発症する生涯リスクは約1.4％である[1]．しかし，卵巣癌に対する遺伝的な易罹患性をもつ女性では卵巣癌と他の癌を発症するリスクは有意に上昇している．卵巣癌の生涯リスクに関する研究では *BRCA1/BRCA2* 遺伝子変異が明らかな女性では39～58％程度とされているが，*BRCA2* 遺伝子変異陽性例では，*BRCA1* 遺伝子変異陽性例に比べて低リスクであることが知られている[2~5]．卵巣癌に対して高い生涯リスクを示す女性を同定することは，「サーベイランス，化学予防，予防的手術などの方法によってこれらの症候群に関連する罹患率と死亡率を低下させる，テイラーメイドのスクリーニングと予防戦略の機会を提供する」[6]こととなる．

　浸潤性卵巣癌における遺伝性腫瘍の原因遺伝子の有病率に関する一般集団を対象とする研究によれば，生殖細胞系の *BRCA* 遺伝子変異の頻度は11～15％であった[7~9]．ミスマッチ修復 (mismatch repair；MMR) 遺伝子〔Lynch 症候群，別名，遺伝性非ポリポーシス大腸癌 (hereditary nonpolyposis colorectal cancer；HNPCC) の原因遺伝子〕の生殖細胞

変異の頻度は約 2% であり，40 歳以下の浸潤性上皮性卵巣癌では高い陽性率を示す可能性がある[10, 11]．

遺伝的リスク評価への紹介

卵巣癌患者の紹介

すべての浸潤性上皮性卵巣癌患者が遺伝的リスク評価と遺伝子検査を考慮する対象となる．組織学的データはリスク評価と遺伝子検査の適応を判断する際に有用かもしれない．卵巣癌に関する一般集団を対象とするいくつかの集団ベースの研究では，BRCA 変異は浸潤性の上皮性(非粘液性)卵巣癌で有意に報告されている．これらには，漿液性卵巣癌，類子宮内膜癌，また頻度は低いが，悪性ミュラー管混合腫瘍(malignant mixed mullerian tumor；MMMT)および明細胞癌(clear cell carcinoma；CCC)などの組織学的な亜型が含まれる．原発性腹膜癌および卵管癌もまた BRCA 遺伝子変異に関連した上皮性腫瘍の一部である．境界悪性卵巣腫瘍あるいは粘液性卵巣腫瘍においては BRCA 遺伝子変異の報告は稀である[7, 12, 13]．

卵巣癌患者を癌の遺伝的リスク評価へ紹介する場合，癌の家族歴がある場合には，より説得力をもって勧められる．遺伝性乳癌・卵巣癌(hereditary breast and ovarian cancer；HBOC)の遺伝的リスク評価への紹介が推奨される基準には，乳癌と診断された年齢，卵巣癌の診断(発症年齢は考慮しない)，および近親者(第1度，2度，3度)で乳癌あるいは卵巣癌罹患者数などが含まれる[6, 14, 15]．アメリカ婦人科腫瘍学会(Society of Gynecologic Oncologists；SGO)では以下のようなハイリスク者に対して悪性腫瘍の遺伝的リスク評価を推奨している[6]．

- 年齢を問わず乳癌と卵巣癌の既往歴のある女性
- 卵巣癌の既往があり，第3度近親内に50歳以下の乳癌，あるいは年齢にかかわらず卵巣癌の家族歴のある女性
- 卵巣癌を発症したアシュケナージ(Ashkenazi Jewish)女性
- 50歳以下で乳癌を発症し，年齢にかかわらず近親者に卵巣癌あるいは男性乳癌の家族歴のある女性
- 40歳以下で乳癌を発症したアシュケナージ(Ashkenazi Jewish)女性
- 第2度近親内に BRCA1 あるいは BRCA2 遺伝子変異の明らかな血縁者のいる女性

遺伝的リスク評価への紹介はこれらのハイリスクの基準に厳密に合致する症例に限定すべきではない．時として遺伝子検査の適応を著しく変えるような，家族のさらなる医学的情報が遺伝的リスク評価の際に明らかとなる場合もあり，患者が最初に紹介されていたのとは異なる別の遺伝子検査や追加の遺伝子検査を実施したり，あるいは遺伝子検査が全く不要となったりする場合もある．ある特徴が BRCA1 および BRCA2 遺伝子の優性の発現をマスクしてしまうことがある．例えば，家族の病歴についての申告が不完全か不正確であったり，家族の誰かが良性疾患のために標的臓器(例えば卵巣など)の外科的切除などを受けていたり，あるいは家系が小さかったり，リスクのある女性がほとんどいないなどの

家族構成があげられる[15, 16]．さらに加えて，BRCA1/BRCA2 遺伝子変異は母親か父親のどちらからも遺伝する可能性があり，乳癌・卵巣癌の遺伝的素因が父方から伝えられる場合，男性では癌のリスクが比較的低いためにマスクされてしまうことがある．

したがって遺伝的リスク評価への紹介は以下のような場合にも有用な可能性がある[6]．
- 40歳以下で乳癌を発症した女性
- 両側乳癌を発症した女性(特に初発癌が50歳以下の場合)
- 50歳以下で乳癌を発症し，第3度以内の近親内に50歳以下で発症した乳癌患者がいる女性
- 50歳以下で乳癌を発症したアシュケナージ(Ashkenazi Jewish)女性
- 年齢を問わず乳癌あるいは卵巣癌を発症し，2人以上の近親者が年齢を問わず乳癌を発症(特に一方は50歳以下)した女性
- 上記の基準の1つに合致する近親者が第2度近親内に認められる未発症女性

卵巣癌患者を紹介するタイミング

卵巣癌患者の遺伝的リスク評価への紹介はいくつかの実際的な理由により，診断・治療を受けている時期に開始するべきである．卵巣癌に罹患した女性は自身の病気の診断と治療に圧倒されているので，簡単にはいかないこともあるが，最終的には患者と家族の両方の利益となるものである．

第1に，もしBRCA1/BRCA2遺伝子変異が乳癌とハイリスクに関連しているとすれば，検査で陽性であった女性は，他章で述べられているハイリスクの乳癌スクリーニングの機会と予防の選択肢を提供されるであろう．現在のところ遺伝子検査の結果は，卵巣癌患者の治療方針を変えるものではないが，進行中の研究は，将来的には，変異の状況によって個別化された治療を可能とするデータを提供するかもしれない．

さらに加えて，卵巣癌の女性はしばしば診断と治療の経過の早い時期に，血縁者の卵巣癌リスクについて気にしていることを主治医に伝えるようになる．遺伝カウンセリングへの紹介はこの懸念に応えるための適切的な方法である．遺伝性悪性腫瘍の遺伝子検査は，遺伝性の癌症候群と関連した悪性腫瘍と診断されている患者に対して行ったときが最も有用である(この場合であれば卵巣癌に罹患した女性を示す)．最初に家系内の同定可能な変異の有無を決定することが重要であり，その結果，家系内の"リスクを有する"家系構成員が変異に特異的な検査(mutation-specific testing)を受けることが可能となる．それゆえ，遺伝性悪性腫瘍が疑われる人や家系が紹介された場合に，遺伝子変異を有している可能性が最も高い人に対して，遺伝子検査を最初に開始する必要がある．

診断・治療の際に紹介することのその他の現実的な理由としては，全卵巣癌の5年生存率が44.7%に過ぎないという事実があり[1]，家系構成員に対する遺伝情報の潜在的なインパクトが重大だからである．診断・治療時における遺伝的リスク評価への紹介は患者とこの家系にタイムリーにこの情報を求めるための選択肢を提供するだろう．残念なことに，多くの人は卵巣癌にかかった血縁者が亡くなるまで，遺伝的リスク評価に紹介されたり，希望したりすることはない．遺伝カウンセリングのクライエントが，卵巣癌で亡くなった血縁者が癌の遺伝カウンセリングと遺伝子検査という選択肢を受けられていたらと

後悔の念を込めながら言及するのは珍しいことではない．しかし，家族はその時点では検査を受けないことを選択する，あるいは，卵巣癌の患者に遺伝的リスク評価を受けさせながらも遺伝子検査を受けるのは先に延ばし，患者が終末期になって初めて家族に連絡し，その段階で遺伝子検査のためにすぐに採血を依頼することを選択していた．

遺伝的リスク評価を受けて，おそらくは遺伝性疾患が疑われる家族歴をもつ未発症者が遺伝子検査を受けることは推奨されないが，癌に罹患した血縁者が亡くなっていたり，疎遠であったり，遺伝的リスク評価を受けることを希望しない場合には，時に避けられない場合がある．このような場合には，癌のリスク評価と癌の予防や早期発見についての推奨は，主に癌の家族歴に基づいて行われることになる．

BRCA1 および *BRCA2* に対する遺伝カウンセリングと遺伝子検査

遺伝カウンセリングは，病気に対する遺伝の関与について，医学的，心理学的，家系的な意味合いを人々が理解し適応するためのプロセスである．このプロセスには以下の点が含まれる．家族歴と病歴を解釈し，病気の発症と再発の機会を評価すること，遺伝や遺伝子検査，管理，予防，利用可能な資源と研究について教育すること，そして説明に基づいて選択し，リスクや病状に適応することを促すカウンセリングである[17]．

遺伝的リスク評価を受けるクライエントは新規に診断された癌患者であったり，治療中であったり，再発を経験した者であったり，終末期の患者であったりすることもある．あるいは家族歴は陽性であるが，自身はまだ癌に罹患していないこともある．人生のステージのそれぞれで異なる問題や困難が存在している．Schneider[18]は人生のさまざまなステージにおける，クライエントの動機やリスクの認知度，対処するための方法，家族の問題などについてすばらしい資料と考察を提供している．これらの動機，リスク認知，対処方法，家族の問題の文脈のなかで遺伝カウンセリングを行うことが本質的に重要である．

正確な癌の家族歴を入手する

癌の家族歴は癌に対する個人の遺伝的リスクを明らかにするための基本的なツールである．家族歴の情報を集めて解釈することは医療の専門家にとって核となる技術である[19]．2005年にアメリカ公衆衛生局長官は社会保健福祉省（U.S. Department of Health and Human Services；HHS）内の他の機関と共同で全米の家庭で，家系の家族歴を正確に知るための国家公衆衛生キャンペーンを立ち上げた（http://www.familyhistory.hhs.gov）[20]．遺伝カウンセラー協会（National Society of Genetic Counselors）にも家系の病歴を調べるためのオンラインで利用可能なツールがある（http://www.nsgc.org/consumer/familytree/index.cfm）訳注1．

医師は第1度および第2度近親者までの癌の既往歴を記録し，適切な遺伝性癌の専門家への紹介の必要性や，家族歴をさらに聴取するかを検討する．第1度および第2度近親者

訳注1：現在はhttp://www.nsgc.org/About/FamilyHistoryTool/tabid/226/Default.aspxに変更されている．

表1　個人や家系の癌既往歴を収集する際に質問する内容

全患者と全血縁者への質問 (癌の有無にかかわらず)	癌に罹患したすべての患者と血縁者への質問
・年齢 ・良性または悪性腫瘍の既往歴 ・主な既往歴 ・入院歴 ・手術歴 ・生検歴 ・妊娠歴[b] ・癌サーベイランスの受診歴 ・環境曝露の有無	・腫瘍の発生した臓器 ・診断時年齢 ・腫瘍の数[a] ・悪性腫瘍の場合には腫瘍の病理診断, 進行期, 異型度 ・良性腫瘍の場合には病理診断 ・治療法(手術, 化学療法, 放射線療法)

a：2つ以上の腫瘍を発症している患者では，追加的に生じた腫瘍が別の原発腫瘍か，再発か，転移性であるかどうかを区別することが重要である．
b：乳癌，卵巣癌，子宮内膜癌のリスクの高い女性では特に重要である．初経年齢，第一子の出産時の年齢，経口避妊薬の使用歴，不妊治療薬やホルモン補充療法について(服用量や服用期間，閉経年齢を含めて)を尋ねる．
(文献16より引用)

の既往歴に的を絞った質問が，意義ある情報を引き出すために必要な場合もある．

十分な遺伝学的リスク評価には，父方と母方の両方の家系からの第1度，第2度，第3度近親を含む3世代の家系図が最低限必要である[15,16,21]．表1は，癌罹患の有無にかかわらず，すべての血縁者に尋ねる質問内容のリストである．全血縁者についてこのような詳細な情報は得られないかもしれないが，尋ねるべきである．リスク評価には正確で詳細な家族歴が必要であることを患者が理解する必要がある．

患者の祖先についても確認する必要があり，この情報はリスク評価に非常に役立つことがある．東欧のアシュケナージでは約2%に*BRCA*遺伝子変異が認められ，典型的には187delAG(*BRCA1*)，5385insC(*BRCA1*)，6174delT(*BRCA2*)の3種の創始者変異のいずれかである[22,23]訳注2．これらの3種の変異に的を絞った検査が利用可能であり，アシュケナージの祖先をもつ人に対して最初に行われる*BRCA*遺伝子検査として推奨されている．仮にこの3種の変異が同定されない場合，癌の家族歴や変異の事前予測リスクに応じてシークエンス解析を行う．多くの保険会社はアシュケナージを祖先にもつ人に対して，*BRCA*遺伝子検査の段階的なアプローチを求めている．

■診療録確認の重要性

家系内の複数の癌の診断についての診療録の確認は正確なリスク評価に役立つ．不正確な申告は癌家族歴に関する誤った評価へつながり，遺伝子検査や癌サーベイランス，手術や化学予防の選択肢といった臨床的な推奨に直接影響する．臨床と研究の両方の場面で，口頭での癌家族歴が不正確であることが，複数の研究で明らかになっている[24~30]．婦人科癌は大腸癌や乳癌といった他の癌よりも申告が不正確である場合が多く，血縁関係が遠いほど，癌の申告は不正確であることが報告されている[31]．

訳注2：187delAGは185delAG，5385insCは5382insCとも示される．

病理報告書は診断時の年齢と組織型の両方の結果を確認するためには最も信頼できる情報源であり，可能であれば常に入手すべきである．しかし，家系構成員の診療録を得ることが必ずしも可能なわけではなく，情報に基づくリスク評価は，得られた情報の正確性によってのみ決まることを患者に告知しておく必要がある．

癌患者が遺伝的リスク評価を受けることを断った場合も，家族の診療録を集めておくように勧めるべきである．この情報は，将来この家族の医療面での推奨事項に大きな影響を与えるため，次世代にとっても重要である．

遺伝子検査の心理社会的なインパクトについてはこの後の章(⇒第19章)で詳しく取り上げている．しかし，家系の病歴を聞いて話し合う際に，重大な感情的反応が起きる可能性についても認識し，率直に話し合うことが重要である．特に，クライエントが女性で若いときに母親が癌で死亡したため，遺伝的なリスクを知りたいと思っている場合には，よく認められることである．

■リスク評価モデル

クライエントがBRCA1やBRCA2の変異をもつ可能性は，家族歴の完全性と正確性に依存したいくつかのモデルによって決定することが可能である．この評価は遺伝子検査に関する意思決定のプロセスにおいて参考にできるように，クライエントと共有すべきである．また，クライエントには変異の見つかる可能性を決定するすべてのモデルについて限界があることも知らせるべきである．利用可能なさまざまな確率モデルの有効性を評価する研究が続けられている．

BRCA1やBRCA2の遺伝子検査を受けることの妥当性を決めるために，臨床家の助けとなる複数のモデルが利用可能である．これらの方法は，文献上の臨床的な基準[15, 16, 21, 32]とモデルが含まれ，個人の既往歴や家族歴に基づき生殖細胞系列のBRCA1やBRCA2遺伝子変異を有する確率を決定することができる[33〜37]．これらの方法を比較した文献もいくつか報告されている[16, 38〜40]．

BRCAPROモデル[41〜44]は臨床の場で一般に利用されているモデルであり，他の方法の性能を比較する場合の標準となっている[45〜48]．BRCAPROは，既知のBRCA1とBRCA2の常染色体優性遺伝形式や，Surveillance Epidemiology and End Results (SEER)[訳注3]における一般集団での乳癌・卵巣癌発症リスクの推定値，文献上のBRCA1とBRCA2遺伝子変異の保持率に関する推定値，変異陽性者の乳癌・卵巣癌発症リスクなどに基づいている．BRCAPROは発端者がBRCA1とBRCA2変異を有する確率を算出する．その際に，発端者とすべての第1度および第2度近親者(癌罹患者と非罹患者の両方を含む)について，性別，アシュケナージの祖先の有無，現在または死亡時の年齢，癌診断時の年齢，乳癌の病理組織型や卵巣摘出の有無などの情報を入力し，ベイズ統計解析によって計算する．

BRCAPROの妥当性試験の結果は非常に良好であり，モデルによる予測値と遺伝子検査の結果は良好な一致を示す[39, 42, 47]．BRCAPROでの計算には第1度および第2度近親

[訳注3]：アメリカの癌登録システム．

者の完全な家族歴の入力が必要であるため，多少の時間がかかる．BRCAPROの限界としては[42]，第2度近親者以遠の家族歴が考慮されていないこと，文献上の浸透率と有病率に基づいているが，これらの推定値が不正確な場合もあること，乳癌や卵巣癌以外にBRCA1/BRCA2との関連が知られている腫瘍（膵臓癌など）が考慮されていないこと，BRCA1とBRCA2だけしか感受性遺伝子として考慮されていないことなどがあげられる．

　一般的に利用されている別のリスク評価ツールとしては，Myriad Genetic Laboratories社によってまとめられた，BRCA1/BRCA2遺伝子変異の陽性率の表[33]があり，www.myriadtests.com.からダウンロードできる．この表は，Myriad Genetic Laboratories社による臨床検査サービスを通して得られたBRCA1/BRCA2遺伝子の病的変異の観察の結果を報告している．この報告は，性別，乳癌および卵巣癌の既往歴と家族歴，アシュケナージの家系といったカテゴリーに分けられており，カテゴリーごとに検査の陽性率が示されている．利用者は患者の既往歴や家族歴に相応するカテゴリーを見つけることができる．そのカテゴリーでの検査陽性率は，患者におけるBRCA遺伝子変異の陽性率を推定するために使用できる．このリスク評価ツールの長所は，非常に早く簡単に利用できること，データが定期的にウェブサイト上で更新されること，データが多数の症例の観察結果に基づいていることである（2006年春の更新では6万例以上の観察例が利用されている）．このツールの限界としては，既往歴や家族歴の信頼性である．臨床でBRCA1/BRCA2遺伝子検査をオーダーした医療者が検査依頼書に申告したものであり，独立してこの情報の正当性が確認されていない．その他，未発症血縁者の数と年齢を考慮していないことや，BRCA1/BRCA2遺伝子の臨床検査をオーダーされ，受けた人を対象としているため，一般集団を代表するものではないという，固有の確認バイアスがあること，などがあげられる．

　CancerGene[49]は使いやすいPCベースのプログラムであり，BRCAPROやMyriad社の陽性率の表，その他のBRCA変異の確率を計算する数種類のモデルが含まれている．CancerGeneには，癌の遺伝的な罹患しやすさが同定されていない人のリスクを計算するモデル（例，GailモデルやClausモデル）だけでなくLynch症候群関連変異のリスク，遺伝性膵臓癌のリスクモデルも含まれている．CancerGeneのURLアドレスhttp://www4.utsouthwestern.edu/breasthealth/cagene/からダウンロードできる．

　リスク評価ツールは，医師にとっては患者が遺伝子検査の対象として適しているかを判断する際の助けとなり，患者にとっては遺伝子検査を求めるか否か説明を受け決定をする際に助けとなる．しかし，これらのツールは適切な臨床判断の代わりとなるのではなく，むしろ補助手段と考えるべきである．同様に，現在のアメリカ臨床腫瘍協会（American Society of Clinical Oncology；ASCO）の遺伝性腫瘍の遺伝子検査に関する声明には，遺伝子検査を提供するのに必要な特定の先験的リスク（a specified a priori risk）は含まれておらず，臨床医とクライエントの思慮にその決定を任せている[21]．

■インフォームド・コンセント

　遺伝子検査について発表されている臨床のガイドラインでは，遺伝子検査の実施は適

切なトレーニングを受けた医療専門家による検査前後のカウンセリングが提供された場合にのみ推奨されている[15,16,21,32]．癌の遺伝学的サービスの専門職については，アメリカ国立癌研究所の癌の遺伝サービス要覧（http://www.cancer.gov/search/genetics_services または 1-800-4-CANCER）や遺伝カウンセラー協会（http://www.nsgc.org/resourcelink.cfm[訳注4] または 1-312-321-6834[訳注4]）のホームページで探すことができる．

インフォームド・コンセントは遺伝子検査に必須の要素であり，以下のような項目を含んでいる[16,21]．

- 心理社会的評価と支援
- 検査の目的と検査の対象
- 遺伝子についての一般的情報
- 考えられる検査結果とその検査結果のもつ意味
- 変異が見つかる可能性
- 検査で情報が得られない可能性も含めた，技術的側面と検査の精度
- 検査とカウンセリングの費用
- 遺伝的差別のリスク
- 結果に対して予想される反応，検査の準備とタイミング，家族の問題，結果に対する心の準備を含めた心理社会的側面
- 守秘に関する問題
- 医学的サーベイランスと予防戦略の選択肢と限界を含めた，検査結果の利用法
- 遺伝子検査を受けずにリスク評価を行う選択肢
- リスクを有する血縁者と遺伝子検査結果を共有することの重要性
- 検査室に送られた遺伝学的試料の保管と再使用の可能性

臨床でのBRCA遺伝子検査のオーダー

BRCA1 および BRCA2 については臨床遺伝子検査が可能であり，通常は血液サンプルが用いられる．現在アメリカでは，BRCA1 および BRCA2 の全シークエンス解析は Myriad Genetic Laboratories 社を通じてのみ可能である．現在の全シークエンス解析にかかる費用は3,120ドルである．アシュケナージの3種類の創始者変異の検査は415ドルで利用可能である．以前に欠失変異が同定されている人の，ハイリスク血縁者に対する部位特異的な検査は385ドルで利用可能である．アメリカでは，その他にもいくつかの臨床検査ラボが部位特異的な遺伝子変異と創始者変異の遺伝子検査を行っている．これらのラボのリストは GeneTests（www.genetests.org）でみることができる．GeneTests はアメリカの国立衛生研究所（National Institutes of Health；NIH）によって運営されており，臨床や研究で遺伝子検査を実施しているラボのリストや遺伝子検査，診断，マネジメント，遺伝カウンセリングなどについての情報を提供している．

インフォームド・コンセントの要素の1つに遺伝子検査の料金と保険給付についての話し合いがある．ASCO は遺伝性の癌についてハイリスクであるすべての人が，公的ある

[訳注4]：現在は http://www.nsgc.org/FindaGeneticCounselor/ tabid/64/Default.aspx に変更されている．

いは私的保険による罰則を受けることなく，適切な遺伝カウンセリング，検査，スクリーニング，サーベイランス，関連するすべての内科的あるいは外科的治療を受ける機会を保障されるための取り組みを支援している[21]．多くの健康保険のプランでは，遺伝子検査の費用の大半を給付している．多くの会社には遺伝子検査の適用範囲を決めるための詳細なガイドラインや判定基準があり，適用範囲はしばしば遺伝子検査の結果が医学的管理にどのくらい影響するかという医学的必要性に基づいている．メディケアは特定の基準に合致する個人に対して保険を給付しており，詳細は Centers for Medicare and Medicaid Services(CMS)で参照できる(http://www.cms.hhs.gov/)．

■遺伝子検査の結果と解釈

　BRCA1 および *BRCA2* を含む遺伝子検査から予想される検査結果として以下のものがあげられる[15, 16]．

①陽性．病的な変異が同定されること．これは真の陽性であり，つまりこの変異は癌の発症リスクの増加にかかわることが知られている機能的に意味のある変異である．

②家系内の変異が既知であり，部位特異的な遺伝子検査で陰性．*BRCA* の欠失変異が同定されている家系の一員に，家族性の変異が同定されなかった場合．これは有用な，安心できる陰性という結果であり，この検査結果の人が乳癌や卵巣癌を発症するリスクは一般集団と同じであることを意味する．しかし，例えばもう一方の家系について，*BRCA* 変異とは関係のない癌の家族歴を明らかにすることは依然として重要である．

③広範な *BRCA1/BRCA2* の遺伝子検査で陰性．他の家系構成員で変異が同定されておらず，検査を受けた人でも変異が同定されなかった場合．遺伝的な癌のかかりやすさが *BRCA1/BRCA2* 遺伝子のどちらかに存在するが今回の検査法では見つけられなかった場合，あるいは他の遺伝子(既知かまたは未知の遺伝子)によるものである可能性も考慮しなければならない．このような場合，サーベイランスや予防はその人個人や家族の病歴に基づいて推奨されるべきである．乳癌または卵巣癌と診断されている他の血縁者の検査も推奨される．もし *BRCA1/BRCA2* の変異が他の血縁者で同定されれば，この検査結果は「真の陰性」と解釈される．

　広範な *BRCA* 検査には *BRCA1* 遺伝子に特異的な5つの遺伝子再構成の検査が含まれている[50, 51]．追加の全遺伝子再構成パネル(full rearrangement panel)[BRACAnalysis® Rearrangement Test(BART)]はハイリスク家系では全例に行われている(一般にハイリスク家系とは，発端者が50歳未満で乳癌または卵巣癌と診断された家系，および50歳未満で乳癌または卵巣癌と診断された近親者が2人以上いる家系)．もしハイリスクの診断基準に合致しない場合には，全遺伝子再構成パネルを追加料金で調べることができる．遺伝子再構成パネル(rearrangement panel)はシークエンス解析では検出できない欠失や重複変異を同定することができる[52]．しかし rearrangement panel を追加したとしても，臨床で利用可能な *BRCA1/BRCA2* 遺伝子検査の感度は100％ではない．

④意義不明の変異(variant of uncertain significance；VUS)．これは結論の出ない結果である．*BRCA1/BRCA2* に遺伝子変異が認められたが，その変異が遺伝子機能に影響す

るかどうかわからない．これはその家系における遺伝性癌症候群の可能性を除外するものではない．VUS の有無に基づく医学的なアドバイスはできないため，未発症の血縁者に対して VUS の検査を実施することは適切ではない．医学的管理は家族歴に基づいて行われるべきである．両親と癌に罹患した近親者は研究における検査を求められることがあるが，このデータは変異の臨床的意義を証明するために有用である．BRCA 遺伝子変異に関する研究の多くが白人のヨーロッパに起源をもつ家系で行われていることに注意する必要がある．アフリカ系アメリカ人では BRCA VUS が高い頻度で認められることがある[48, 53, 54]．

■結果の開示とフォローアップ

検査後のカウンセリングは遺伝子検査の過程の本質的に重要な要素である．これには結果の開示，検査結果の医学的な意義についての話し合い，推奨される医学的管理についての選択肢，結果に対するクライエントの感情的反応に関する評価とカウンセリング，家族にとっての遺伝子検査結果の医学的および心理社会的な意義，遺伝子検査の結果について家族のコミュニケーションを促進するための援助，今後も連絡を取ることの推奨，リソースの提供などが含まれる[16]．

結果開示の目的は，遺伝子検査の結果を共有し，必要に応じて迅速に，情報と情緒的な支援を提供することである[18]．これには直接の面談か電話のどちらかによる開示に適切な環境の設定も含まれる．特にクライエントが携帯電話の番号を教えている場合，開示に適切な場所を確保し，クライエントが希望する場合には支えとなる人が同席できるように，電話でスケジュールを決めるべきである．電話での開示には，結果についてさらに話し合うために，フォローアップのための外来受診の予約が含まれるべきである[訳注5]．

Schneider[18]は専門家が共感的な態度で結果を開示するために有用な方針を示している．遺伝的な癌にかかりやすさの遺伝子の変異に関連した癌リスクを提示する方法は，重要な考慮すべき問題であり，変異と関係する癌のリスクについて現在の情報を伝えるのと同時に，自身が癌を発症するリスクに関するクライエントの認識についての話し合いを含むべきである．癌のリスクを絶対的リスク（一定の期間にあるイベントが起きる確率）として提示することは，一般にクライエントがこの情報を理解するための最も簡便な方法である．遺伝的な素因に関連した癌リスクはしばしば生涯リスクとして報告される．時間的間隔によって与えられる特定の年齢における累積リスクは，クライエントの現在のライフステージと関連したものとして受け入れやすく，クライエントはそのリスクを医学的な意思決定に取り入れることができる．Chen らは乳癌と卵巣癌の年齢別の累積発症リスクを求め，年齢を 10 歳刻みに変化させた場合の乳癌と卵巣癌の発症リスクを予測している[3]．

遺伝情報は他のいかなる医学的情報とも異なり，広範な家系構成員にインパクトを与える．Patenaude らは，リスクのある家系構成員に伝えるかどうかは大きな全体的影響があり，何世代にも及ぶ検査の流れを開始することができるかあるいは遅らせることになり，

訳注5：アメリカではクライエントが遠隔から受診しているような場合，電話による結果開示も行われる場合がある（日本では一般的ではない）．

その結果，質の高い人生（quality years of life）を得られるかあるいは失う可能性があると端的に述べている[55]．医療の専門家は，家系内の遺伝学的情報の共有を促進しクライエントが複雑な遺伝学的情報を血縁者と共有する手助けを行う一方，クライエントのプライバシーと秘密を守る倫理的責任がある[16, 18, 21, 56, 57]．これには，家族関係（family dynamics）や現在のコミュニケーションのパターンについての話し合い，クライエントが家系構成員へ配るための手紙（family letter）や教育的資料の提供，およびリスクのある構成員の近隣の癌の遺伝の専門家の紹介などが含まれる．

BRCA の遺伝子検査が高齢の卵巣癌患者から開始された場合，広範な家系構成員に対する遺伝情報のインパクトについての議論は，しばしば姉妹，娘，めいのリスクの話が中心となる．しかし，これらの患者は前の世代にハイリスクの女性の血縁者がいることがあり，これらの女性血縁者の卵巣癌と乳癌の潜在的リスクや，もし適切と考えられる場合には遺伝子検査の提供も含めた話し合いが重要である．

将来に役立つクライエントのためのリソース

連絡を取り続けることの重要性

癌の遺伝的リスク評価においてもう1つ重要なことは，クライエントに将来のリソースを提供することである．遺伝的リスク評価は，科学技術の進歩と癌の家族歴についての情報の両方によるダイナミックなプロセスである．遺伝性の癌家系の研究の継続と人類遺伝学および科学技術の発展によって，新しい医学的なマネジメントのガイドラインと，新しいあるいは改良された遺伝学的の検査が利用できるようになる可能性がある．さらに，リスク評価に基づく推奨は受診時の癌の家系情報に基づいており，新しい情報はリスク評価とその後の推奨に大きな影響を与えるかもしれない．

したがって，新しい情報を知りたい場合や，あるいはクライエントの病歴や家族歴に関係するような変化があった場合には，遺伝サービス（遺伝相談外来）に再度連絡を取るように勧めるべきである[58]．インターネットを利用するクライエントは，遺伝性の癌についてアメリカ国立癌研究所（www.cancer.gov）や Facing Our Risk of Cancer Empowered（FORCE）（www.facingourrisk.org）などのウェブサイトを見ることができる．FORCE は非営利組織であり，最新の情報を提供する癌遺伝学の専門家の諮問委員会があり，遺伝性乳癌・卵巣癌を懸念する人を支援している．

メディアでは "a threat of cancer, a drastic decision（癌の恐怖，思い切った決断）"[59]，"facing life with a lethal gene（死の遺伝子と向き合う人生）"[60]，"previvor: a personal voyage into the strange new world of genetic testing〔プリバイバー（未発症生存者）：遺伝子検査の奇妙な新しい世界への個人の船出）"[61] などの劇的な表題で癌の遺伝子検査についての人々の視点，倫理的ジレンマ，心理社会的な衝撃をとりあげるようになっている．クライエントは遺伝クリニックとコンタクトを取り，フォローアップの外来を予約し，病歴や家族歴に関して，新しい技術や更新された家族歴，メディアの最新の報道などについて知ることで励まされるだろう．

■DNA バンク

　　DNA バンクは遺伝性癌の素因をもっていることが疑われる人や遺伝子検査で原因となる変異が同定できなかった人，検査を拒否するか延期した人に対して推奨される．DNA バンクは末期癌患者で，患者や家族が従来の遺伝的リスク評価を行う時間がない場合や，あるいは単に終末期に対する心の準備ができず，さらなる医学的情報に対処することができないような場合の重要な代替手段となる．費用は保管期間が 5〜25 年以上までの場合に，100〜300 ドル以上とさまざまである．アメリカ遺伝カウンセラー協会は，医療の専門家や一般人が DNA バンクを知り，理解と利用の促進のために，患者向けのパンフレット "DNA BANKING: Saving for the Future" を作成した[62]．

結論

　　遺伝学的情報は，他のいかなる医学情報とも異なり，卵巣癌の女性と広範な血縁者に対して非常に大きなインパクトをもつ．遺伝的リスク評価への紹介と遺伝子検査を考慮することは，すべての浸潤性上皮性卵巣癌患者に当てはまることであり，治療と診断の間に開始されるべきである．遺伝学の専門的知識をもった専門家へ紹介し，癌家族歴の評価を受けることが推奨される．

症例報告 Case Report

　　L. S. 氏はアシュケナージの女性であり，癌と診断されたことはないが，52 歳で遺伝性癌のリスク評価と遺伝子検査を受けることを決心した．彼女の母親，母方の 3 人のおば，そして 2 人のいとこが，それぞれ 83, 68, 60, 52, 50, 37 歳で乳癌と診断されている．姉は 52 歳で卵巣癌と診断され，3 年後に亡くなっている．父親と父方のおじは前立腺癌で亡くなっている．L. S. 氏は自身のリスクと 2 人の娘のリスクを心配し，自身の判断で遺伝カウンセリングを受けた．L. S. 氏の母親は遺伝子検査に関心がなく，他の発症した家系構成員は亡くなっている．BRCA 検査によって L. S. 氏はアシュケナージの 3 種類の創始者変異のうちの 1 つを有していることがわかった．その後，L. S. 氏は予防的卵巣卵管摘出術を受け，6 か月ごとに乳癌スクリーニングを受けている．

銘記すべき点 Learning Points

- 家族歴は非罹患者においても遺伝性癌のリスク評価を適切に決めるのに役立つ．
- アシュケナージ系では，BRCA1，BRCA2 遺伝子の 3 種類の創始者変異［187delAG（BRCA1），5385insC（BRCA1），6174delT（BRCA2）］に絞った検査が，最初の段階に行われる検査として合理的である．
- 検査後のカウンセリングでは集中的な乳癌スクリーニングプロトコール，化学予防，予防的外科手術の選択肢を伝えるべきである．

文献 References

1. SEER. Cancer Stat Fact Sheets: cancer of the ovary, National Cancer Institute, 2007.
2. Antoniou A, Pharoah PD, Narod S, et al. Average risks of breast and ovarian cancer associated with BRCA1 or BRCA2 mutations detected in case series unselected for family history: a combined analysis of 22 studies. Am J Hum Genet 2003; 72(5): 1117–1130.
3. Chen S, Iversen ES, Friebel T, et al. Characterization of BRCA1 and BRCA2 mutations in a large United States sample. J Clin Oncol 2006; 24(6):863–871.
4. Ford D, Easton DF, Bishop DT, et al. Risks of cancer in BRCA 1-mutation carriers. Breast Cancer Linkage Consortium. Lancet 1994; 343(8899):692–695.
5. King MC, Marks JH, Mandell JB. Breast and ovarian cancer risks due to inherited mutations in BRCA1 and BRCA2. Science 2003; 302(5645):643–646.
6. Lancaster JM, Bethan Powell C, Kauff ND, et al. Society of gynecologic oncologists education committee statement on risk assessment for inherited gynecologic cancer predispositions. Gynecol Oncol 2007; 107(2):159–162.
7. Pal T, Permuth-Wey J, Betts JA, et al. BRCA1 and BRCA2 mutations account for a large proportion of ovarian carcinoma cases. Cancer 2005; 104(12):2807–2816.
8. Risch HA, McLaughlin JR, Cole DE, et al. Population BRCA1 and BRCA2 mutation frequencies and cancer penetrances: a kin-cohort study in Ontario, Canada. J Natl Cancer Inst 2006; 98(23):1694–1706.
9. Risch HA, McLaughlin JR, Cole DE, et al. Prevalence and penetrance of germline BRCA1 and BRCA2 mutations in a population series of 649 women with ovarian cancer. Am J Hum Genet 2001; 68(3):700–710.
10. Malander S, Rambech E, Kristoffersson U, et al. The contribution of the hereditary nonpolyposis colorectal cancer syndrome to the development of ovarian cancer. Gynecol Oncol 2006; 101(2):238–243.
11. Domanska K, Malander S, Masback A, et al. Ovarian cancer at young age: the contribution of mismatch-repair defects in a population-based series of epithelial ovarian cancer before age 40. Int J Gynecol Cancer 2007; 17(4):789–793.
12. Lakhani SR, Manek S, Penault-Llorca F, et al. Pathology of ovarian cancers in BRCA1 and BRCA2 carriers. Clin Cancer Res 2004; 10(7):2473–2481.
13. Werness BA, Ramus SJ, DiCioccio RA, et al. Histopathology, FIGO stage, and BRCA mutation status of ovarian cancers from the Gilda Radner Familial Ovarian Cancer Registry. Int J Gynecol Pathol 2004; 23(1):29–34.
14. Hampel H, Sweet K, Westman JA, et al. Referral for cancer genetics consultation: a review and compilation of risk assessment criteria. J Med Genet 2004; 41(2):81–91.
15. NCCN. Clinical Practice Guidelines in Oncology-v.1.2007: Genetic/familial high-risk assessment: breast and ovarian. Available at: http://www.nccn.org.
16. Trepanier A, Ahrens M, McKinnon W, et al. Genetic cancer risk assessment and counseling: recommendations of the national society of genetic counselors. J Genet Couns 2004; 13(2):83–114.
17. Resta R, Biesecker BB, Bennett RL, et al. A new definition of Genetic Counseling: National Society of Genetic Counselors' Task Force report. J Genet Couns 2006; 15(2): 77–83.
18. Schneider K. Counseling About Cancer: Strategies for Genetic Counselors. New York: Wiley-Liss, Inc., 2002.
19. NCHPEG. Recommendations of core competencies in genetics essential for all health professionals. Genet Med 2001; 3(2):155–159.
20. HHS, U.S.D. U.S. Surgeon General's Family History Initiative, 2005.
21. ASCO. American Society of Clinical Oncology policy statement update: genetic testing for cancer susceptibility. J Clin Oncol 2003; 21(12):2397–2406.
22. Struewing JP, Hartge P, Wacholder S, et al. The risk of cancer associated with specific mutations of BRCA1 and BRCA2 among Ashkenazi Jews. N Engl J Med 1997; 336(20):1401–1408.

23. Tonin P, Weber B, Offit K, et al. Frequency of recurrent BRCA1 and BRCA2 mutations in Ashkenazi Jewish breast cancer families. Nat Med 1996; 2(11):1179–1183.
24. Aitken J, Bain C, Ward M, et al. How accurate is self-reported family history of colorectal cancer? Am J Epidemiol 1995; 141(9):863–871.
25. Bondy ML, Strom SS, Colopy MW, et al. Accuracy of family history of cancer obtained through interviews with relatives of patients with childhood sarcoma. J Clin Epidemiol 1994; 47(1):89–96.
26. Husson G, Herrinton LJ. How accurately does the medical record capture maternal history of cancer? Cancer Epidemiol Biomarkers Prev 2000; 9(7):765–768.
27. Ivanovich J, Babb S, Goodfellow P, et al. Evaluation of the family history collection process and the accuracy of cancer reporting among a series of women with endometrial cancer. Clin Cancer Res 2002; 8(6):1849–1856.
28. Love RR, Evans AM, Josten DM. The accuracy of patient reports of a family history of cancer. J Chronic Dis 1985; 38(4):289–293.
29. Ziogas A, Anton-Culver H. Validation of family history data in cancer family registries. Am J Prev Med 2003; 24(2):190–198.
30. Schneider KA, DiGianni LM, Patenaude AF, et al. Accuracy of cancer family histories: comparison of two breast cancer syndromes. Genet Test 2004; 8(3):222–228.
31. Murff HJ, Spigel DR, Syngal S. Does this patient have a family history of cancer? An evidence-based analysis of the accuracy of family cancer history. JAMA 2004; 292(12):1480–1489.
32. USPSTF. Genetic risk assessment and BRCA mutation testing for breast and ovarian cancer susceptibility: recommendation statement. Ann Intern Med 2005; 143(5):355–361.
33. Frank TS, Deffenbaugh AM, Reid JE, et al. Clinical characteristics of individuals with germline mutations in BRCA1 and BRCA2: analysis of 10,000 individuals. J Clin Oncol 2002; 20(6):1480–1490.
34. Couch FJ, DeShano ML, Blackwood MA, et al. BRCA1 mutations in women attending clinics that evaluate the risk of breast cancer. N Engl J Med 1997; 336(20):1409–1415.
35. Shattuck-Eidens D, Oliphant A, McClure M, et al. BRCA1 sequence analysis in women at high risk for susceptibility mutations. Risk factor analysis and implications for genetic testing. JAMA 1997; 278(15):1242–1250.
36. Tyrer J, Duffy SW, Cuzick J. A breast cancer prediction model incorporating familial and personal risk factors. Stat Med 2004; 23(7):1111–1130.
37. Antoniou AC, Pharoah PP, Smith P, et al. The BOADICEA model of genetic susceptibility to breast and ovarian cancer. Br J Cancer 2004; 91(8):1580–1590.
38. Nelson HD, Huffman LH, Fu R, et al. Genetic risk assessment and BRCA mutation testing for breast and ovarian cancer susceptibility: systematic evidence review for the U.S. Preventive Services Task Force. Ann Intern Med 2005; 143(5):362–379.
39. Parmigiani G, Chen S, Iversen ES Jr., et al. Validity of models for predicting BRCA1 and BRCA2 mutations. Ann Intern Med 2007; 147(7):441–450.
40. Petrucelli N, Daly M, Culver JO, et al. BRCA1 and BRCA2 Hereditary Breast/Ovarian Cancer. GeneReviews 2007 June 19, 2007. Available at http://www.genetests.com. Accessed on November 1, 2007.
41. Berry DA, Iversen ES Jr., Gudbjartsson DF, et al. BRCAPRO validation, sensitivity of genetic testing of BRCA1/BRCA2, and prevalence of other breast cancer susceptibility genes. J Clin Oncol 2002; 20(11):2701–2712.
42. Berry DA, Parmigiani G, Sanchez J, et al. Probability of carrying a mutation of breast-ovarian cancer gene BRCA1 based on family history. J Natl Cancer Inst 1997; 89(3):227–238.
43. Parmigiani G, Berry D, Aguilar O. Determining carrier probabilities for breast cancer-susceptibility genes BRCA1 and BRCA2. Am J Hum Genet 1998; 62(1):145–158.

44. BRCAPRO, 2006. Available at http://astor.som.jhmi.edu/BayesMendel/brcapro.html. Accessed on April 10, 2007.
45. Barcenas CH, Hosain GM, Arun B, et al. Assessing BRCA carrier probabilities in extended families. J Clin Oncol 2006; 24(3):354–360.
46. Euhus DM, Smith KC, Robinson L, et al. Pretest prediction of BRCA1 or BRCA2 mutation by risk counselors and the computer model BRCAPRO. J Natl Cancer Inst 2002; 94(11):844–851.
47. James PA, Doherty R, Harris M, et al. Optimal selection of individuals for BRCA mutation testing: a comparison of available methods. J Clin Oncol 2006; 24(4):707–715.
48. Nanda R, Schumm LP, Cummings S, et al. Genetic testing in an ethnically diverse cohort of high-risk women: a comparative analysis of BRCA1 and BRCA2 mutations in American families of European and African ancestry. JAMA 2005; 294(15):1925–1933.
49. Euhus DM. CancerGene. 2006, UT Southwestern Medical Center at Dallas: http://www4.utsouthwestern.edu/breasthealth/cagene/
50. Myriad. BRACAnalysis Technical Specifications, 2006. Available at: http://www.myriadtests.com/provider/doc/BRACAnalysis-Technical-Specifications.pdf. Accessed in November, 2007.
51. Hendrickson BC, Judkins T, Ward BD, et al. Prevalence of five previously reported and recurrent BRCA1 genetic rearrangement mutations in 20,000 patients from hereditary breast/ovarian cancer families. Genes Chromosomes Cancer 2005; 43(3):309–313.
52. Walsh T, Casadei S, Coats KH, et al. Spectrum of mutations in BRCA1, BRCA2, CHEK2, and TP53 in families at high risk of breast cancer. JAMA 2006; 295(12):1379–1388.
53. Haffty BG, Silber A, Matloff E, et al. Racial differences in the incidence of BRCA1 and BRCA2 mutations in a cohort of early onset breast cancer patients: African American compared to white women. J Med Genet 2006; 43(2):133–137.
54. Fackenthal JD, Sveen L, Gao Q, et al. Complete allelic analysis of BRCA1 and BRCA2 variants in young Nigerian breast cancer patients. J Med Genet 2005; 42(3):276–281.
55. Patenaude AF, Dorval M, DiGianni LS, et al. Correspondance: in reply. J Clin Oncol 2006; 24(18):2971–2971.
56. Offit K, Dorval M, DiGianni LS, et al. The "duty to warn" a patient's family members about hereditary disease risks. JAMA 2004; 292(12):1469–1473.
57. AMA. E-2.131 Disclosure of familial risk in genetic testing. American Medical Association Code of Medical Ethics 2003. Available at http://www.amaassn.org/apps/pf_new/pf_online?f_n=browse&doc=policyfiles/HnE/E-2.131.HTM&&s_t=&st_p=&nth=1&prev_pol=policyfiles/HnE/E-1.02.HTM&nxt_pol=policyfiles/HnE/E-2.01.HTM&. Accessed in November, 2007.
58. Hirschhorn K, Fleisher LD, Godmilow L, et al. Duty to re-contact. Genet Med 1999; 1(4):171–172.
59. Gorman A. A Threat of Cancer, A Drastic Decision. Los Angeles, CA: Los Angeles Times, 2007.
60. Harmon A. Facing Life with A Lethal Gene. New York: New York Times, 2007.
61. DeBare I. Previvor: A personal voyage into the strange new world of genetic testing. San Francisco Chron. November 13, 2005:CM20.
62. NSGC. DNA BANKING: Saving for the Future, 2007. Available at http://www.nsgc.org/dnabanking.cfm.

> **Column** 遺伝的リスク評価への紹介— referral for genetic risk assessment
>
> 　遺伝的リスク評価は，遺伝専門職が遺伝カウンセリングの際に病歴と家系情報から遺伝形式やリスク(危険率)を推定する一連の技法を示す．本章で頻出する「遺伝的リスク評価への紹介」とは，患者に遺伝カウンセリング外来の受診を勧めるという意味である．例えば M.D. アンダーソン癌センターでは遺伝性乳癌・卵巣癌の外来は "Breast/Ovarian Risk Assessment Clinic" と呼ばれていた．
>
> 　　　　　　　　　　　　　　　　　　　　　　　　　　　　　　　　　　　　（菅野康吉）

第17章

遺伝性子宮内膜癌の遺伝的リスク評価：Lynch 症候群

Genetic Risk Assessment for Hereditary Endometrial Cancer: Lynch Syndrome

Molly S. Daniels

キーポイント Key Points

- 子宮内膜癌に罹患した若年女性には，Lynch 症候群の調査を考慮すべきである．
- 子宮内膜癌，結腸直腸癌，小腸癌，尿管癌，腎盂癌の既往歴および家族歴は，Lynch 症候群の重要な指標である．
- 家族歴に加えて，腫瘍組織の免疫組織化学的染色（IHC）やマイクロサテライト不安定性（MSI）検査は，Lynch 症候群のスクリーニングとして優れた方法である．
- ミスマッチ修復（MMR）遺伝子の生殖細胞変異を調べることが，Lynch 症候群を診断するための標準的な基準であり，これは家系構成員のリスク予知にも有用である．

はじめに

　子宮内膜癌はアメリカ人女性にとって最も一般的な婦人科癌であり，女性が罹患するすべての癌の6%を占める[1]．平均的アメリカ人女性では子宮内膜癌の生涯リスクは2〜3%であり[2]，診断時の平均年齢は63歳である[3]．乳癌や結腸直腸癌をはじめとする他の癌と同様に，ほとんどの子宮内膜癌は遺伝性ではない．子宮内膜癌のリスク要因には，子宮内膜に作用するエストロゲンレベルが影響しているものが多い．散発性の子宮内膜癌の最大のリスク要因は肥満である．125ポンド（56.7キログラム）以下の女性に対して，200ポンド（90.72キログラム）以上の女性は，子宮内膜癌の相対リスクが7.2である[4]．その他のリスク要因には未産[4]，早い初潮年齢[4]，糖尿病[5]，タモキシフェン服用[6,7]などがある．エストロゲン単独治療は子宮内膜癌のリスクを明らかに上昇させることから[8,9]，子宮を有する女性には推奨できない．エストロゲンとプロゲステロンを含有する経口避妊薬は（oral contraceptive；OC），子宮内膜癌のリスクを下げることが証明されている[10]．表1に子宮内膜癌の代表的なリスク要因と相対リスクをまとめた．

　Lynch 症候群女性は子宮内膜癌のリスクが明らかに高い．Lynch 症候群は，結腸直腸癌，子宮内膜癌，さらに卵巣癌を含む関連癌のリスクが高い遺伝性癌であり，DNA ミスマッチ修復遺伝子（*MLH1*，*MSH2*，*MSH6*，*PMS2*）の生殖細胞変異によって発症する．

表1　子宮内膜癌のリスク要因と相対リスク

リスク要因	相対リスク（文献番号）
肥満（200ポンド 対 125ポンド）	7.2(4)
未産	2.8(4)
早い初潮年齢（12歳未満 対 15歳以上）	2.4(4)
糖尿病	2.1(5)
タモキシフェン服用	2.2〜2.3(6, 7)
経口避妊薬服用（最低12か月）	0.6(10)

　これらの遺伝子のどれかに機能不全が生じると，ゲノムが不安定になり，その結果として癌が発症する．Lynch症候群の遺伝形式は常染色体優性遺伝であり，したがって，原因となる遺伝子変異は親から子どもに，性別に関係なく，50%の確率で伝えられる．

　Lynch症候群女性では子宮内膜癌の生涯発症リスクは60%に達し[11,12]，これは同女性の結腸直腸癌の生涯発症リスクと同等である．子宮内膜癌はPTEN過誤腫性腫瘍症候群（別名Cowden症候群）[13]やPeutz-Jeghers症候群[14]といった遺伝性癌とも関連があるが，これらの症候群はLynch症候群に比べて極めて稀であり，また子宮内膜癌が発症するリスクも低率である．したがって，子宮内膜癌患者の遺伝性リスクを評価する際は，Lynch症候群をまず念頭におくことになる．

　Lynch症候群女性では子宮内膜癌の平均発症年齢は47〜55歳であり[15〜17]，一般女性と比べて若年である．「Lynch症候群」という用語は，（厳密には）前述の遺伝子のどれかに生殖細胞変異を有する場合に用いるが，この症候群には遺伝子型と表現型に明らかな関連がある．例えば，MSH2遺伝子変異を有する家系ではMLH1遺伝子変異を有する家系よりも癌発生のリスクが高い[18]．また（MLH1またはMSH2遺伝子変異よりも頻度は低いが）MSH6変異を有する家系では子宮内膜癌の頻度が高く，また結腸直腸癌は（MLH1やMSH2遺伝子変異を有する家系よりも）高年で発症する[19]．MSH6またはPMS2遺伝子変異を有するLynch症候群家系の表現型は十分に解明されておらず，さらなる研究が必要である．

　Lynch症候群の家系構成員は第2癌のリスクが高い．子宮内膜癌と結腸直腸癌を重複発症したLynch症候群女性では，これらの癌が第1癌またはセンチネル癌として診断される確率はほぼ同等である[20]．したがって，子宮内膜癌患者にはLynch症候群の可能性を含めた医学的管理が必要であり，その結果として結腸直腸癌の予防対策が組み込まれている．さらにLynch症候群と判明した子宮内膜癌患者の家系では，癌を発症していない家系構成員に対しても，リスクに応じた早期診断や予防対策が可能である．本章では，子宮内膜癌患者のなかからLynch症候群を見つけ出す方策に焦点を当てて解説する．

Lynch症候群のリスク要因としての子宮内膜癌の発症年齢

　前述したように，一般の女性に比べてLynch症候群では子宮内膜癌の発症年齢が若い．そのため若年発症の子宮内膜癌はLynch症候群の指標と考えられる．50歳未満で診断された子宮内膜癌とLynch症候群を検討した2つの研究がある[21,22]．それによると，50歳

未満で診断された子宮内膜癌患者の9%にMLH1, MSH2, MSH6のどれかに生殖細胞変異を認め，またそれらの変異はLynch症候群関連癌の家族歴を有する女性に多く認められた．

　ここで子宮内膜癌の若年発症とLynch症候群の関連について，重要な注意点を2つ述べておかねばならない．1つめの点は，50歳未満で診断された子宮内膜癌だけがLynch症候群ではないことである．すべての年齢の子宮内膜癌患者を対象とした研究において，1.8％（543例中10例）にLynch症候群を認めた[16]が，これら10例中6例は50歳以上の子宮内膜癌患者であった．したがって，50歳以上の子宮内膜癌患者にもLynch症候群を考慮しなければならない．

　2つめの点は，子宮内膜癌の若年発症には散発性子宮内膜癌のリスク要因（肥満など）も関与していることである．Luら[22]は50歳未満の子宮内膜癌患者のうち，Lynch症候群の遺伝子変異をもたない女性は平均体脂肪率（body mass index；BMI）が37.5と肥満であること，一方Lynch症候群の遺伝子変異をもつ女性は平均BMIが27.6と明らかに低値であることを報告している．若年の子宮内膜癌患者についてLynch症候群のリスクを考慮する場合，肥満などの散発性子宮内膜癌のリスク要因も考慮されなければならない．

　まとめると，50歳未満の子宮内膜癌患者はLynch症候群である可能性が高い．一方ですべての年齢の子宮内膜癌患者では1.8％[16]，50歳未満の子宮内膜癌患者では9％[21, 22]がLynch症候群である．したがってLynch症候群を考慮する際は，子宮内膜癌の若年発症は警鐘（"red flag"）ではあるが，若年発症をLynch症候群のスクリーニングに用いることには（前述した理由により）感度と特異度の点で問題がある．

Lynch症候群のリスク要因としての他癌の既往歴

　遺伝性癌の特徴の1つに多重癌（多発癌＋重複癌）の存在があげられる．この特徴はLynch症候群女性の同定にも参考となる．Millarら[23]は子宮内膜癌と結腸直腸癌を重複発症した女性を調べ，40人中7人（18％）にMLH1またはMSH2の生殖細胞変異を認めた．さらに50歳未満で両癌を重複発症した女性では，これらの変異率が上昇した（14人中6人，43％）．子宮内膜癌と結腸直腸癌を重複発症した女性では，Lynch症候群の可能性を検討すべきである．

　ここで，子宮内膜癌と卵巣癌を同時に重複する女性も同様かという疑問が生じる．Lynch症候群女性では卵巣癌の生涯リスクは12％と推定されている[11]．そのため卵巣癌と子宮内膜癌を同時に重複する女性は，複数のLynch症候群関連癌に罹患するという基準を満たしている．しかし，子宮内膜癌と卵巣癌の同時性重複はホルモン分泌と関連しており，Lynch症候群とは異なる臨床的事象と考えられている．また，若年発症である，散発性の子宮内膜癌のリスク要因（肥満，未産など）を有するといった特徴もある[24]．Solimanら[25]の検討では，子宮内膜癌と卵巣癌を同時に重複する女性102人中7人（7％）がLynch症候群であった．これは全年齢の子宮内膜癌患者におけるLynch症候群の頻度1.8％[16]よりも高いが，この違いは子宮内膜癌と卵巣癌を同時に重複する女性のほうが若年であるということに起因する（この研究では対象の半数は診断時50歳未満であった）．

表2 癌の既往歴に基づく子宮内膜癌患者のLynch症候群リスク

癌の既往歴	Lynch症候群の頻度（文献番号）
子宮内膜癌（全年齢）	1.8%　（16）
子宮内膜癌（診断時50歳未満）	9%　（21, 22）
子宮内膜癌＋結腸直腸癌（全年齢）	18%　（23）
子宮内膜癌＋結腸直腸癌（診断時50歳未満）	43%　（23）
子宮内膜癌＋卵巣癌（同時性重複）	7%　（25）

表3 アムステルダムクライテリアⅡ

家系内にLynch症候群関連癌*の患者が3人以上おり，そのうちの1人は他の2人に対して第1度近親者（親，子，兄弟・姉妹）である．
少なくとも2世代にわたって癌が発生している．
少なくとも1人は50歳未満で癌と診断されている．
結腸直腸癌のケースにおいて家族性腺腫症性ポリポーシスを除外できる．
腫瘍は病理学的に確認されている．

*Lynch症候群関連癌：結腸直腸癌，子宮内膜癌，小腸癌，尿管癌・腎盂癌
（文献27より引用）

さらにLynch症候群の診断基準を満たした7人全員が，Lynch症候群関連癌の既往があるか，または第1度近親者がそれらの癌に罹患していた．要約すると，子宮内膜癌と卵巣癌の同時性重複はLynch症候群女性に認められるものの，これらの癌の同時性重複に加えて，既往歴や家族歴からLynch症候群が疑われる女性を詳しく調べるべきである．

胃癌，小腸癌，尿管・腎盂の移行細胞癌，肝・胆道癌，皮脂腺癌，脳腫瘍などもLynch症候群関連癌である．これらの癌のどれかと子宮内膜癌を重複する女性について，筆者らの知る限りではLynch症候群のリスクは明らかではない．しかしながら，子宮内膜癌と他のLynch症候群関連癌を重複する女性について，Lynch症候群のリスクをさらに検討することには慎重であるべきである．**表2**に子宮内膜癌患者のLynch症候群リスクを既往歴ごとにまとめた．

Lynch症候群のリスク要因としての癌の家族歴

癌の家族歴があることは遺伝性癌の目印ともなるべき特徴である．Lynch症候群を診断するためのアムステルダムクライテリア[26]とアムステルダムクライテリアⅡ[27]は，どちらも家族歴に基づいた診断基準である．アムステルダムクライテリアには大腸癌の家族歴しか含まれていないが，アムステルダムクライテリアⅡには子宮内膜癌を含む大腸癌以外の癌が含まれている．**表3**にアムステルダムクライテリアⅡを示す．すべてのLynch症候群家系がこれらの診断基準を満たすわけではないことは広く知られている．例えば，構成員の少ない家系では，表現型が明らかでリスクを有する構成員の数が少ない．さらに，MSH6遺伝子変異を有する家系では，大腸癌の罹患率が低く，かつ高年で発症する[19]ことがわかっている．しかし，アムステルダムクライテリアはこのような事実がわかる前に作られた診断基準であることから，MSH6遺伝子変異を有する家系の同

定には適さない．

　家族歴，そして症例によっては腫瘍のマイクロサテライト不安定性（microsatellite instability；MSI）と免疫組織化学的染色（immunohistochemical；IHC）の検討から，Lynch症候群の予知を目的としたリスク評価モデルが考案されている[28～32]．特にMMRpro[30]とPREMM$_{1,2}$[28]の2つのモデルは，クリニックをベースにした比較的規模の大きなサンプルから考えられたもので，その効果も証明されている．

　PREMM$_{1,2}$モデルは，*MLH1*，*MSH2*遺伝子検査のためにMyriad Genetic Laboratories社に血液検体を提供した1,914人の発端者のデータから作成された．発端者の既往歴と家族歴の情報は，遺伝子検査を依頼した医師が記載した書類から集められた．MSIとIHCのデータは全例で得られたわけではなく，このモデルには含まれていない．発端者の15％に*MLH1*変異または*MSH2*変異を認めたが，発端者が大腸癌または子宮内膜癌患者の場合に最も変異の頻度が高かった．そして，2回以上の結腸直腸癌罹患，結腸直腸癌の診断時年齢，結腸直腸癌または子宮内膜癌に罹患している第1度近親者の数，が予知因子として見出された．PREMM$_{1,2}$は*MLH1*または*MSH2*の変異を有する発端者のリスクを，既往歴（結腸直腸癌，子宮内膜癌，他のLynch症候群関連癌，大腸腺腫），第1度または第2度近親者における家族歴（結腸直腸癌，子宮内膜癌，他のLynch症候群関連癌），診断時年齢（結腸直腸癌，子宮内膜癌）に基づいて計算する．このモデルはhttp://www.dfci.org/premm から利用可能である．

　PREMM$_{1,2}$は使いやすく，前述したように既往歴と家族歴の情報から*MLH1*または*MSH2*の変異リスクを評価できる．有効サンプルにおいて受信者動作特性曲線（receiver operating characteristic curve；ROC曲線）下面積は0.80〔95％CI（信頼区間），0.76-0.84〕で，このモデルの予測能は証明された．PREMM$_{1,2}$にはMSIとIHCのデータ（Lynch症候群関連の結腸直腸癌，子宮内膜癌の鑑別に非常に有用，次項参照）は含まれていない．また現時点では*MSH6*変異のリスクは評価できない．このモデルで使われた既往歴と家族歴は，情報の収集および確認を1か所で統一したものではなく，発症者の遺伝子検査を依頼した多くの異なる医療専門職から提供された情報をそのまま使用している．それは医療専門職から報告された癌の診断名だけであり，癌に罹患していない近親者の情報は含まれていない．

　MMRproモデルは，報告されているミスマッチ修復（mismatch repair；MMR）遺伝子の変異率とMSI，IHC，遺伝子検査の感度および特異度から考え出されたもので，クリニックをベースにした226家系の279人において効果を証明された．この279人は，全員が癌専門クリニックに通院しており，（および/あるいは）家族性結腸直腸癌登録に参加し詳細な家族歴情報が得られた個人であった．このモデルは，結腸直腸癌と子宮内膜癌の既往歴と家族歴（第1度，第2度近親者），結腸直腸癌と子宮内膜癌の発症年齢，MSI，IHC，遺伝子検査の結果，そして第1度，第2度近親者全員の現在の年齢（癌の罹患にかかわらず）から構成されている．

　MMRproでは，入力されたデータとベイズ解析を用いて，個人の*MLH1*，*MSH2*，*MSH6*の生殖細胞変異率と，遺伝子検査の結果が確定的でなかった個人のLynch症候群のリスクを推定する．MMRproは，症状のない発端者が将来結腸直腸癌（および/あるい

は)子宮内膜癌に罹患する確率を計算することもできる．開発者らは，MSI と IHC を行っていない，または(腫瘍標本が得られない，癌患者ではないといった理由で) MSI と IHC を行えなかった個人に対して，遺伝子検査をいつ行ったらよいかを決める際に，MMRpro は特に有用であると述べている．さらに，最初の遺伝子検査が不確実または陰性の結果であったときに，いつ遺伝子検査を追加するかを医師が決める際にも MMRpro は役立つ．MMRpro は http://astor.som.jhmi.edu/BayesMendel/ または http://www4.utsouthwestern.edu/breasthealth/cagene/ からダウンロードできる．

MMRpro は，第1度，第2度近親者について癌の家族歴情報を完璧に入力できれば最も正確にリスクを予測できるが，データが欠けていても予測は可能である．有効サンプルを用いた検討では，一致指数 0.83（95% CI，0.78-0.88），観察値／予測値比率 0.94（95% CI，0.84-1.05）であり，開発者らは MMRpro の精度が高いことを報告している．しかし，このモデルの欠点として，高頻度の MSI と $MLH1$ 未染色を示すケースにおいて（MSI と IHC は Lynch 症候群の診断において特異度を上げる），$MLH1$ プロモーター領域のメチレーションに関するデータが含まれていないことがあげられる．さらに，MMRpro は現在入手可能な罹患率，浸透率，感度および特異度に関する文献情報に大きく依存している．開発者らが認めているように，特に MMR 遺伝子変異保持者のリスク予知に関しては，今後の研究の積み重ねにより MMRpro は変更されるかもしれない．

MMRpro と $PREMM_{1,2}$ はともにハイリスク患者〔癌専門クリニックの患者（および/あるいは）遺伝性結腸直腸癌登録の参加者，$MLH1$ と $MSH2$ の遺伝子検査を受けた患者〕に有用であった．これらのハイリスク患者は，専門のクリニックにおいて遺伝性癌の評価を受けている典型的な患者かもしれない．Lynch 症候群におけるすべての大腸癌または子宮内膜癌をスクリーニングするために，これらのモデルを一般人に適用するにはさらに研究が必要である．

Lynch 症候群のリスクがあり，遺伝子検査で Lynch 症候群に関する遺伝子変異を発見できそうな子宮内膜癌女性を同定するのに，家族歴が重要な手段であることは明らかである．しかし，構成員の少ない家系，家系内の癌の家族歴に関する情報不足，継父，養子縁組などのさまざまな事情により，家族歴情報は制限を受ける．家族歴からは，どの MMR 遺伝子の変異が最も疑われるかを知ることもできない．したがって，もし家族歴だけを基に Lynch 症候群の遺伝子検査を行うとなると，すべての MMR 遺伝子について全シークエンス解析と遺伝子再配列の解析を行わなくてはならない．これには多大な時間と出費がかかり，また不確実な結果に終わる可能性もある．

Lynch 症候群を同定するための腫瘍の MSI と IHC 解析の役割

遺伝性癌のなかでも Lynch 症候群はユニークな存在で，MMR 遺伝子の異常によりほかの遺伝性癌とは異なる分子上の特徴を示す．MMR 系の機能欠損は MSI 解析によって視覚化できる．マイクロサテライトとは短い DNA 配列の繰り返し（通常は1つまたは2つの塩基配列の繰り返し）である．MMR 機能が損なわれた腫瘍においては，これらの繰り返し配列の数が明らかに増えたり減ったりする．そして，ポリメラーゼ連鎖反応

表4 ミスマッチ修復遺伝子の不活化による免疫組織化学的染色結果

不活化した遺伝子	IHC結果（染色あり="＋"；染色なし="－"）			
	MLH1	MSH2	MSH6	PMS2
MLH1	－	＋	＋	－
MSH2	＋	－	－	＋
MSH6	＋	＋	－	＋
PMS2	＋	＋	＋	－

略語：IHC：免疫組織化学的染色.

　（polymerase chain reaction；PCR）を利用することで，正常組織と腫瘍組織におけるマイクロサテライトの繰り返し配列の長さの違いが検出できる．アメリカの国立癌研究所（National Cancer Institute；NCI）は，MSI解析を行うべき5つのマイクロサテライトに関するコンセンサスパネルを発表した[33]．それによると，5つのマイクロサテライトのうち2つ以上にMSIを認める腫瘍はMSI-high，MSIを全く認めない腫瘍はmicrosatellite stable（MS-stable），1つだけMSIを認める腫瘍はMSI-lowと分類される．しかし，これらの臨床的な意義ははっきりしていない．このコンセンサスパネルは大腸癌を対象としたものであるが，子宮内膜癌にも有効であることを指摘しておきたい．

　ところで，MSIを認めるすべての腫瘍がLynch症候群に含まれるわけではない．MSIは散発的に発生することもあり，それは主にMLH1プロモーター領域のエピジェネティック（epigenetic）な過剰メチル化による．全大腸癌の20%程度にMSIを認めるが，ほとんどがMLH1プロモーター領域の過剰メチル化によるものである[34]．同様に，全子宮内膜癌の29%程度にMSIを認めるが，これもほとんどがMLH1プロモーター領域の過剰メチル化によるものである[35]．MLH1プロモーター領域の過剰メチル化を検出する方法は発達しており，それによりMSIが散発的なものか，またはLynch症候群によるものかを区別することができる．

　腫瘍のIHC解析は，MMR遺伝子の異常によって腫瘍が発生したか，そしてどのMMR遺伝子が関与しているかを確認するのに有用である．MMR蛋白質はヘテロダイマーで機能するため，1つのMMR遺伝子の発現がなくなると，1つ以上のMMR蛋白質が未染となる．表4はMLH1，MSH2，MSH6，PMS2が不活化したときの予想される染色パターンの一覧である．これらの染色パターンは絶対的なものではなく，例外も起こりうる．IHC解析でMLH1の発現を認めなければ，プロモーター領域の過剰メチル化を調べるべきである．

　Lynch症候群の子宮内膜癌女性を同定するには，MSI/IHC/MLH1プロモーター領域の過剰メチル化の検査が効果的であることが示されている．Goodfellowら[35]らは子宮内膜癌441例のMSIを調べた．127例がMSI-highであったが，うち92例（72.4%）はMLH1プロモーター領域の過剰メチル化も認めたため，それらはLynch症候群ではなかった．MSI-highであり，かつMLH1プロモーター領域の過剰メチル化を認めなかった子宮内膜癌35例のうち，5例にMSH2の生殖細胞変異，7例にMSH6の生殖細胞変異が見つかった（MLH1変異は確認されなかった）．MSI-highでメチル化あり，MSI-low，またはMS-stableの子宮内膜癌では，MSH2またはMSH6の生殖細胞変異は同定されな

かった.

　Hampel ら[16]らは，無作為に選んだ子宮内膜癌 543 例の MSI を調べ，MSI-high を認めたすべての女性（118 人）について *MLH1*，*MSH2*，*MSH6* の生殖細胞変異を解析した．118 人中 9 人に，病因となる MMR 遺伝子変異が確認された．さらに，MS-stable の 1 例に IHC 解析で *MSH6* 異常を認め，その後 *MSH6* の生殖細胞変異が見つかった．この研究は，MSI と IHC による子宮内膜癌のスクリーニングが適正であることを証明している．ただし，MSI，IHC ともに Lynch 症候群を見逃すこともある．例えば，ミスセンス変異（missense mutation）により MMR 蛋白質は機能しなくなり，これは IHC 解析で検出できる．そのため，Lynch 症候群が強く疑われる患者には，MSI，IHC の両解析を行うことが望ましい．

　要約すると，MSI/IHC/*MLH1* プロモーター領域の過剰メチル化の検査は，Lynch 症候群の子宮内膜癌女性を同定するのに有効な手段である．生殖細胞変異を調べる前に IHC 解析を行うことで，最も関与が疑われる遺伝子を検査の標的とすることができる．MSI/IHC/*MLH1* プロモーター領域の過剰メチル化の検査は，設備の整った（分子病理学の）実験室で行うことができるが，サービスを提供している検査会社に依頼することもできる（www.genetests.org 参照）．遺伝子検査で陰性または意義不十分といった結果である場合，その結果を解釈するのに腫瘍の解析結果が重要となる．例えば，ある患者の子宮内膜癌が MSI-high を認め，IHC では MSH2 と MSH6 が未染であり，*MSH2* と *MSH6* の遺伝子検査で陰性または意義不十分といった結果であった場合，その患者には依然として Lynch 症候群の可能性が残っており，癌のリスクに関するカウンセリングを受けるべきである．一方 Lindor ら[36]らは，アムステルダムクライテリアを満たすものの，腫瘍の解析では MMR 異常を認めない家系を調べた．これらの家系では，MMR 異常を認める家系よりも結腸直腸癌の罹患率が低かった．それゆえ，これらの「家族性結腸直腸癌 X タイプ」の家系は Lynch 症候群とすべきではないと彼らは結論づけている．

　Lynch 症候群と子宮内膜癌に関する最近のコンセンサス会議で（私信），Lynch 症候群のリスクがある子宮内膜癌患者を同定するための臨床ガイドラインが提案された．同ガイドラインでは，以下のクライテリアを満たす子宮内膜癌〔50 歳未満で診断された，大腸癌とほかの Lynch 症候群関連癌の重複がある（同時性または異時性），大腸癌またはほかの Lynch 症候群関連癌に罹患した第 1 度近親者がいる〕には，IHC 解析をルーチンに行うとしている．IHC 解析で異常を認めた女性，または既往歴と家族歴から Lynch 症候群の疑いがある女性には，さらなる評価が必要である．大腸癌においては，MSI 解析を提案しているガイドラインがすでにある[33,37]．

Lynch 症候群のための遺伝子検査

　遺伝子検査は Lynch 症候群を診断するためのゴールドスタンダードである．*MLH1*，*MSH2*，または *MSH6* に病因となる明らかな変異が見つかれば，Lynch 症候群と診断することができる．発端者にこのような変異が確認されると，近親者はその変異部位のみを検査することで癌のリスクを予測できる．発端者における最初の遺伝子検査は高額

(〜1,000ドル/遺伝子)であるが，その後の近親者における特定の変異部位のみの遺伝子検査はより安価(300〜400ドル)である．アメリカでは，Lynch症候群の遺伝子検査を請け負う検査会社がいくつかある(www.genetests.org参照)．

前項(MSI/IHC解析について)で述べたように，現在臨床で利用可能な遺伝子検査には限界がある．Lynch症候群であることが明らかな人でも，遺伝子検査の結果が陰性であることもある．すなわち遺伝子検査の感度は100%ではない．臨床で利用可能な遺伝子検査の感度は年々改善されており，今後もこの傾向は続くであろう．最近の数年間で最も重要な技術革新は，遺伝子再配列の解析が加わったことである．通常これは，エクソン(exon)とそれに隣接するイントロン(intron)部分の直接シークエンスと同時に行われる．コンバージョン(conversion)解析のような方法を利用しないと，直接シークエンスでは(ヒトを含む)2倍体生物の遺伝子再配列を解析できない[38]．しかし，サザンブロット法やmultiplex ligation-dependent probe amplification (MLPA)法のような技術を用いることで，コンバージョン解析なしでも遺伝子再配列を解析できるようになった．現在，*MLH1*変異の約5%，*MSH2*変異の約20%は遺伝子再配列であると考えられている[39,40]．アメリカでは，*MSH2*のエクソン1〜6において特異的な欠失が同定されている[41]．したがって臨床的な遺伝子検査には，シークエンス解析と遺伝子再配列の解析をルーチンに含むべきである．

しかしながら，シークエンスと遺伝子再配列の技術を用いても遺伝子変異を見つけられないことがある．プロモーターやイントロン内では，すべてのシークエンスをルーチンに行うわけではないため，これらの領域内の変異は見逃されやすい．また，*PMS2*変異はLynch症候群のごく少数を占めるにすぎないが，現在*PMS2*の遺伝子検査が臨床で利用できないことは，MMR遺伝子検査全体にとって感度の限界となる．したがって，遺伝子変異が判明している家系で，予知を目的とした遺伝子検査を行った場合に限り，検査結果が陰性であることの解釈が可能である．機能的意義が不明であるミスセンス変異のように，検査結果が不確実な遺伝子上の変化も検出される．これらは，病的な意味のない遺伝子多型のこともあれば，病因となる遺伝子変異のこともある．現時点では，遺伝子上の変化を解釈するための標準的なエビデンスに関して，普遍的に受け入れられている基準はない．したがって，このような検査結果には限界があるか，あるいは臨床的に役に立たないものである．

家系内で最初に遺伝子検査を行った発端者について，陰性または意義が不明確な結果であった場合，それは確定的なものではなく，解釈に当たっては発端者の既往歴と家族歴を考慮すべきである．このようなケースでは，前述したようにMSI/IHC/*MLH1*プロモーター領域の過剰メチル化の検査が特に有用である．

Lynch症候群のための遺伝カウンセリング

遺伝カウンセリングは遺伝子検査の前後に行われるべきである．検査前後のカウンセリングの重要性とインフォームド・コンセントについて，アメリカ臨床癌学会はステートメントを出している[42]．遺伝子検査の結果は癌の予防や早期発見において強力な手段にな

りうるが，それは患者に提供された情報を利用する意思があり，それが可能で，かつ準備が整っているときに可能となる．

　検査前の遺伝カウンセリングでは，リスク評価，可能性のある結果に関してのガイダンス，そしてインフォームド・コンセントに焦点が当てられる．少なくとも3世代にわたる完全な家系図を作成することで，Lynch症候群の可能性についての正確なリスク評価だけでなく，家系内のどの範囲まで検査結果を利用できるかを，臨床家は患者に情報提供できる．リスク評価には，腫瘍の病理結果のような関連情報も加えるべきである．発端者の最初の遺伝子検査の結果には3通りの可能性（陽性，情報が十分ではない陰性，意義が不明確な多型）があること，そして各々の場合に患者と家系構成員にはどのような医学管理が勧められるかを，遺伝子検査を行う前に患者は知るべきである．検査前のカウンセリングでは，倫理的あるいは心理社会的な問題についても焦点を当てるべきである．これらは他章（⇒第19章）で述べられるが，検査結果を知った後の感情の変化，遺伝子による差別に対する不安，リスクのある家系構成員に検査結果を伝える方策，などである．これらすべてを話し合うことで，遺伝性癌の遺伝子検査を受けるかを決断するために，患者は必要な情報を得ることができる．

　検査後の遺伝カウンセリングでは，既往歴と家族歴に照らし合わせて，検査結果の解釈に焦点が当てられる．検査結果に基づき，患者が受けることのできるスクリーニングやリスクを低減するための手段について話し合われるべきである．患者は，彼らの結果をリスクのある家系構成員と共有することの重要性を知らされるとともに，そうするための家族レター（family letter）のような手段を提供されるべきである．

結論

　Lynch症候群である子宮内膜癌女性を同定することは，彼女たちだけでなくリスクのある近親者にとって，将来の医学的管理上必須のことである．癌の発症年齢，他癌の既往歴，癌の家族歴は，すべてがLynch症候群の重要な指標もしくは警鐘である．Lynch症候群の可能性がある子宮内膜癌女性を調べるに当たり，最初のステップは腫瘍のスクリーニング検査（MSI/IHC/*MLH1*プロモーター領域の過剰メチル化検査）である．その結果は，どの遺伝子に対して遺伝子検査を行うかを決定するのに役立つ．クライテリアを満たす全子宮内膜癌に対しては，免疫組織化学的染色によるスクリーニングをルーチンに行うことを考慮すべきである[37]．腫瘍の検査が行われていないケースの遺伝子検査についても検討すべきだが，陰性の結果の解釈に制限があることを十分に認識しておかねばならない．

症例報告 Case Report

　S. W. 氏は57歳の女性．最初は大量の性器出血でかかりつけ医を受診した．検査の結果は高分化型の乳頭状漿液性子宮内膜癌であった．子宮摘出術とステージング手術により，子宮内膜癌IIB期と診断された．その後，彼女は化学療法と放射線療法を受けた．

家族歴からはLynch症候群が疑われた．彼女の兄は39歳のときに右側の大腸癌と診断された．さらに彼女の父親は「腎臓癌」と診断されていたが，医学記録を見直したところ，腎盂の移行細胞癌であることが判明した．S. W. 氏は遺伝カウンセリングを受けるように勧められた．引き続いて彼女の腫瘍の検査が追加された．その結果，子宮内膜癌はマイクロサテライト不安定性（MSI）を高頻度に認め，免疫組織化学的染色（IHC）ではMSH2とMSH6が未染色であった．さらにMSH2の遺伝子検査が行われ，同遺伝子の生殖細胞変異が認められたことから，Lynch症候群の診断が確定した．自身の大腸癌リスクに応じて，S. W. 氏は年1回の大腸内視鏡検査を受けることを選択した．彼女が2人の子どもにLynch症候群の遺伝子変異を受け継ぐリスクが50%であることを伝えたところ，彼らは遺伝子検査を受けることを考慮中である．

銘記すべき点 Learning Points

- Lynch症候群女性では，子宮内膜癌がLynch症候群を発見するきっかけとなりうる．
- 大腸癌および/あるいは他のLynch症候群関連癌の家族歴を有する子宮内膜癌患者には，Lynch症候群の評価を考慮すべきである．
- 子宮内膜癌におけるミスマッチ修復（MMR）蛋白質の免疫組織化学的染色（IHC）により，Lynch症候群のリスク評価と，遺伝子検査を行う遺伝子を決めることができる．
- Lynch症候群の子宮内膜癌患者とリスクのある近親者は，ともに癌のリスクを低減する手段（より早期からの頻繁な大腸内視鏡検査など）の恩恵を受けることができる．

文献 References

1. National Cancer Institute. Endometrial cancer treatment (PDQ¨). Available at: http://www.cancer.gov/cancertopics/pdq/treatment/endometrial/healthprofessional. Accessed May 2007.
2. Ries LAG, Melbert D, Krapcho M, et al., eds. SEER Cancer Statistics Review, 1975–2004. Bethesda, MD: National Cancer Institute, 2007. Available at: http://seer.cancer.gov/csr/1975_2004/, based on November 2006 SEER data submission, posted to the SEER Web site, 2007.
3. Ries LAG, Eisner MP, Kosary CL, et al., eds. SEER Cancer Statistics Review, 1975–2002. Bethesda, MD: National Cancer Institute, 2005.
4. Brinton LA, Berman ML, Mortel R, et al. Reproductive, menstrual, and medical risk factors for endometrial cancer: results from a case-control study. Am J Obstet Gynecol 1992; 167(5):1317–1325.
5. Friberg E, Orsini N, Mantzoros CS, et al. Diabetes mellitus and risk of endometrial cancer: a meta-analysis. Diabetologia 2007; 50(7):1365–1374. [Epub 2007, May 3].
6. van Leeuwen FE, Benraadt J, Coebergh JW, et al. Risk of endometrial cancer after tamoxifen treatment of breast cancer. Lancet 1994; 343(8895):448–452.
7. Fisher B, Costantino JP, Redmond CK, et al. Endometrial cancer in tamoxifen-treated breast cancer patients: findings from the National Surgical Adjuvant Breast and Bowel Project (NSABP) B-14. J Natl Cancer Inst 1994; 86(7):527–537.
8. Ziel HK, Finkle WD. Increased risk of endometrial carcinoma among users of conjugated estrogens. N Engl J Med 1975; 293(23):1167–1170.
9. Jick SS, Walker AM, Jick H. Estrogens, progesterone, and endometrial cancer. Epidemiology 1993; 4(1):20–24.

10. The Cancer and Steroid Hormone Study of the Centers for Disease Control and the National Institute of Child Health and Human Development. Combination oral contraceptive use and the risk of endometrial cancer. JAMA 1987; 257(6):796–800.
11. Aarnio M, Sankila R, Pukkala E, et al. Cancer risk in mutation carriers of DNA-mismatch-repair genes. Int J Cancer 1999; 81(2):214–218.
12. Dunlop MG, Farrington SM, Carothers AD, et al. Cancer risk associated with germline DNA mismatch repair gene mutations. Hum Mol Genet 1997; 6(1):105–110.
13. GeneReviews, NIH. PTEN Hamartoma Tumor Syndrome (PHTS). Available at: http://www.genetests.org/query?dz=phts. Accessed May 2007.
14. GeneReviews, NIH. Peutz-Jeghers Syndrome. Available at: http://www.genetests.org/query?dz=pjs. Accessed May 2007.
15. Hakala T, Mecklin JP, Forss M, et al. Endometrial carcinoma in the cancer family syndrome. Cancer 1991; 68(7):1656–1659.
16. Hampel H, Frankel W, Panescu J, et al. Screening for Lynch syndrome (hereditary nonpolyposis colorectal cancer) among endometrial cancer patients. Cancer research 2006; 66(15):7810–7817.
17. Watson P, Vasen HF, Mecklin JP, et al. The risk of endometrial cancer in hereditary nonpolyposis colorectal cancer. Am J Med 1994; 96(6):516–520.
18. Vasen HF, Stormorken A, Menko FH, et al. MSH2 mutation carriers are at higher risk of cancer than MLH1 mutation carriers: a study of hereditary nonpolyposis colorectal cancer families. J Clin Oncol 2001; 19(20):4074–4080.
19. Hendriks YM, Wagner A, Morreau H, et al. Cancer risk in hereditary nonpolyposis colorectal cancer due to MSH6 mutations: impact on counseling and surveillance. Gastroenterology 2004; 127(1):17–25.
20. Lu K, et al. Gynecological malignancy as a "Sentinel Cancer" for women with HNPCC. Gynecol Oncol 2004; 92:421.
21. Berends MJ, Wu Y, Sijmons RH, et al. Toward new strategies to select young endometrial cancer patients for mismatch repair gene mutation analysis. J Clin Oncol 2003; 21(23):4364–4370.
22. Lu KH, Schorge JO, Rodabagh KJ, et al. Prospective determination of prevalence of Lynch syndrome in young women with endometrial cancer. J Clin Oncol 2007; 25(33):5158–5164. [Epub 2007 Oct 9].
23. Millar AL, Pal T, Madlensky L, et al. Mismatch repair gene defects contribute to the genetic basis of double primary cancers of the colorectum and endometrium. Hum Mol Genet 1999; 8(5):823–829.
24. Soliman PT, Slomovitz BM, Broaddus RR, et al. Synchronous primary cancers of the endometrium and ovary: a single institution review of 84 cases. Gynecol Oncol 2004; 94(2):456–462.
25. Soliman PT, Broaddus RR, Schmeler KM, et al. Women with synchronous primary cancers of the endometrium and ovary: do they have Lynch syndrome? J Clin Oncol 2005; 23(36):9344–9350.
26. Vasen HF, Mecklin JP, Khan PM, et al. The International Collaborative Group on Hereditary Non-Polyposis Colorectal Cancer (ICG-HNPCC). Dis Colon Rectum 1991; 34(5):424–425.
27. Vasen HF, Watson P, Mecklin JP, et al. New clinical criteria for hereditary non-polyposis colorectal cancer (HNPCC, Lynch syndrome) proposed by the International Collaborative group on HNPCC. Gastroenterology 1999; 116(6):1453–1456.
28. Balmana J, Stockwell DH, Steyerberg EW, et al. Prediction of MLH1 and MSH2 mutations in Lynch syndrome. JAMA 2006; 296(12):1469–1478.
29. Barnetson RA, Tenesa A, Farrington SM, et al. Identification and survival of carriers of mutations in DNA mismatch-repair genes in colon cancer. N Engl J Med 2006; 354(26):2751–2763.
30. Chen S, Wang W, Lee S, et al. Prediction of germline mutations and cancer risk in the Lynch syndrome. JAMA 2006; 296(12):1479–1487.

31. Lipton LR, Johnson V, Cummings C, et al. Refining the Amsterdam criteria and Bethesda guidelines: testing algorithms for the prediction of mismatch repair mutation status in the familial cancer clinic. J Clin Oncol 2004; 22(24):4934–4943.
32. Marroni F, Pastrello C, Benatti P, et al. A genetic model for determining MSH2 and MLH1 carrier probabilities based on family history and tumor microsatellite instability. Clin Genet 2006; 69(3):254–262.
33. Umar A, Boland CR, Terdiman JP, et al. Revised Bethesda Guidelines for hereditary nonpolyposis colorectal cancer (Lynch syndrome) and microsatellite instability. J Natl Cancer Inst 2004; 96(4):261–268.
34. Cunningham JM, Kim CY, Christensen ER, et al. The frequency of hereditary defective mismatch repair in a prospective series of unselected colorectal carcinomas. Am J Hum Gen 2001; 69(4):780–790.
35. Goodfellow PJ, Buttin BM, Herzog TJ, et al. Prevalence of defective DNA mismatch repair and MSH6 mutation in an unselected series of endometrial cancers. Proc Natl Acad Sci U S A 2003; 100(10):5908–5913.
36. Lindor NM, Rabe K, Petersen GM, et al. Lower cancer incidence in Amsterdam-I criteria families without mismatch repair deficiency: familial colorectal cancer type X. JAMA 2005; 293(16):1979–1985.
37. Rodriguez-Bigas MA, Boland CR, Hamilton SR, et al. A National Cancer Institute Workshop on Hereditary Nonpolyposis Colorectal Cancer Syndrome: meeting highlights and Bethesda guidelines. J Natl Cancer Inst 1997; 89(23):1758–1762.
38. Casey G, Lindor NM, Papadopoulos N, et al. Conversion analysis for mutation detection in MLH1 and MSH2 in patients with colorectal cancer. JAMA 2005; 293(7):799–809.
39. Charbonnier F, Olschwang S, Wang Q, et al. MSH2 in contrast to MLH1 and MSH6 is frequently inactivated by exonic and promoter rearrangements in hereditary nonpolyposis colorectal cancer. Cancer Res 2002; 62(3):848–853.
40. Wagner A, Barrows A, Wijnen JT, et al. Molecular analysis of hereditary nonpolyposis colorectal cancer in the United States: high mutation detection rate among clinically selected families and characterization of an American founder genomic deletion of the MSH2 gene. Am J Hum Gen 2003; 72(5):1088–1100.
41. Lynch HT, de la Chapelle A, Hampel H, et al. American founder mutation for Lynch syndrome. Prevalence estimates and implications. Cancer 2006; 106(2):448–452.
42. American Society of Clinical Oncology policy statement update: genetic testing for cancer susceptibility. J Clin Oncol 2003; 21(12):2397–2406.

> **Column** 子宮峡部癌と Lynch 症候群

本章では，Lynch 症候群のリスクを知るうえで，癌の発症年齢，既往歴，家族歴などが重要な指標であることが述べられている．最近，Lynch 症候群関連の子宮内膜癌を診断する指標として，「子宮峡部癌（子宮体下部癌）」が注目されている．子宮峡部癌は，子宮体部と頸部の間（峡部）に発症する子宮内膜癌の一種で，子宮内膜癌の数％を占める．内膜癌と頸部腺癌の中間の細胞性格をもち，体上部癌に比べて予後不良であるとされる．

M. D. アンダーソン癌センターからの報告[1]によると，子宮峡部癌 35 例中 10 例(29%)にミスマッチ修復(MMR)遺伝子の異常を認めた．この 10 例のうちアムステルダムクライテリア II を満たした子宮峡部癌 5 例は，すべて *MSH2* 遺伝子変異を有していた．これは子宮峡部癌と Lynch 症候群の関連を指摘した初めての報告である．子宮峡部癌に MMR 異常が高頻度に見つかった理由について，著者らは子宮体下部の上皮では MMR 異常が起こりやすいからではないかと推測している．しかし，分子生物学的機序はまだ解明されていない．Lynch 症候群では右側結腸に癌が多いことが知られている．大腸（結腸）や子宮（内膜）といった同一の臓器において，Lynch 症候群の癌が発症しやすい部位がある事実は興味深い．子宮峡部癌は各施設当たりの症例数が少ないため，今後は多施設から症例を登録するとともに，MMR 異常を含めた発癌メカニズムの解明が待たれる．

症例の登録に当たっては，子宮峡部癌患者の発症年齢，既往歴，家族歴といった情報が重要である．しかし，（子宮峡部癌に限ったことではないが）過去の子宮内膜癌患者において，これらの情報（特に家族歴）が不足または欠如していることを度々経験する．Lynch 症候群をはじめとする遺伝性癌の知見が増えるにつれ，家族歴情報が重要な役割を担う機会も増えてくる．婦人科腫瘍専門医あるいはそれを目指す医師は，家族歴の重要性を再認識するとともに，癌患者（特に子宮内膜癌と卵巣癌）の家族歴は"例外なく"聴取すべきである．

1. Westin SN, et al: Carcinoma of the lower uterine segment: a newly described association with Lynch syndrome. J Clin Oncol 2008, 26; 5965-5971.

（市川喜仁）

第18章

遺伝子検査の法的側面

Legal Aspects of Genetic Testings

Patrick M. Lynch, Kate M. Kraycirik

🔒 キーポイント　Key Points

- アメリカの連邦法および州法は，遺伝情報に基づく保険と雇用に関する差別からの保護を提供している．
- アメリカ医師会（AMA）とアメリカ臨床腫瘍学会（ASCO）は医師に患者が検査結果より得られる遺伝情報を家系構成員との間で分かち合うように勧めるよう提案している．
- 遺伝性の癌の検査と医療に関する臨床ガイドライン（CPGs）は発展してきている．医師は最新の提言にそって診療する必要がある．

はじめに

　本章では遺伝性の婦人科癌の遺伝子診断にかかわる法的問題に注目する．患者や医療従事者が遺伝子診断に際してもつ，最も顕著な心配は遺伝的差別の可能性である．筆者らは，健康保険と生命保険にかかわる現在の立法について調べる．さらに，医師の義務について，特に患者に遺伝性癌の易罹患性があるという検査結果があるときの，他の家系構成員に対する「警告の義務」について議論する．最後に，遺伝子検査の結果に基づいた標準的医療を，そしてリスクのある人への医学的管理を提供する義務について，医学的責任に比較して議論する．

遺伝的差別に関する立法

　遺伝性癌の遺伝子診断を行わない理由として，遺伝的差別のおそれが一般によく引き合いに出される．このおそれは職場での差別と同様に，生命保険と健康保険における差別を含んでいる．同様に差別へのおそれは個人を超えて家系構成員に対する差別のおそれへと広がる．複数の集団ベースの（population based）研究の結果では，患者は遺伝的差別を極端に心配し，このおそれは，遺伝子診断を受けるかどうかの判断において大きな影響を及ぼす[1〜3]．

アメリカの多くの州が，保険の加入拒否や個人を「査定」する根拠とするために，既存の遺伝的情報にアクセスしたり，遺伝子診断結果を利用することを禁止する立法を採用してきている[4]．2007年までに41州が保険会社による遺伝的差別から市民を守る法律を成立させ，32州が職場での差別を防止する法律を成立させてきている[5]．しかしながら，これらの州法は，遺伝情報の定義やプライバシーと守秘のガイドライン規定の表現において，それぞれ大きく異なっている．いくつかの州では家族歴を遺伝情報とみなすのに対し，他のいくつかの州では遺伝子診断の結果のみに定義を限定している[4,6]．遺伝情報が何により構成されるかという定義の欠落は説明解釈に大きな隙を残すことになっている．しかし，まだまだ少数の事例しか法廷に持ち込まれていないので，これらの新しい法律がどの程度有効な強制力をもつのか，はっきりしていない．

健康保険の携行と責任に関する法(Health Insurance Portability and Accountability Act；HIPAA)は，団体健康保険プランの加入者である人々に遺伝的差別に対するいくつかの保護を提供している．団体健康保険の一種である雇用型保険はアメリカでは最も一般的な形態の健康保険であるが，これは多様な個人的健康リスクと医療コストをもつ人々の大きな集団の加入により成り立っている．保険料はこの集団に対して算出され，加入者個人のリスクプロファイルによって個人的負担率が変わることはない[6]．HIPAAのもとでは，団体保険プランの加入者である個人に対し，保険加入拒否や保険の契約解除，そして個人の先在する状態(an individual's preexisting condition)[訳注1]により保険料を上げることに備えた保護が提供されている[4,9]．しかしながら，HIPAAは保険会社がその団体の1人の加入者の医療記録に基づいて，団体全体の保険料を上げたり，保証を拒否することを許可している．このように，この連邦法は限定された保護のみを提供しており，そしていまだ法廷において十分に明らかにされていない．私的(private)健康保険は生命保険と同様に，個人のリスクによってよりノルマを課す．典型的には，遺伝的素因をもっていることは加入拒否やより大きな保険料を負担させる根拠を構成するような先在する状態とみなされうる[6]．

ここ最近数年間に，遺伝的差別からの保護をより幅広くする連邦法を通そうとする努力がなされてきた．反対者たちは，そのような差別が今のところ脅威であるとする証拠はないとしてその連邦法は不必要であると主張した[7]．しかしながらその新法，2008年の遺伝情報差別禁止法(Genetic Information Nondiscrimination Act；GINA)は遺伝情報に基づいた健康保険と雇用の差別からの個人の保護を提供した．HIPAAとさまざまな州法がいくつかの保護を提供しているが，GINAは保険者が団体全体の保険料を上げる可能性を制限したり，私的(private)保険会社に遺伝情報を根拠に加入適格性や保険料の査定を行うことを禁止することにより，これら既存の保護を強化し広範にした[8]．GINAは雇用者が遺伝子検査を受けることを要請したり要求したりすることや，個人の遺伝情報を採用判断に用いることを禁止することにより，雇用差別からの保護を提供した．この連邦立法は遺伝的差別の問題に関する公衆の意識や社会的懸念の高まりを反映しているにもかかわらず，反対の声はいまだ存在する．

[訳注1]：「先在する状態」とは保険に加入しようとするものが，その時点ですでに発症している疾患やすでに明らかになっているリスクなどをいう．

生命保険会社は，もしある個人が彼らの知り得た遺伝情報に基づき，加入しようとする保険会社にはその情報を知られることなしに生命保険に加入できるようになるなら，不当に有利な立場におかれるようになる，と主張している．この主張は例えばBRCA遺伝子変異がある女性が100万ドルの死亡保険契約を得るようになるというような「逆選択」についてのものである[10,11]．その女性が，癌で自身が早世するリスクが高いと知っていて，もし保険会社がそれを知らなければ，その契約では標準的保険数理の原理に従っての保険料設定ができないことになる．保険会社は金銭的に損失を被るか，問題の個人により歪められた価格設定を埋め合わせるため，他の加入者からより多く徴収せねばならない．これらの同じ著者は，彼らが家族歴情報にアクセスしてきたのと同じように，特定の検査結果情報にもアクセスできるべきだと主張している[10]．とにかく，患者は健康保険差別を防止するいくつかの法律が存在するにもかかわらず，生命保険差別を防止する法律は存在しないことをカウンセリングで助言を得るべきである．

　遺伝情報に基づいた雇用差別も懸念されている．州法やHIPPAの序文は雇用差別に対するいくらかの保護を提供している．しかしながら保険差別と同様に，これらの法律がいまだ裁判で試されたことがないので，どういった保護を提供できるのか，正確に予測するのは困難である[12]．1995年に，雇用機会均等委員会（Equal Employment Opportunity Commission；EEOC）がアメリカ障害者保護法は「疾患や疾病その他の障害に関係する遺伝的情報」に基づく差別を受ける人への保護を提供するという声明を出した[12]．州法と同様に判例がないため，この声明が提供する保護は不確かなものである．

　インフォームド・コンセントの過程において，遺伝的差別の可能性について，患者との間で話し合われるべきである．興味深いことに，BRCA1遺伝子の発見以来の15年間に数千，数万の遺伝性癌の遺伝子検査が行われてきているが，筆者らの知るところでは遺伝性癌の遺伝子検査情報に基づいて健康保険を失った人がいるとの文献はない．むしろ臨床医は遺伝的差別に対するおそれが，患者が遺伝子検査を受けることを妨げていると指摘している．したがって，臨床医や遺伝カウンセラーは患者が遺伝子検査によりもたらされうる利益とリスクを比較考量するのを助けるために，患者の心配に適切に取り組む責任があり，もし明確な答えが存在しなくても，参考となる情報を得られる他のソースにたどり着けるよう紹介する．

医師の義務と責務

警告の義務

　遺伝性癌の遺伝子検査で患者が変異陽性の結果であるとき，医師が家族へ警告する義務に関しての議論に，倫理と法はともに貢献する．遺伝性癌の遺伝子検査で陽性の患者が，その情報を家族と共有したくないとき，臨床医は法的にも倫理的にもジレンマに陥る．Offitらは，血縁者に知らせるという「善行」の原則と，検査を受けた人がいつ，いかに個人の健康情報を開示するか決めるという「自律・自己決定」が，いかに直接にぶつかりあうかについて議論している．彼らは，注意深く行ったとしても患者の自律・自己決定を覆すことはパターナリスティック（paternalistic）であると結論し，医師は患者の守秘の権利

を覆すべきでないと勧めている[12].

　癌の遺伝的リスクを家族に警告する義務に関して，医師の責務を規定するのに判例は助けとなってきている．フロリダの判例 Pate v. Threkel では，判事は患者，この場合甲状腺髄様癌の患者に対して，警告し教育することは医師の義務に該当するが，家族に告知する必要はないと判断した[13,14]．しかしながら1996年に争われた Safer v. Estate of Pack の例では裁判所は医師の警告の義務の定義を拡大した．この例では大腸癌で死亡した家族性大腸ポリポーシス(familial adenomatous polyposis；FAP)患者の娘が，後に彼女自身も36歳で大腸癌を発症した[15]．彼女は，①医師には，遺伝的に伝達されうる体質により回避可能な害を被るリスクがあるとわかった人々に警告する義務があった，②医師の義務は患者の近親家族に対しても拡大する，そして，③医師はこれらの義務に違反した，と主張し父親の担当医であった医師の遺産に対し賠償請求を起こした．一審では請求は棄却されたが，ニュージャージー上訴審裁判所は，「医師の関心と義務は近親家族の関心以上に拡大されることがある」そして「診療にあたった医師には，子の健康状態を監視するように親に警告する明確な義務があった」として決定を覆した[15]．

　個人の生殖細胞変異が陽性という結果は，同じ病的変異をもつかもしれない家族に直接の医学的影響を及ぼすという点で，遺伝子検査の結果は医学的検査のなかでも特殊である．もし，臨床医が検査結果に関して家族に警告する責務を感じたとしても，患者が結果の開示を望まなければ，患者の秘密は守られねばならない．HIPAA の一部として1996年に成立した，個人同定可能な健康情報のプライバシーに関する規範(プライバシールール)のような厳格な法では，患者の個人的健康情報は保護される[12]．アメリカ医師会(American Medical Association；AMA)とアメリカ臨床腫瘍学会(American Society of Clinical Oncology；ASCO)のガイドラインでは，医師は患者に，家族への責任に見合うものとして遺伝的情報を共有することを奨励するべきであると勧めている[16,17]．

標準的医療を提供する義務

　この10年間でより普及した臨床ガイドライン(clinical practice guidelines；CPGs)は，標準的医療を知らせる助けとなる．しかしながら，アメリカでは標準的医療は専門家による専門的なものが基本であると解されている[18]．CPGs は遺伝カウンセリングと遺伝子検査による利益を得るかもしれない患者が誰かを明らかにするための助けとして存在する．癌易罹患性の遺伝的体質をもっている人を同定した後には，CPGs はまた，より集中的なスクリーニングや第1癌や第2癌の発症リスクに対しリスク低減手術により利益を得られるのは誰なのかを線引きするのにも役に立つ．

　アメリカでは，標準的規範を固守しそこなうことに基づく過失は，プロフェッショナルの責任問題として現実的な重大事である[18]．医師の医療過誤に関する責任を見極めるためには，4つの基本的な要素が立証されなければならない．それらは，損害，義務，過失，そして直接の因果関係である．これらはとにかく，すべて大変苦心して立証される[19]．ほとんどの例では損害は明らかに見出され，そして医師-患者関係(責任の根拠)は立証される．多くの例では，医療従事者が実際に過失を犯したかどうか，そしてもしそうならその過失が，見出された損害の主たる原因である(直接の原因)かどうかということ次

第である．

　ほとんどの他領域における不法行為の裁判での状況とは違い，医療過誤の例における過失は，伝統的に「標準的医療」の範囲により定義される．この最後の問題点はほとんどの例で軸となるようであり，疑わしい行為や，不作為が通常に習慣的に行われ続けているものかどうかについて専門家が意見を述べる．「通常に」，「習慣的に」または「普通に」かどうかの判断基準は医療者を守るのに十分なくらい，いくぶん低く設定されているとしばしば指摘されている．多くの原告たちが，医師たちは自身の標準をほとんど，または，全く外部の監督なしに自ら設定できるという点で，他と比べて独特であるという不平を主張する[20]．意見の相違，普及した医療の詳細を示すCPGs，そして果たしてそれがこの例で固守されたのかどうかという点に導かれ，判事と陪審員はその医師の行為を専門家に定義される標準で遡及して，判決に至らねばならない．

　遺伝性癌症候群では，適切で適時な遺伝カウンセリングや遺伝子検査への紹介のみならず，適切なスクリーニングと癌予防のリスク低減策を，強い家族歴をもった人や病的生殖細胞変異があるとわかっている人に提供することをも含む標準的医療を提供する義務が，判例により確立されている．2006年にシアトルタイムズ紙がワシントン州シアトルのメディカルセンターに対する医療過誤裁判について報じている．その裁判では，遺伝性乳癌・卵巣癌症候群と診断することを逸し，そしてリスク低減卵巣卵管摘出術を勧めなかったことで160万ドルの賠償と結審した[21]．その記事では，28歳と37歳で両側乳癌と診断されて生存した若年女性が，結局は43歳で卵巣癌により死亡したと報じている．この訴訟は2001年に結審したが，その記録は原告の申し立てにより封印された．したがってこの判決結果は，陪審員評決や示談の電子データベースには決して上がってはこない．

結論

　遺伝子検査は医療における比較的新しい技術的進歩だが，医療者と同様に患者も新しい課題に導く．患者の視点からは，健康保険を失う，生命保険に加入できない，そして雇用差別という形で現れる遺伝的差別を受ける理論的可能性は，遺伝性癌の検査結果に基づく差別の判例がなくとも，明らかな心配として残る．医師やその他の医療従事者にとっては，想定される遺伝子検査によるリスクと利益を患者が比較考量するのに十分なカウンセリングの重要性が強調されるべきである．加えて，患者の守秘を尊重しながらも，リスクのあるより多くの広範囲の家系構成員への情報開示を確立しようとすることについて，倫理的法的懸念の間でありうる相克が，医師にとっては課題として残る．最後に遺伝性癌の遺伝子診断と診療にかかわるCPGsは発展している．医学的法的視点からと患者への最善の医療提供のための両方から，臨床家は最新の臨床実施の勧告にそい続けなければならない．

医療従事者と患者のための情報源

・The National Conference of State Legislatures アメリカ州議会協議会．本ウェブサイトには遺伝的プライバシー，雇用，健康保険に関する州法の情報が含まれている．
　http://www.nscl.org/programs/health/genetics/charts.htm

・遺伝的プライバシー州法　2008年1月更新
http://www.nscl.org/programs/health/genetics/prt.htm.
・National Human Genome Research Institute, National Institutes of Health. Genome.gov. Genetic Discrimination. 本ウェブサイトには遺伝的差別や過去の遺伝的差別の報告，現在の立法に関連するさまざまなトピックへのリンクがある．
http://www.genome.gov/pfv.cfm?pageID = 10002077.

症例報告　Case Report

　J. K. 氏は41歳，女性で子宮内膜癌．彼女の家族歴は，母親が53歳時に大腸癌と診断されたという，限られているが明らかなものである．J. K. 氏は検査で *MSH2* に病的変異をもっていることがわかった．J. K. 氏は彼女の血縁の家族全員と仲たがいしており，彼女の遺伝子検査の結果を伝えるために彼らに接触することについて話したがらない．遺伝カウンセラーとのたくさんの話し合いの結果，家系構成員に匿名の手紙を送ることに決定した．

銘記すべき点　Learning Points

- 家族に遺伝子検査の結果情報について知らせるには多くの異なる方法がある．
- 医療従事者は励ましとカウンセリングを通じて，患者がこの重要な情報開示をすることに際して存在しうる障壁を乗り越えることを助けることができる．

文献　References

1. Lehmann LS Weeks JC, Klar N, et al. A population-based study of Ashkenazi Jewish women's attitudes toward genetic discrimination and BRCA 1/2 testing. Genet Med 2002; 4(5):346–352.
2. Sankar P. Genetic privacy. Annu Rev Med 2003; 54:393–407.
3. Peterson EA, Milliron KJ, Lewis KE, et al. Health insurance and discrimination concerns and BRCA1/2 testing in a clinic population. Cancer Epidemiol Biomarkers Prev 2002; 11(1):79–87.
4. Hall MA Rich SS. Laws restricting health insurers' use of genetic information: impact on genetic discrimination. Am J Hum Geneti 2000; 66:293–307.
5. genome.gov National Human Genome Research Institute NIoH. Genetic Discrimination. http://www.genome.gov/pfv.cfm?pageID=10002077. Accessed March 6, 2008.
6. Nowlan WJ. Ethics and genetics. N Engl J Med 2003; 349(19):1870–1872; author reply 1870–1872 (comment).
7. Code of Federal Regulations Title 45 Section 160.5105.
8. Hudson KL, Holohan MK, Collins FS. Keeping Pace with the Times-The Genetic Information Nondiscrimination Act of 2008. N Engl J Med 2008; 385(25):2661–2663.
9. Subramanian K, Lemaire J, Hershey JC, et al. Estimating adverse selection costs from genetic testing for breast and ovarian cancer: the case of life insurance. J Risk and Insurance 1999; 66:531–550.

10. MacDonald A. How will improved forecasts of individual lifetimes affect underwriting. Brit Actuarial J 1997; 3:1009–1025.
11. Rothenberg K, Fuller B, Rothstein M, et al. Genetic information and the workplace: legislative approaches and policy changes. Science 1997; 275(5307):1755–1757.
12. Offit K, Groeger E, Turner S, et al. The "duty to warn" a patient's family members about hereditary disease risks. JAMA 2004; 292(12):1469–1473.
13. Lindor NM, Petersen GM, Hadley DW, et al. Recommendations for the care of individuals with an inherited predisposition to Lynch syndrome: a systematic review. JAMA 2006; 296(12):1507–1517.
14. Trepanier A, Ahrens M, McKinnon W, et al. Genetic cancer risk assessment and counseling: recommendations of the national society of genetic counselors. J Genet Couns 2004; 13(2):83–114.
15. Lynch HT, Paulson J, Severin M, et al. Failure to diagnose hereditary colorectal cancer and its medicolegal implications: a hereditary nonpolyposis colorectal cancer case. Dis Colon Rectum 1999; 42(1):31–35.
16. American Society of Clinical Oncology policy statement update: genetic testing for cancer susceptibility. J Clin Oncol 2003; 21(12):2397–2406.
17. Burke W, Petersen G, Lynch P, et al. Recommendations for follow-up care of individuals with an inherited predisposition to cancer. I. Hereditary nonpolyposis colon cancer. Cancer Genetics Studies Consortium. JAMA 1997; 277(11):915–919.
18. Lynch PM. Standards of care in diagnosis and testing for hereditary colon cancer. Fam Cancer 2008; 7:65–72.
19. Mazur D. The shifting role of the jury in malpractice law and the diffusion of medical knowledge in the biomedical community. Med Decis Making 2002; 22:57–61.
20. Pelly JE, Newby L, Tito F et al Clinical practice guidelines before the law: sword or shield?. Med J Aust. 1998; 169:330–333.
21. Steve Miletich KA, Justin Mayo. Life or death question, but debate was hidden for years. Your Courts, Their Secrets. Available at: http://seattletimes.nwsource.com/html/your courtstheirsecrets/2003311951_virginiamason19m.html. Accessed January 3, 2008.

> **Column** 遺伝子検査のわが国における法的問題，諸状況

　本章では遺伝子検査の法的側面として，遺伝的差別から人々を保護する立法と，医療従事者が遺伝情報を家族に伝える責務や義務について，そして，最新のガイドラインなどに基づいた標準的医療を提供する義務について述べている．

　わが国においては，遺伝的差別に関してその防止を講ずる法律は現在のところ存在せず，立法府でもいまだ議論されていない．しかしながら，アメリカで本文中に紹介されているHIPPAやGINAが制定されるに至った社会的背景には，わが国とはいささかの相違があることに留意されたい．アメリカは転職が常の社会で，健康保険が個人契約であるか，または就職先の団体保険を渡り歩くという点が，わが国における国民皆保険制度とは著しく異なる．慢性疾患や癌の遺伝的素因をもった人が転職時に新しい就職先の団体保険に加入できず健康保険を失ってしまう，場合によっては就職差別になるということがありえたので，この差別を防止する法整備が求められたのである．わが国では現行の制度が守られる限り，健康保険を失ってしまうことはないが，就職差別に関してはカウンセリングでの配慮や法整備が必要となる可能性がある．就職時に健康状態や持病の有無，罹患歴を尋ねたり，健康診断を行うことは一般的に行われており，特に終身雇用制が崩れて転職が広まる昨今では，遺伝子診断の普及に伴い法整備が求められるようになる可能性を否定はできない．

　生命保険においてはわが国ではさらにアメリカと状況が異なる．アメリカでは生命保険契約金額の2/3を年金保険が占めており，これは中間層以下まで普及している．これに対し死亡保険は1/3にすぎず，しかもこれは一部富裕層の相続税対策というのが主な目的である．わが国での生命保険は死亡保険が主で，これは公的な遺族年金システムが充実していないことを補う社会的役割を果たしている．特にわが国の生命保険は欧米とは異なり，加入時にリスク情報として家族の疾患歴を尋ねないことで，約90％の世帯加入率を実現してきている．家族歴という基本的遺伝情報にアクセスすることを放棄することで，より大きな市場を得ることを実現してきたという事実に鑑みれば，遺伝子診断結果を加入に際して用いる妥当性はないと訳者は考えている．逆選択の問題に関しては，死亡保険では加入者の死による家族の損失補てんの範囲を明らかに超える契約を受けない，という今や常識的に行われている対策で十分である．これに対し疾病医療特約や癌保険などの第三分野保険は損失補てん型になっていないため逆選択の可能性はありうるが，これは遺伝情報による逆選択に限らず，この保険商品がもともともっている構造的リスクである[1]．家族歴があって遺伝的リスクを心配する人は，遺伝カウンセリングの受診や遺伝子診断の前に，必要な分の保険には加入しておくべきであろう．

　わが国では遺伝子検査の結果や遺伝情報の家族への開示に関しては，家族性腫瘍学会が「家族性腫瘍における遺伝子診断の研究とこれを応用した診療に関するガイドライン2000年版」において「遺伝子検査の説明を行う際には，遺伝子は親から子へ受け継がれていくため遺伝子変異の存在が血縁者全体に関係することを，被検者に対し十分に説明しなければならない．さらに，検査，診断の結果，将来の疾患の発症につながる可能性のある遺伝子変異があると被検者が知った場合，被検者は，他の血縁者が一定の確率でその遺伝子変異をもっていることをそれらの人々が拒否しない限り分け隔てなく知らせる手段を講じるべきであることを，検査前の説明として明示しなければならない」と記載している．しかしながら医師や医療従事者が遺伝情報を家族に対して直接に伝える義務や責務について記載しているガイドラインなどはなく，またこれに関係した判例なども見当たらない．

遺伝的リスクに関係して最も近いものは，平成17年に東京高裁で結審した乳児期発症の伴性劣性遺伝性疾患の判例である．担当医はその親から患児の診察時に次子での再発率について尋ねられたが，実際には男子において1/2の再発率であるにもかかわらず，「兄弟に出ることはまずありません」との説明をした．5年後に出生した次々子が同疾患を発症したため訴訟となり，控訴審で東京高裁は介護費用として約4,800万円を両親の損害として認め，原告被告双方よりの上告を棄却し判決が確定した．裁判所は次子再発率に関しては，患児の担当医としての診療のなかであるので，説明を行う診療契約上の義務を負っていたということはできないとした．しかしながら，説明する以上は正確な情報を提供したり，正式の診療契約を結ぶ遺伝カウンセリングによる方法を教示すべきであったとして不法行為と認定した[2]．

　わが国では遺伝性癌症候群の疾患概念そのものが医療従事者の間でいまだ普及しているとは言い難く，アメリカに比べ実診療も大幅に遅れていると言わざるをえない．診療ガイドラインも海外の一部のものが翻訳紹介されているにすぎず，標準的医療に資するものとして提供される，わが国でのデータや医療文化や慣習にそったCPGsが待たれるところである．医学的にはすでに研究解明されている遺伝的リスクに対処できなかった，という損害や遺恨が裁判所に持ち込まれ，海外のCPGsを参考に訴訟が争われるなどという事態はぜひとも避けたいものである．

1. 権藤延久：がんの遺伝子診断と生命保険．家族性腫瘍 2009; 9: 30-33.
2. http://www.medsafe.net/contents/hanketsu/hanketsu_0_165.html.

（権藤延久）

第19章

遺伝性婦人科癌における遺伝カウンセリングと遺伝子検査の心理的影響

Psychological Impact of Genetic Counseling and Testing for Hereditary Gynecologic Cancers

Susan K. Peterson

キーポイント Key Points

- 遺伝子検査後の1年間に，多くの変異保持者は，臨床的に明らかな心理的苦悩を示さないことが研究で報告された．しかし，長期的影響についてはさらなる研究が必要である．
- 不安やうつ傾向にある患者群では，遺伝カウンセリングや遺伝子検査の実施中や実施後に高いレベルの苦悩を体験するかもしれない．プロセスにおける適切なカウンセリングとサポートが有効であろう．
- 遺伝カウンセリング概要の報告書や情報提供用の小冊子のようなコミュニケーションツールは，遺伝子変異保持者が家系構成員に検査結果を伝えるのに役立つだろう．

はじめに

　婦人科癌のリスクを増大する遺伝性腫瘍症候群で第1にあげられるのは，遺伝性乳癌・卵巣癌症候群(hereditary breast-ovarian cancer syndrome；HBOC)とLynch症候群/遺伝性非ポリポーシス大腸癌(hereditary nonpolyposis colorectal cancer；HNPCC)である．およそ，子宮癌の5%と卵巣癌の10%が遺伝的素因によると推察される．これらの症候群に関する生殖細胞変異が，HBOCでは$BRCA1$と$BRCA2$に，Lynch症候群ではミスマッチ修復(mismatch repair；MMR)遺伝子($hMLH1$, $hMSH2$, $hMSH6$, $PMS2$)に明らかになった．遺伝子検査により，これらの遺伝子変異を有し，実際に一般よりも高い確率で子宮癌や卵巣癌を発症するリスクをもつ女性を，医療従事者は特定することができる．遺伝子検査の第1の利益は，これらのハイリスクの人々に対して癌のリスク低減とリスクマネジメントに焦点を当てた選択肢を提示することができることである．

　10年以上前にHBOCとLynch症候群の遺伝子検査が臨床的に有用となってから，心理学的研究は，遺伝子検査に関する個人の動機や意思決定，遺伝的リスクの開示による心理的影響，家族や個人的な関係性における影響，リスク減少のための選択肢(スクリーニング，リスク低減手術，化学予防など)を実施するのに影響する要因に焦点が当てられてきた．この章では，HBOCとLynch症候群に関するこれらの話題の関連文献と臨床への影

響を取り上げる．スクリーニングあるいはリスク低減手術に関する意思決定を評価する研究を除くと，多くの研究が，この2つの症候群に関連する婦人科癌に関してはっきりした結果を報告していないことに注目することは重要である．BRCA1/BRCA2遺伝子検査に関する心理社会的研究の参加者の多くは女性であるが，Lynch症候群ではほとんどが男性と女性を含んでいる．しかしながら，これらの研究結果から，なぜ人々は遺伝カウンセリングや遺伝子検査を求めるのか，そこから何を得たいのか，検査結果にどのように対処し，その情報を癌予防と治療の意思決定に統合するのか，臨床家は理解することができる．

遺伝性乳癌・卵巣癌とLynch症候群の遺伝カウンセリングと遺伝子検査の活用

遺伝的な癌の易罹患性に関する遺伝子検査の意思決定は複雑であり，医学的，心理学的，社会的要因により影響されるかもしれない[1]．遺伝カウンセリングと遺伝子検査は，多段階のプロセスであり，カウンセリングを求めるかどうか，遺伝子変異の検査を受けるかどうか，検査結果を受け取るかどうかといった意思決定のポイントを含む．遺伝子検査結果の開示に引き続き，それぞれが，その結果を家族や医療従事者と共有するか否か，スクリーニングやリスク低減手術，化学予防を実施するか否か，あるいはいつするのかといった意思決定に直面する．

数多くの研究が実施され，BRCA1/BRCA2とLynch症候群に関連する遺伝カウンセリングと遺伝子検査を活用する割合が調査され，遺伝子検査を行う人口統計学的，臨床的，心理社会的な予測因子が特定された．ほとんどの研究は，家族性腫瘍登録や癌の遺伝クリニックや癌クリニックのような臨床から参加者を募っており，多くの研究でプロトコールの一部として，無料の遺伝カウンセリングと遺伝子検査を提供していた[2〜6]．しかしながら，対象の抽出方法や募集方法を含む研究方法が異なるため，研究間で活用割合を比較することは困難である[2]．遺伝カウンセリングと遺伝子検査のプロセスにおいて脱落ポイントが多くあり，活用割合を調査する標準的方法論は欠如している[7]．

BRCA1/BRCA2遺伝子変異の遺伝子検査

BRCA1/BRCA2遺伝子変異の遺伝子検査の実施率は大きく異なっていた．遺伝子検査を受けた割合を報告した研究のシステマティックレビューでは，実施率が20〜96%まで分布しており，すべての研究の平均実施率は59%であった[2]．多変量解析の結果は，遺伝子検査の実施が，個人あるいは家族の乳癌または卵巣癌の病歴があることに関連することを示し[2]，その後の研究によっても支持されている[8]．研究対象の便宜的抽出や，臨床からの募集など，研究方法の特徴も検査の実施に大いに関連していた[2]．癌に特有な苦悩の有無や，乳癌・卵巣癌の発症リスクの認知を含む，心理社会的要因もBRCA1/BRCA2遺伝子検査の実施に有意な関連を示した[8,9]．子どもがいたり，血縁者に多くの癌患者がいたりすることも検査の実施に強い関連を示した．しかし，年齢や教育レベルなどその他の人口統計学的特徴と検査の実施には明らかな関連はなかった[1,9〜13]．

遺伝子検査を拒否する人の特徴については，あまり明らかにされていない．その理由の1つとして，検査を拒否した人は研究にも参加したがらず，そのような人々に接触することが難しかったことが理由としてあげられる．BRCA1/BRCA2遺伝子検査を拒否した人の限られたデータからは，検査を受け入れた人と比較して，男性，未婚，子どもがいない，若い，癌に罹患した血縁者が少ないという傾向が示唆された[11, 14, 15]．BRCA1/BRCA2遺伝子検査を実施した人に比べて，拒否した人は癌に対する不安のレベルが低く[11]，家族関係において肯定的な変化が報告される傾向にあった[16]．それにもかかわらず，遺伝子検査を拒否するという意思決定は，検査結果を得ることによる潜在的な悪影響，特に自分自身あるいは子どもの健康に対する心配と，仕事あるいは生命保険における差別への懸念によって左右される[11]．BRCA1/BRCA2遺伝子検査を拒否した人の長期的な心理的影響に関するデータはあまりない．変異保持者，非保持者，そして検査を拒否した人，327人を対象とした前方視的研究では，検査を拒否した人は高いリスクで苦悩を経験するかもしれないということが示唆された．この研究では，検査を拒否した人の抑うつの割合は，基準値（検査前）では26％であったものが，1か月と6か月の追跡調査時には47％まで増加し，変異保持者，非保持者では，変化しないか，あるいは減少していた[14]．

■Lynch症候群に関連する遺伝子変異の遺伝子検査

Lynch症候群に関連する遺伝子変異の遺伝子検査の実施率は，14〜59％の範囲であった[4, 5, 17, 18]．実施率は広範囲に分布し，カウンセリングと検査にかかわる，費用，検査の特性，その前後の状況などの要素が意思決定に影響したかもしれないということを示唆する．例えば，研究プロトコールの一部として，無料の遺伝カウンセリングと検査が行われた研究では，実施率が最も高い傾向（36〜59％）がみられた[3〜5, 18, 19]．

Lynch症候群の易罹患性遺伝子検査の実施は，癌の罹患歴があり，癌に罹患した血縁者の数が多く，大腸癌発症に対するリスクを高く見積もり，より頻繁に大腸癌のことを考える，といったことに関連している[3〜5, 18]．検査を実施した人は拒否した人と比べて，雇用されており，教育レベルが高い傾向にあったが，男女差はなかった[3, 5, 18]．Lynch症候群に関連する癌のリスクに関して学ぶ遺伝カウンセリングへの参加も，より高い社会的サポートの知覚[20]と，検査結果が家族に有用であるという信念により，その人自身の変異の状態について知りたいと動機づけられていること[6]に関連していた．

Lynch症候群の遺伝子検査を拒否する人々の特性についてはほとんどわかっていないが，拒否した人々は，抑うつ症状があり，大腸癌検診の経験がなく，変異陽性の検査結果にうまく対処するための能力が低いと認知している，という傾向がみられた[3, 5]．遺伝カウンセリングあるいは遺伝子検査を求めない理由として，潜在する保険差別に関する心配，遺伝子検査が家族にどのように影響するのかといった心配，遺伝子結果に対する感情的な反応に対する心配があげられた[4]．

すなわち，研究では，臨床的要因（自身の癌罹患歴，あるいは，多くの癌に罹患した血縁者）が，心理的要因（癌発症リスクに対する高い認知，癌に関する高い苦悩や懸念）と同様に，BRCA1/BRCA2とLynch症候群に関連する遺伝子検査を受ける意思決定に一貫して明らかに関連していることが示された．遺伝カウンセリングと遺伝子検査を受けると

いう意思決定は，癌と診断された理由や家系構成員の癌発症リスクに関する知識を得ることへの強い動機づけを反映するかもしれない[1]．これらの結果は，癌に関連する苦悩や保証されていないという感覚を減少させるために遺伝子検査を受けるかもしれないということを示唆している．さらに，何らかの懸念により検査を拒否するという意思決定に至るのかもしれないが，拒否した人々は遺伝カウンセラーや医療従事者との接触が保たれず，これらの意思決定に対する長期的結果はあまり明らかにされていない．

　遺伝子検査を受けるという意思決定の複雑さから，研究者は遺伝的癌のリスクと遺伝子検査に関する教育と意思決定を容易にするために革新的な戦略を試み始めた．個人に合わせた小冊子や，対話的なコンピュータ技術まで，さまざまな様式を用いた意思決定の支援用具が開発された[21~26]．無作為試験では，カウンセリングと検査のプロセスに支援用具を用いることにより，知識とリスク認知の正確さが向上し，価値の明確化を促進し，意思決定の葛藤を抑え，使用により心配や苦悩を引き起こさないことが示された[21, 23, 26]．コンピュータベースの意思決定の支援用具も，カウンセラーやその他の医療従事者がより少ない時間で事実に関する情報を提供し，より多くの時間を個人のリスクや心理社会的関心事に費やすことを可能にすることにより，遺伝カウンセリングの質と有効性を高めた[27]．これらの研究結果は，遺伝カウンセラーや他の遺伝専門家へのアクセスが限られるプライマリケアの領域に遺伝子検査が，移行していったときに，意思決定の支援用具が標準的なカウンセリングと教育に有用な補助的手段となりえるかもしれないことを示す．

遺伝カウンセリングと遺伝子検査による心理的影響

　遺伝性の癌のリスクに対する臨床的な遺伝子検査が最初に利用可能になったとき，第1の関心となったのは，カウンセリングと検査を実施したことにより，心理的不利益を被るのかどうか，あるいはどのような人に不利益があるのかということであった．また，臨床医と研究者は，カウンセリングと検査のプロセスにおける心理的サポートの特定の必要性を明らかにするために，否定的な影響を経験して最も傷つきやすい人々を特徴づけようとした．研究は，カウンセリング前後，変異結果の開示後のさまざまな時期における，心理学的な苦悩（一般的苦悩，抑うつ，不安，そして癌特有の心配や苦悩）について調査し，変異陽性，変異陰性，あるいは決定的ではないはっきりしない結果という状況における反応を詳細に描写している．これまでの研究の多くは，未発症者の心理的影響に焦点が当てられているが，すでに癌と診断された人を対象とした研究もわずかにある．

BRCA1/BRCA2 検査

　未発症の女性について *BRCA1/BRCA2* 遺伝子検査後の心理学的反応（不安，抑うつ，一般的苦悩，癌特有の苦悩）を調査する研究の最近のレビューでは，通常，変異保持者が結果開示後の1年間に特別な不利益を被ることはなく，非保持者は検査によって心理的利益を得ることがある[1]．非保持者では，心理学的な結果測定の平均スコアが向上したか，変化しなかったことが研究で示された[12, 28~30]．ほとんどの研究で，変異結果の開示後の非保持者の苦悩は，ベースラインから変化がない[12, 28, 30, 31]か，短期間において増加す

る[29,32,33]ことを示した．これらの研究で，測定される心理学的苦悩が，全般的に臨床的に有意なレベルに達することなく，通常は標準範囲内に収まっていたことは注目すべき点である．BRCA1/BRCA2 の変異検査に対する長期の心理学的影響に関するデータは限られている．結果開示後5年に至るまでの不安や苦悩を調査した研究では，開示後1年間の苦悩のレベルは，変異保持者と非保持者の間に差は生じなかった[34]．しかし，心配と抑うつは追跡した1〜5年で増加し，長期にわたる苦悩は，検査時点における癌特有の苦悩，幼い子どもがいること，乳癌か卵巣癌で親族を失ったこと，などの存在に関連していた[34]．また，変異保持者の大部分は，追跡期間にリスク低減手術を受けており，そのことが苦悩に関する結果を混乱させた可能性がある[1]．これらの結果は，変異保持者の告知により，心理学的苦悩に明らかな影響を与えることがないことを示唆する．しかし，さらなる遺伝子検査の長期的影響を探究するための心理社会学的研究が必要である．

　ほとんどの研究は，BRCA1/BRCA2 遺伝子検査を受けた癌未発症の女性の心理学的な結果に焦点を合わせており，すでに癌を罹患した女性の検査に関する経験に焦点を当てたものは数少なく，すでに癌と診断された経験があるので遺伝的リスクの告知の影響は小さくなると推定されていたからかもしれない．ところが，癌に罹患した変異保持者を対象としたいくつかの研究結果は，多少異なった報告をしている．癌に罹患した変異保持者の結果開示後の苦悩のレベルは変化がみられないことが多い[12,30,35]が，ある研究では，健康状態の著しい低下を認め，特に1年以内に癌の診断を受けた人にその傾向がみられた[32]．実際に，癌に罹患した女性は，変異陽性の結果報告に対する自身の感情的反応を過小評価するのかもしれない．それらは次第に苦悩を悪化させる可能性がある．Dorval らによる研究[36]は，癌に罹患した BRCA1 変異保持者は，結果開示後に予期したより高いレベルの怒りと心配を経験し，結果開示後の苦悩に対する過小評価は，6か月後の追跡調査における高いレベルの一般的苦悩に関連していることを示した．検査のプロトコールでは，癌に罹患した人から遺伝子変異の検査をするよう指示するので，家族のなかで変異保持者として特定される最初の人となることは，さらなる心理的負担を与えるのかもしれない[37]．

　意味がはっきりしない（偽陰性）遺伝子検査の結果を受け取ることへの影響を示す比較的限られたデータでは，真に陰性の結果を得た場合に苦悩が減少するという経験とは異なるかもしれないことを示唆する[30]．決定的ではない結果の意味を理解することは困難で，それらの意味を正確に親族に伝えることは難しいであろう[38〜40]．

▌Lynch 症候群

　Lynch 症候群に関連する遺伝子変異の保持者の遺伝子検査後の心理社会的影響に関する長期的追跡では，遺伝子検査結果の開示直前（2週間〜1か月程度）に行った検査前の査定と比較して，一般的な苦悩[41,42]，癌特有の苦悩[43]，あるいは，癌の心配[42]が変異保持者では増大するかもしれないことを示した．変異保持者の苦悩は，非保持者の苦悩と比較して，有意に高くなっていた[41〜44]．しかし，ほとんどの場合，苦悩は短期間で，変異保持者の苦悩のレベルは，検査結果開示後1年以内に収まり[41,42]，1年後には検査前の苦悩レベルと差がなかった[43,44]．これらの研究結果から，非保持者は検査結果開示後1年において，苦悩が減少，もしくは変化しなかったので，非保持者では検査による心理的利益

が得られるかもしれないことが示唆された[41〜44]．変異結果の通知後1年を超える，HNPCCの遺伝カウンセリングと遺伝子検査の心理的影響についてはあまりわかっていない．ある研究では，遺伝子変異の結果開示後3年間は心理的影響があると評価した[44]．変異保持者も非保持者も，抑うつ，不安，癌特有の苦悩の3年間の平均値は，1つの例外を除き，遺伝子検査前の値と同様であった．非保持者の癌特有の苦悩の値は検査後に減少を維持し，ベースラインの値や保持者の検査後1年の値と比較して有意に低くなっており，検査後3年間は同様の傾向がみられた．

検査を受ける前に一般的な苦悩，あるいは，癌特有の苦悩が比較的高い値を示す集団は，検査結果開示後に心理的苦悩を生じるハイリスク集団となるかもしれない[6, 42, 45〜47]．遺伝子検査のために採血した大腸癌患者において，高いレベルの抑うつ症状や不安症状を示したのは，女性，若年者，非白人であり，同様に，正規の教育歴が少なく，社会的支援が少なく満足でない人々であった[47]．同じ母集団から，心理的苦悩のレベルが高く，QOL（生活の質）や社会的サポートが低い集団が確認された．さらにこの集団は，HNPCCの変異保持者であることがわかることや，検査結果を知り対処することができるかについて，心配する傾向にあった[20]．大腸癌患者とHNPCCの遺伝子変異保持のリスクのある血縁者の双方について検査結果の開示後の心理的影響を評価した追跡調査の報告では，同様の心理社会的特徴をもつ集団では，遺伝子変異の状態に関係なく，1年以内により高いレベルの一般的な苦悩と遺伝子検査を受けることに特有の苦悩を経験した．非白人，低学歴の非白人は，白人，高学歴の白人と比較して，どの時点においても抑うつと不安のレベルが高くなっていた[42]．他の研究では，大うつ病やうつ病の既往がある，癌特有の苦悩が検査前に高い，癌に罹患した第1度近親者の数が多い，悲嘆反応が激しい，病気関連の感情的表現が激しい，といったことが遺伝子検査結果開示後の1〜6か月の期間において苦悩が高いことの予測因子であることを明らかにした[46, 48]．この領域におけるさらなる研究が必要であり，事例研究では，心理的苦悩を経験する可能性のある人々を特定し，遺伝カウンセリングと遺伝子検査のプロセスにおいて精神的サポートとフォローアップを提供することの重要性が示されている[49]．

遺伝子検査と癌の遺伝的リスクに関する家族コミュニケーション

癌の遺伝子検査の結果は，検査を受けた個人と同様に，血縁者にも情報を提供する．そして，検査を受けた人（特に指標となる事例や，家系のなかで最初に検査を受けた人）は家系のなかの情報管理者となる[50]．家系内における遺伝的リスクの情報についてのコミュニケーションは，たいてい医療従事者ではなく家系構成員の責任によるところが大きい．アメリカ臨床腫瘍学会（American Society of Clinical Oncology；ASCO）は，遺伝性の癌の易罹患性検査を受ける人に対して，家系構成員に検査結果を伝える重要性について，医療従事者が教育することを勧告してきた（ASCO 2003）．結果開示後の2, 3週以内に，少なくとも数人の親族と遺伝子検査の結果を進んで共有していることを研究が一貫して示していることに注目するように促している[51〜53]．だいたいは，コミュニケーションは遠くの親類より第1度近親者（例えば兄弟・姉妹，子どもたち）から行われる[51〜53]．遺伝的リ

スクの情報を共有する動機は，他の家系構成員を助けるという道徳的義務と責務，および健康管理の選択肢と将来を予測する遺伝子検査について，家族に気づいてほしいという強い願いである[51,52]．

遺伝的リスクについてのコミュニケーションは，ほとんどの研究参加者がオープンなプロセスとして認めているが，そうすることへの障壁も報告された．親族に知らせない理由には，親しい関係性の不足と付き合いの不足があげられる．実際，関係性の近さよりはむしろ感情的な近さが，リスクのコミュニケーションの程度の重要な決定要素であるようだった．結果の開示があまり行われないのは，変異保持の可能性がある人が情報を知るにはあまりに若い(すなわち子ども)場合，遺伝性の癌のリスクに関する情報が以前に家族間の対立を引き起こした場合[52]，あるいは，検査に関する情報に無関心であると見受けられた場合[51]，であった．特に悪い知らせの開示を必要とするような場合は，過去の対立が遺伝性癌のリスクに関する話し合いを阻害するものであった[52]．

場合によって，発端者は，家系構成員に遺伝性の癌のリスクを知らせる義務があると感じ[52]，しばしば，家系構成員が家系内の遺伝子の変異に関して遺伝カウンセリングと遺伝子検査を受けることを奨励する最も強力な擁護者となった[53]．性別と家族内の役割の違いも，遺伝性癌のリスク情報の浸透に関して現れた．ある研究は，男性より女性の発端者のほうが遺伝情報をより気楽に話し合い，男性の発端者は家族のコミュニケーションプロセスに専門家サポートの必要性が高いことが示されたと報告した[51]．女性のBRCA1/BRCA2変異保持者は，遺伝子変異の遺伝が父系によるものであれば，あるいは，父系に癌の罹患歴があれば，遺伝子検査の結果について父親や兄弟に知らせるようである[54]．特に母親は健康リスクの情報を伝えることに関する家族のネットワークの有力なメンバーとなりえる[55]．そして，BRCA1/BRCA2またはLynch症候群の突然変異の結果に関するコミュニケーションによりかかわりやすい[54]．ハイリスクの家系の両親は，遺伝子の検査結果について未成年の子どもたちに情報を伝えることがある．そして，このコミュニケーションは，より年長者の子どもたちと，よりオープンなコミュニケーションスタイルを好む家族で行われるようだった[56,57]．変異陰性の人や，検査を受けないことを選択した人，変異保持の可能性のある者の配偶者は，遺伝子検査を受けた発端者やリスクのある人と比較して，リスクのコミュニケーションプロセスに自分自身が関与していると感じないと報告した[53]．癌関連の話し合いをより気軽によりオープンにできる家族が，遺伝的リスクに関する情報をより受け入れやすく，容認するかもしれないことを示唆した[52]．

コミュニケーションのいろいろな方法〔例えば，対面で，あるいは電話で，あるいは書面(written contact)での連絡〕が，家族内で遺伝子のリスク情報を開示するのに用いられるだろう[51〜53]．ある研究では，遺伝カウンセリングの概要を記した文書やHNPCCの小冊子のようなコミュニケーションの支援用具は，コミュニケーションプロセスの補助として役立つが，その成功に不可欠であるとは思われていない[51]．研究は，医療従事者が血縁者による遺伝性の癌のリスクを知らせることを推奨すれば，HNPCCについてのコミュニケーションを促し[52]，そして，医療専門家によるサポートは，家族にそのような情報を伝えることに対する障壁を打ち破る助けになること[58]を示唆した．

BRCA1/BRCA2 と Lynch 症候群関連の変異保持者に対するリスクマネジメントの推奨：意思決定と心理的影響

　BRCA1/BRCA2 または，Lynch 症候群関連の変異保持者は，婦人科癌のリスクを低減することを推奨される．それはスクリーニングとリスク低減のための卵巣摘出術や子宮摘出術の選択肢が含まれる[59,60]．遺伝子検査の一義的な目的は，最終的に HBOC と Lynch 症候群家系における癌罹患率と死亡率を減らすことである．だから，リスク低減のための選択に関する女性の意思決定に影響する要因，それを実行することに対する障害，QOL と心理的適応への影響を，臨床医が理解することは重要である．

■婦人科癌のスクリーニング

●BRCA1/BRCA2 変異保持者の卵巣癌スクリーニング

　BRCA1/BRCA2 変異保持者に推奨されるリスクマネジメントは，6 か月ごとの経腟超音波検査（transvaginal ultrasound；TVU）と血清 CA125 検査による卵巣癌発症リスクのスクリーニングが選択肢に含まれるが，これらの戦略の有効性を示すデータはない[59,61]．研究では，変異状態の開示後 1 年以内に推奨されたスクリーニングを採択しているかどうかを評価しているが，実施率の幅広い分布が明らかになっている．BRCA1/BRCA2 変異状態の開示後 1 年以内に，保持者における TVU の実施は 15～100% に及び，そして，CA125 検査の実施は 21～68% であった[62〜68]．検査後の卵巣癌スクリーニング使用に際し，BRCA1/BRCA2 変異陽性者が予想と最も一致した[33,62,64〜66,69]．研究では，卵巣癌に罹患した血縁者が多く存在していると卵巣癌の発症リスクをより強く認識し，そして医師の勧めが，遺伝子検査後における卵巣癌スクリーニングの実行と明らかに関係していたことが報告された[65,70,71]．

●Lynch 症候群の子宮内膜癌スクリーニング

　Lynch 症候群に推奨される婦人科癌のリスクマネジメントには，MMR 遺伝子の変異が疑われるか明らかとなっている女性は，TVU を用いた子宮内膜生検を 30～35 歳から毎年実施するという選択肢が含まれている[60]が，やはり，それらの戦略は子宮内膜癌の早期発見についての有効性は証明されていない．Lynch 症候群と遺伝子変異保持者である可能性をもつ女性少数を含んだ，子宮内膜のスクリーニングの実行を調査したものはほとんどない．有用なデータから，変異保持者は集中的な婦人科癌のスクリーニングを一般的に採用しないことが示唆されるが，遺伝カウンセリングと遺伝子検査後に，子宮体癌のリスクが高いという結果に応じてスクリーニングの実施が増加しているようだ．Lynch 症候群の遺伝子検査後 6 か月～9 年の人々を対象とした横断的研究では，変異陽性の女性の 69% は婦人科のスクリーニングのアドバイスに従い，検査前（10%）の実施より有意に増加したと報告したが，スクリーニングの間隔や検査方法については言及されていない[72]．遺伝子検査実施の有無にかかわらず，遺伝カウンセリングとリスクアセスメントを受けて Lynch 症候群で登録されている女性では，69% が少なくとも 1 回は子宮内膜の生検を受けている[73]．他の研究では，検査結果開示後の 1～3 年以内に，53～54% の変異保持者が

子宮内膜の生検を受け，47～86％ は TVU を受けたと報告している[44,74,75].

■リスク低減のための手術

● BRCA1/BRCA2 変異保持者のリスク低減のための卵巣卵管摘出術

ハイリスク変異保持女性のリスク低減のための卵巣卵管摘出術(risk-reducing salpingo-oophorectomy；RRSO) の利益は，乳癌と卵巣癌の両方のリスク低減と，BRCA1/BRCA2 変異保持者の卵巣癌の生涯リスクの 85～90％ の低減である[76,77]．遺伝子検査後の BRCA1/BRCA2 変異保持者における RRSO の実施率は幅広く，研究により 5～75％ に及ぶ[33,63,65,68,69,76,78,79]．RRSO 実施に関連した臨床的要因は，BRCA1/BRCA2 の遺伝子変異陽性であること，すでに乳癌診断あるいはリスク低減のための乳房切除術を受けていること，卵巣癌の家族歴があること，が含まれる[62,69,79,80]．心理社会的要因やその他の要因も実施に関連しており，手術の利益に対するより強い認知，癌リスクの高い認知，年配者，子どもがいること，が含まれる[33,66,80～82]．現在の卵巣癌スクリーニングの選択肢における限界と，卵巣癌の予後の厳しさに対する認識も，RRSO を受けるという意思決定に影響するかもしれない[66,80]．

有用なデータから，RRSO を受けることによる精神的利益，特に癌の心配や癌発症リスクの認知の減少に関して利益があることが示唆される[80,83,84]．しかしながら，長期の心理的適応と QOL についての RRSO の影響は，さらなる研究が必要である．Bresser ら[85] は，1 年間の追跡で，RRSO を受けた女性のおよそ 1/4 に，癌特有の苦悩が臨床的に有意なレベルであると報告した[86～88]．その他の研究では，ボディイメージについての長期間の不満[87]や，RRSO を受けた女性の 42～54％ に性機能の質が低下したこと[86,88]を報告した．

RRSO の実施は明らかにリスクを低減する利益があるにもかかわらず，特に閉経前の女性にとって，実施の意思決定はかなりの熟考を必要とする[40,66,78]．RRSO を受けないか延期するという意思決定の理由は，出産への願望，女性らしさの喪失感についての心配，そして長期のホルモン補充療法(hormone replacement therapy；HRT) についての懸念を含む[78,89]．RRSO について意思決定を容易にするために，結果として生じる早い時期での閉経と HRT の利益とリスクを含む，術後予測される身体的・感情的影響に関する情報が必要だと報告した[83,87]．QOL の最適化を含む，RRSO 後の好結果を保証するために，術前の患者教育や術後に予測されることについて伝えることの必要性と，RRSO 後の身体症状や感情的影響について話す，慎重なフォローアップの必要性が示唆された(Patenaude et al., personal communication)．

● Lynch 症候群のリスク低減子宮摘出術と卵巣摘出術

Lynch 症候群の女性がリスク低減のための子宮摘出術(risk-reducing hysterectomy；RRH)，RRSO を活用するのに有用なデータはほとんどない．ある研究では，Lynch 症候群の遺伝子検査を受けた人は，リスク低減のための手術を考えることが，遺伝子検査に対する関心の動機づけとなったことを示唆した[90]．検査結果を得る前に，69％ の女性が RRH と RRSO を考えていると報告した．しかし，この研究では，検査結果を得た後，リ

スク低減のための手術を実際に受けたかどうかについては評価しなかった[90]．Lynch症候群の遺伝子検査を受けた癌に罹患していない人々の長期的な研究において，もし遺伝子変異陽性であることがわかったら，5%の女性がRRHとRRSOを受けるであろうことを示した[44,74]．結果開示後の3年間に，遺伝子検査の前にRRHを受けた2人の女性（変異保持者である13人の女性のうち）は，検査後1年以内にRRSOを受けたが，その他の変異保持者である女性は，リスク低減のための手術を選ばなかった[44]．

　　RRHとRRSOの実施が比較的低いLynch症候群の女性では，手術についての意思決定は出産が完了するまで延期するというような，個々の優先性を反映するのかもしれない．Sunらによる研究（2005, personal communication）では，Lynch症候群の女性の大腸と子宮内膜のリスクマネジメントの戦略において，患者の優先性が顕在化した．Lynch症候群のリスクマネジメントにおいてスクリーニング検査の優先性は高く，最も魅力の少ない戦略は，癌予防手段としての外科的介入だった．ただし，閉経後の腹式子宮全摘術（total abdominal hysterectomy；TAH）および両側卵巣卵管摘出術（bilateral salpingo-oophorectomy；BSO）は例外であった[91]．Lynch症候群における子宮内膜癌と卵巣癌の発症を低減するための子宮摘出術と卵巣摘出術の有効性を示すエビデンスが，比較的最近になって発表された[79]．そして，これらの有効性を示すデータが時間とともに普及し，リスク低減の手術を医療従事者が推奨するようになり，これを選択する患者が多くなることに影響するだろう．

将来の研究と臨床実践への影響

　遺伝性癌症候群の臨床的な遺伝子検査の有効性は，遺伝性癌のリスクに直面する患者と家族に対するケアに急速な変化を起こした．癌の臨床遺伝学における進歩は，遺伝性の癌家系に医学的利益と心理学的利益の双方をもたらした．

　遺伝子検査は，個人的リスク，家系内のリスクについての不確実性を解決し，将来の健康管理の意思決定を導くための情報を得る機会を与える．多くの人々は，癌のリスクを低減するか管理するために推薦される戦略を採用した．遺伝情報が，癌の罹患率と死亡率の減少に置き換えられていくことが重要である．将来の研究は，遺伝子検査，遺伝的リスクの通知，リスク低減術の採用による長期的な心理社会的影響を，個人と家系単位の両方について探究し続けるべきであり，知識についての現在の格差に対処するだけでなく，ハイリスクな母集団に対する最適な臨床サービスの提供を知らせるべきである．

症例報告 Case Report

　F. R. 氏は，乳癌と卵巣癌のはっきりとした家族歴をもつ38歳の女性である．卵巣癌である彼女のおばは，*BRCA1*の遺伝子変異であると最近診断された．F. R. 氏は，癌発症の個別のリスクについて話し合うために，遺伝カウンセラーのもとを訪れた．リスク評価の際，遺伝カウンセラーは一般的な不安障害の既往を発見した．特に注意することは，結果が陽性であっても陰性であっても患者の人生に密接に関連してくることであった．

心理学者への紹介は，次の行動に進む前に行われた．F. R. 氏は検査に進むことを決心し，同じ *BRCA* 変異であることが診断された．彼女は将来の癌について心配のレベルが強くなったと感じると報告したが，継続的な治療と，リスク低減のための選択肢について腫瘍専門医と話し合うことにより改善した．

> **銘記すべき点** Learning Points
> - 不安または抑うつの既往がある女性は，検査のプロセスにおいて，特別なサポートを必要とするだろう．
> - 遺伝子検査前のカウンセリングでは，陽性か，陰性か，あるいは，はっきりとしない結果が，日常生活にもたらす影響について，患者自身が熟考することを促進しなければならない．

文献 References

1. Meiser B. Psychological impact of genetic testing for cancer susceptibility: an update of the literature. Psychooncology 2005; 14(12):1060–1074.
2. Ropka ME, Wenzel J, Phillips EK, et al. Uptake rates for breast cancer genetic testing: a systematic review. Cancer Epidemiol Biomarkers Prev 2006; 15(5):840–855.
3. Codori AM, Petersen GM, Miglioretti DL, et al. Attitudes toward colon cancer gene testing: factors predicting test uptake. Cancer Epidemiol Biomarkers Prev 1999; 8(4 pt 2):345–351.
4. Hadley DW, Jenkins J, Dimond E, et al. Genetic counseling and testing in families with hereditary nonpolyposis colorectal cancer. Arch Intern Med 2003; 163:573–582.
5. Lerman C, Hughes C, Trock BJ, et al. Genetic testing in families with hereditary nonpolyposis colon cancer. J Am Med Assoc 1999; 281(17):1618–1622.
6. Vernon SW, Gritz ER, Peterson SK, et al. Intention to learn results of genetic testing for hereditary colon cancer. Cancer Epidemiol Biomarkers Prev 1999; 8(4 pt 2):353–360.
7. Bowen DJ, Patenaude AF, Vernon SW. Psychosocial issues in cancer genetics: from the laboratory to the public. Cancer Epidemiol Biomarkers Prev 1999; 8(4 pt 2):326–328.
8. Andrews L, Meiser B, Apicella C, et al. Psychological impact of genetic testing for breast cancer susceptibility in women of Ashkenazi Jewish background: a prospective study. Genet Test 2004; 8(3):240–247.
9. Lerman C, Schwartz MD, Lin TH, et al. The influence of psychological distress on use of genetic testing for cancer risk. J Consult Clin Psychol 1997; 65(3):414–420.
10. Biesecker BB, Ishibe N, Hadley DW, et al. Psychosocial factors predicting BRCA1/BRCA2 testing decisions in members of hereditary breast and ovarian cancer families. Am J Med Genet 2000; 93(4):257–263.
11. Foster C, Evans DG, Eeles R, et al. Non-uptake of predictive genetic testing for BRCA1/2 among relatives of known carriers: attributes, cancer worry, and barriers to testing in a multicenter clinical cohort. Genet Test 2004; 8(1):23–29.
12. Lerman C, Narod S, Schulman K, et al. BRCA1 testing in families with hereditary breast-ovarian cancer. A prospective study of patient decision making and outcomes. JAMA 1996; 275(24):1885–1892.
13. Meijers-Heijboer EJ, Verhoog LC, Brekelmans CT, et al. Presymptomatic DNA testing and prophylactic surgery in families with a BRCA1 or BRCA2 mutation. Lancet 2000; 355(9220):2015–2020.
14. Lerman C, Hughes C, Lemon SJ, et al. What you don't know can hurt you: adverse psychologic effects in members of BRCA1-linked and BRCA2-linked families who decline genetic testing. J Clin Oncol 1998; 16(5):1650–1654.

15. Lodder L, Frets PG, Trijsburg RW, et al. Attitudes and distress levels in women at risk to carry a BRCA1/BRCA2 gene mutation who decline genetic testing. Am J Med Genet A 2003; 119(3):266–272.
16. McInerney-Leo A, Biesecker BB, Hadley DW, et al. BRCA1/2 testing in hereditary breast and ovarian cancer families II: impact on relationships. Am J Med Genet A 2005; 133(2):165–169.
17. Codori AM. Psychological opportunities and hazards in predictive genetic testing for cancer risk. Gastroenterol Clin North Am 1997; 26(1):19–39.
18. Aktan-Collan K, Mecklin JP, Jarvinen H, et al. Predictive genetic testing for hereditary non-polyposis colorectal cancer: uptake and long-term satisfaction. Int J Cancer 2000; 89(1):44–50.
19. Keller M, Jost R, Kadmon M, et al. Acceptance of and attitude toward genetic testing for hereditary nonpolyposis colorectal cancer: a comparison of participants and nonparticipants in genetic counseling. Dis Colon Rectum 2004; 47(2):153–162.
20. Gritz ER, Vernon SW, Peterson SK, et al. Distress in the cancer patient and its association with genetic testing and counseling for hereditary non-polyposis colon cancer. Cancer Res Ther Control 1999; 8:35–49.
21. Lobb EA, Butow PN, Moore A, et al. Development of a communication aid to facilitate risk communication in consultations with unaffected women from high risk breast cancer families: a pilot study. J Genet Couns 2006; 15(5):393–405.
22. Wakefield CE, Meiser B, Homewood J, et al. A randomized controlled trial of a decision aid for women considering genetic testing for breast and ovarian cancer risk. Breast Cancer Res Treat 2008; 107(2):289–301.
23. Tiller K, Meiser B, Gaff C, et al. A randomized controlled trial of a decision aid for women at increased risk of ovarian cancer. Med Decis Making 2006; 26(4):360–372.
24. Wang C, Gonzalez R, Milliron KJ, et al. Genetic counseling for BRCA1/2: a randomized controlled trial of two strategies to facilitate the education and counseling process. Am J Med Genet A 2005; 134(1):66–73.
25. Green MJ, Biesecker BB, McInerney AM, et al. An interactive computer program can effectively educate patients about genetic testing for breast cancer susceptibility. Am J Med Genet 2001; 103(1):16–23.
26. Green MJ, Peterson SK, Baker MW, et al. Effect of a computer-based decision aid on knowledge, perceptions, and intentions about genetic testing for breast cancer susceptibility: a randomized controlled trial. JAMA 2004; 292(4):442–452.
27. Green MJ, Peterson SK, Baker MW, et al. Use of an educational computer program before genetic counseling for breast cancer susceptibility: effects on duration and content of counseling sessions. Genet Med 2005; 7(4):221–229.
28. Lodder L, Frets PG, Trijsburg RW, et al. Psychological impact of receiving a BRCA1/BRCA2 test result. Am J Med Genet 2001; 98(1):15–24.
29. Meiser B, Butow P, Friedlander M, et al. Psychological impact of genetic testing in women from high-risk breast cancer families. Eur J Cancer 2002; 38(15): 2025–2031.
30. Schwartz MD, Peshkin BN, Hughes C, et al. Impact of BRCA1/BRCA2 mutation testing on psychologic distress in a clinic-based sample. J Clin Oncol 2002; 20(2): 514–520.
31. Croyle RT, Smith KR, Botkin JR, et al. Psychological responses to BRCA1 mutation testing: preliminary findings. Health Psychol 1997; 16(1):63–72.
32. van Roosmalen MS, Stalmeier PF, Verhoef LC, et al. Impact of BRCA1/2 testing and disclosure of a positive test result on women affected and unaffected with breast or ovarian cancer. Am J Med Genet A 2004; 124(4):346–355.
33. Watson M, Foster C, Eeles R, et al. Psychosocial impact of breast/ovarian (BRCA1/2) cancer-predictive genetic testing in a UK multi-centre clinical cohort. Br J Cancer 2004; 91(10):1787–1794.

34. van Oostrom I, Meijers-Heijboer H, Lodder LN, et al. Long-term psychological impact of carrying a BRCA1/2 mutation and prophylactic surgery: a 5-year follow-up study. J Clin Oncol 2003; 21(20):3867–3874.
35. Reichelt JG, Heimdal K, Moller P, et al. BRCA1 testing with definitive results: a prospective study of psychological distress in a large clinic-based sample. Fam Cancer 2004; 3(1):21–28.
36. Dorval M, Patenaude AF, Schneider KA, et al. Anticipated versus actual emotional reactions to disclosure of results of genetic tests for cancer susceptibility: findings from p53 and BRCA1 testing programs. J Clin Oncol 2000; 18(10):2135–2142.
37. Bonadona V, Saltel P, Desseigne F, et al. Cancer patients who experienced diagnostic genetic testing for cancer susceptibility: reactions and behavior after the disclosure of a positive test result. Cancer Epidemiol Biomarkers Prev 2002; 11(1):97–104.
38. Hallowell N, Foster C, Ardern-Jones A, et al. Genetic testing for women previously diagnosed with breast/ovarian cancer: examining the impact of BRCA1 and BRCA2 mutation searching. Genet Test 2002; 6(2):79–87.
39. Hughes C, Lerman C, Schwartz M, et al. All in the family: evaluation of the process and content of sisters' communication about BRCA1 and BRCA2 genetic test results. Am J Med Genet 2002; 107(2):143–150.
40. Tiller K, Meiser B, Butow P, et al. Psychological impact of prophylactic oophorectomy in women at increased risk of developing ovarian cancer: a prospective study. Gynecol Oncol 2002; 86(2):212–219.
41. Aktan-Collan K, Haukkala A, Mecklin JP, et al. Psychological consequences of predictive genetic testing for hereditary non-polyposis colorectal cancer (HNPCC): a prospective follow-up study. Int J Cancer 2001; 93(4):608–611.
42. Gritz ER, Peterson SK, Vernon SW, et al. Psychological impact of genetic testing for hereditary nonpolyposis colorectal cancer. J Clin Oncol 2005; 23(9):1902–1910.
43. Meiser B, Collins V, Warren R, et al. Psychological impact of genetic testing for hereditary non-polyposis colorectal cancer. Clin Genet 2004; 66(6):502–511.
44. Collins VR, Meiser B, Ukoumunne OC, et al. The impact of predictive genetic testing for hereditary nonpolyposis colorectal cancer: three years after testing. Genet Med 2007; 9(5):290–297.
45. Esplen MJ, Urquhart C, Butler K, et al. The experience of loss and anticipation of distress in colorectal cancer patients undergoing genetic testing. J Psychosom Res 2003; 55(5):427–435.
46. van Oostrom I, Meijers-Heijboer H, Duivenvoorden HJ, et al. Experience of parental cancer in childhood is a risk factor for psychological distress during genetic cancer susceptibility testing. Ann Oncol 2006; 17(7):1090–1095.
47. Vernon SW, Gritz ER, Peterson SK, et al. Correlates of psychologic distress in colorectal cancer patients undergoing genetic testing for hereditary colon cancer. Health Psychol 1997; 16(1):73–86.
48. Murakami Y, Okamura H, Sugano K, et al. Psychologic distress after disclosure of genetic test results regarding hereditary nonpolyposis colorectal carcinoma. Cancer 2004; 101(2):395–403.
49. Patenaude AF. Genetic Testing for Cancer: Psychological Approaches for Helping Patients and Families. Washington, DC: American Psychological Association, 2005.
50. Peterson SK. The role of the family in genetic testing: theoretical perspectives, current knowledge, and future directions. Health Educ Behav 2005; 32(5):627–639.
51. Gaff CL, Collins V, Symes T, et al. Facilitating family communication about predictive genetic testing: Probands' perceptions. J Genet Couns 2005; 14(2):133–140.
52. Mesters I, Ausems M, Eichhorn S, et al. Informing one's family about genetic testing for hereditary non-polyposis colorectal cancer (HNPCC): a retrospective exploratory study. Fam Cancer 2005; 4(2):163–167.

53. Peterson SK, Watts BG, Koehly LM, et al. How families communicate about HNPCC genetic testing: findings from a qualitative study. Am J Med Genet 2003; 119C(1):78–86.
54. Patenaude AF, Dorval M, DiGianni LS, et al. Sharing BRCA1/2 test results with first-degree relatives: factors predicting who women tell. J Clin Oncol 2006; 24(4): 700–706.
55. Koehly LM, Peterson SK, Watts BG, et al. A social network analysis of communication about hereditary nonpolyposis colorectal cancer genetic testing and family functioning. Cancer Epidemiol Biomarkers Prev 2003; 12(4):304–313.
56. Tercyak KP, Hughes C, Main D, et al. Parental communication of BRCA1/2 genetic test results to children. Patient Educ Couns 2001; 42(3):213–224.
57. Tercyak KP, Peshkin BN, DeMarco TA, et al. Parent-child factors and their effect on communicating BRCA1/2 test results to children. Patient Educ Couns 2002; 47(2): 145–153.
58. Pentz RD, Peterson SK, Watts B, et al. Hereditary nonpolyposis colorectal cancer family members' perceptions about the duty to inform and health professionals' role in disseminating genetic information. Genet Test 2005; 9(3):261–268.
59. Daly MB, Axilbund JE, Bryant E, et al. Genetic/familial high-risk assessment: breast and ovarian. J Natl Compr Canc Netw 2006; 4(2):156–176.
60. Lindor NM, Petersen GM, Hadley DW, et al. Recommendations for the care of individuals with an inherited predisposition to Lynch syndrome: a systematic review. JAMA 2006; 296(12):1507–1517.
61. Lu KH. Hereditary gynecologic cancers: differential diagnosis, surveillance, management and surgical prophylaxis. Fam Cancer 2008; 7(1):53–58.
62. Scheuer L, Kauff N, Robson M, et al. Outcome of preventive surgery and screening for breast and ovarian cancer in BRCA mutation carriers. J Clin Oncol 2002; 20(5): 1260–1268.
63. Lerman C, Hughes C, Croyle RT, et al. Prophylactic surgery decisions and surveillance practices one year following BRCA1/2 testing. Prev Med 2000; 31(1):75–80.
64. Botkin JR, Smith KR, Croyle RT, et al. Genetic testing for a BRCA1 mutation: prophylactic surgery and screening behavior in women 2 years post testing. Am J Med Genet A 2003; 118(3):201–209.
65. Schwartz MD, Kaufman E, Peshkin BN, et al. Bilateral prophylactic oophorectomy and ovarian cancer screening following BRCA1/BRCA2 mutation testing. J Clin Oncol 2003; 21(21):4034–4041.
66. Claes E, Evers-Kiebooms G, Decruyenaere M, et al. Surveillance behavior and prophylactic surgery after predictive testing for hereditary breast/ovarian cancer. Behav Med 2005; 31(3):93–105.
67. Diefenbach MA, Miller SM, Daly MB. Specific worry about breast cancer predicts mammography use in women at risk for breast and ovarian cancer. Health Psychol 1999; 18(5):532–536.
68. Watson M, Kash KM, Homewood J, et al. Does genetic counseling have any impact on management of breast cancer risk? Genet Test 2005; 9(2):167–174.
69. Phillips KA, Jenkins MA, Lindeman GJ, et al. Risk-reducing surgery, screening and chemoprevention practices of BRCA1 and BRCA2 mutation carriers: a prospective cohort study. Clin Genet 2006; 70(3):198–206.
70. Isaacs C, Peshkin BN, Schwartz M, et al. Breast and ovarian cancer screening practices in healthy women with a strong family history of breast or ovarian cancer. Breast Cancer Res Treat 2002; 71(2):103–112.
71. Tinley ST, Houfek J, Watson P, et al. Screening adherence in BRCA1/2 families is associated with primary physicians' behavior. Am J Med Genet A 2004; 125(1):5–11.
72. Wagner A, van Kessel I, Kriege MG, et al. Long term follow-up of HNPCC gene mutation carriers: compliance with screening and satisfaction with counseling and screening procedures. Fam Cancer 2005; 4(4):295–300.

73. Yang K, Allen B, Conrad P, et al. Awareness of gynecologic surveillance in women from hereditary non-polyposis colorectal cancer families. Fam Cancer 2006; 5(4): 405–409.
74. Collins V, Meiser B, Gaff C, et al. Screening and preventive behaviors one year after predictive genetic testing for hereditary nonpolyposis colorectal carcinoma. Cancer 2005; 104(2):273–281.
75. Claes E, Denayer L, Evers-Kiebooms G, et al. Predictive testing for hereditary nonpolyposis colorectal cancer: subjective perception regarding colorectal and endometrial cancer, distress, and health-related behavior at one year post-test. Genet Test 2005; 9(1):54–65.
76. Kauff ND, Satagopan JM, Robson ME, et al. Risk-reducing salpingo-oophorectomy in women with a BRCA1 or BRCA2 mutation. N Engl J Med 2002; 346(21):1609–1615.
77. Rebbeck TR, Lynch HT, Neuhausen SL, et al. Prophylactic oophorectomy in carriers of BRCA1 or BRCA2 mutations. N Engl J Med 2002; 346(21):1616–1622.
78. Madalinska JB, Hollenstein J, Bleiker E, et al. Quality-of-life effects of prophylactic salpingo-oophorectomy versus gynecologic screening among women at increased risk of hereditary ovarian cancer. J Clin Oncol 2005; 23(28):6890–6898.
79. Schmeler KM, Sun CC, Bodurka DC, et al. Prophylactic bilateral salpingo-oophorectomy compared with surveillance in women with BRCA mutations. Obstet Gynecol 2006; 108(3 pt 1):515–520.
80. Madalinska JB, van Beurden M, Bleiker EM, et al. Predictors of prophylactic bilateral salpingo-oophorectomy compared with gynecologic screening use in BRCA1/2 mutation carriers. J Clin Oncol 2007; 25(3):301–307.
81. Meiser B, Butow P, Barratt A, et al. Attitudes toward prophylactic oophorectomy and screening utilization in women at increased risk of developing hereditary breast/ovarian cancer. Gynecol Oncol 1999; 75(1):122–129.
82. Fang CY, Miller SM, Malick J, et al. Psychosocial correlates of intention to undergo prophylactic oophorectomy among women with a family history of ovarian cancer. Prev Med 2003; 37(5):424–431.
83. Meiser B, Dunn S. Psychological impact of genetic testing for Huntington's disease: an update of the literature. J Neurol Neurosurg Psychiatry 2000; 69(5):574–578.
84. Antill YC, Reynolds J, Young MA, et al. Screening behavior in women at increased familial risk for breast cancer. Fam Cancer 2006; 5(4):359–368.
85. Bresser PJ, Seynaeve C, Van Gool AR, et al. Satisfaction with prophylactic mastectomy and breast reconstruction in genetically predisposed women. Plastic and reconstructive surgery 2006; 117(6):1675–1682; discussion 83-4.
86. Elit L, Esplen MJ, Butler K, et al. Quality of life and psychosexual adjustment after prophylactic oophorectomy for a family history of ovarian cancer. Fam Cancer 2001; 1(3-4):149–156.
87. Hallowell N. A qualitative study of the information needs of high-risk women undergoing prophylactic oophorectomy. Psychooncology 2000; 9(6):486–495.
88. Robson M, Hensley M, Barakat R, et al. Quality of life in women at risk for ovarian cancer who have undergone risk-reducing oophorectomy. Gynecol Oncol 2003; 89(2):281–287.
89. Hallowell N, Foster C, Eeles R, et al. Accommodating risk: responses to BRCA1/2 genetic testing of women who have had cancer. Soc Sci Med 2004; 59(3):553–565.
90. Lynch HT, Lemon SJ, Karr B, et al. Etiology, natural history, management, and molecular genetics of hereditary nonpolyposis colorectal cancer (Lynch Syndromes): genetic counseling implications. Cancer Epidemiol Biomarkers Prev 1997; 6:987–991.
91. Sun CC, Peterson SK, White KG, et al. Preferences for cancer prevention strategies in women with hereditary nonpolyposis colorectal cancer. J Clin Oncol 2006; 24(18S): 53s.

> **Column** 遺伝カウンセリング，遺伝子検査の実施時の課題

　BRCA1/BRCA2 と Lynch 症候群の遺伝子検査が臨床的に可能となり，また，インターネットなどから遺伝性腫瘍に関する情報が入手できるようになったことから，自らの癌発症の不安をもち，遺伝子検査を受けることを希望して遺伝カウンセリングを訪れる女性が増えつつある．しかし，遺伝性腫瘍に関する知識の普及は十分ではなく，癌医療に携わる医療従事者が，臨床的特徴や家系図からその存在に気づいて，遺伝カウンセリングを含む専門的医療に結びつけることが必要である．

　また，婦人科領域における癌のリスク低減手術を標準的な医療の選択肢として提示できないわが国の現状において，遺伝カウンセリングおよび遺伝子検査後の効果を，癌の罹患率・死亡率の減少で評価することは困難な状況にある．婦人科腫瘍に対するサーベイランスの選択にあたっては，遺伝性腫瘍の特性を十分に理解した婦人科医によって，適切な方法と間隔でフォローアップしていくことが必要である．また，大腸や乳房などのサーベイランス・治療は外科で行われることが多いので，診療科間での情報共有，連携が求められる．

　遺伝子検査の実施に関しては，日本人を対象とした研究においても，検査後に明らかな心理的負担は認められなかったが[1]，うつ病などの既往がある場合は慎重な対応が必要である．検査前のカウンセリングではあらゆる結果を予測して，その後の対応・対処を検討しておくことが大切である．癌にすでに罹患している場合，治療費の負担から，自費診療で行われる遺伝子検査について，希望があっても実施を躊躇することがある．

　遺伝情報により保険（生命保険など）や雇用の差別を禁止する法律がわが国にはないので，遺伝子検査実施前には，そのような情報についても提供し，事前に対策をとっておくことも大切である．

1. Murakami Y, Okamura H, Sugano K, et al : Psychologic distress after disclosure of genetic test results regarding hereditary nonpolyposis colorectal carcinoma. Cancer 2004; 101(2):395-403.

（武田祐子）

欧文索引

数字

2番目の癌　13
3-2-1 ルール　15
6つのサテライト領域　16
50歳以下で発症した子宮内膜癌患者　18
185 delAG　105
5382 insC　105
6174 delT　105

A

acetaminophen　59
ACS　85, 86, 101, 189
adenoma-carcinoma sequence　160
Affymetrix assay 法　45
allele　15
allelic shift　16
AMA　229, 232
American Cancer Society；ACS　85, 86, 101, 189
American Medical Association；AMA　229, 232
American Society of Clinical Oncology；ASCO　161, 199, 205, 229, 232, 244
Amsterdam family history　137
apolipoprotein A1　46
ASCO　161, 199, 205, 229, 232, 244
Ashkenazi Jewish　6, 35, 105, 200
autosomal dominant susceptibility allele　3, 97

B

Bannayan-Riley-Ruvalcaba 症候群　86, 181
BART　207
BAT 25　16
BAT 26　16
BAT 40　16
BCLC　79
Bethesda criteria　17
bilateral salpingo-oophorectomy；BSO　77, 170
Birch 基準　186
BMI　19, 217
body mass index；BMI　19, 217
BRACAnalysis® Rearrangement Test；BART　207
BRCA 遺伝子
　── 関連卵巣癌の治療と予後　105
　── 検査のオーダー　206
　── に関連する癌家系　100
　── の陰性患者の臨床的取り扱い　100
BRCA 遺伝子陰性
　── の遺伝性乳癌が生じる原因　98
　── の部位特異的乳癌家系　97
BRCA 陰性家系の女性に対するRRSO の役割　80
BRCA 関連婦人科癌　73
BRCA 関連卵巣癌
　── が予後良好であるメカニズム　110
　── の治療　111
　── の病理　25
　── の予後　106

BRCA 変異陰性患者のマネジメント　97
BRCA 変異関連骨盤癌の概略　25
BRCA 変異陽性　25
BRCA 変異陽性癌の発生部位　28
BRCA 変異陽性骨盤癌と散発性癌との相異　34
BRCA 変異陽性女性
　── と BRCA 変異陰性女性に発生した卵巣癌の比較　27
　── における骨盤漿液性腫瘍の発癌モデル　32
BRCA-associated ovarian cancer
　──, pathology　25
　──, therapy and prognosis　105
BRCA mutation-negative patients, management　97
BRCA positive　25
BRCA1/BRCA2　4
　── に対する遺伝カウンセリング　202
　── に対する遺伝子検査　202
　── の遺伝的リスク評価　199
BRCA1/BRCA2 遺伝子の役割，卵巣癌における　105
BRCA1/BRCA2 遺伝子検査後の心理学的反応　242
BRCA1/BRCA2 遺伝子変異
　── の遺伝子検査　240
　── の遺伝子検査の結果と解釈　207
　── の陽性率の表　205
　── を認めない女性に対するRRSO　79
　── を有する卵巣癌患者の生存率　107
　── 保持者におけるリスク低減卵巣管摘出術　75

BRCA1/BRCA2 関連の乳癌　89
BRCA1/BRCA2 と Lynch 症候群関連の変異保持者に対するリスクマネジメント　246
BRCA1/BRCA2 変異保持者
　──の卵巣癌スクリーニング　246
　──のリスク低減のための卵巣卵管摘出術　247
BRCAPRO　199
BRCAPRO モデル　86, 204
breast cancer linkage consortium；BCLC　79
BRRS　181
BSO　77, 170

C

CA15-3　44
CA72-4　44
CA125　40, 153
　──の限界　45
CA125 II 値
　──，無病女性における　42
　──，卵巣癌女性対良性疾患，無病女性における　42
　──の傾き対切片，検証集団における　42
CAH　137
Cancer and Steroid Hormone；CASH　153
cancer family syndrome　147
Cancer Genetics Consortium　165
Cancer Genetics Studies Consortium　74, 85, 170
cancer predisposing gene　1
cancer predisposition gene　97
CancerGene　205
CASH　153
celecoxib　89
chemoprevention　85
　── of ovarian cancer　59
Chompret 基準　186
claudin3　45
CLDN3　45
clinical practice guidelines；CPGs　232

clinical relevance of hereditary endometrial cancer　13
colon cancer and other Lynch cancers　159
colorectal cancer；CRC　160
complex atypical hyperplasia；CAH　137
Cowden 症候群　4, 13, 86, 177, 181, 216
　──の NCCN ガイドライン　185
　──の NCCN 診断基準　183
　──のマネジメント　185
　──の臨床的特徴　178
COX-2　63
CpG アイランド　124
CPGs　232
CRC　160
CS　177, 181
　──関連腫瘍　182

D

D2S123　16
D5S346　16
D17S250　16
DCIS　86
deleterious mutation　100
Depo-Provera®　66
depomedroxyprogesterone　153
DFMO　89
direct sequencing　100
DNA
　── 修復遺伝子　3
　── 損傷部位の除去，MMR 系　120
　──の二重らせん構造　116
　──の複製　116
　── 配列　117
　── バンク　210
　── ポリメラーゼ δ　120
　── ミスマッチ修復遺伝子ファミリー　14, 15
DNA mismatch repair gene family　15
DNA repair genes　3
ductal carcinoma *in situ*　85

E

EEOC　231
endometrial and ovarian cancer
　── risk-reducing surgery　169
　── screening　147
Equal Employment Opportunity Commission；EEOC　231
ER 陰性の乳癌予防　89
exo1　120

F

Facing Our Risk of Cancer Empowered；FORCE　209
familial ovarian cancer　28
familial ROCA index　52
familial traits　2
family dynamics　209
family risk　1
fenretinide　64
FIGO　134
FORCE　209
full rearrangement panel　207

G

gastrointestinal stromal tumors；GIST　111
gefitinib　111
GeneReviews　197
GeneTests　206
genetic counseling　17
Genetic Information Nondiscrimination Act；GINA　230
genetic risk assessment for hereditary endometrial cancer, Lynch syndrome　215
genetic testings, legal aspects　229
genotype-phenotype relationship　137
germline mutation　3, 14, 121, 147
GINA　230
GIST　111

Gynecologic Oncology Group；
　GOG　4, 52

H

HABITS 試験　78
HBOC 症候群　2, 3, 200
　——に対する遺伝性癌リスク評価
　　　6
Health Insurance Portability and
　Accountability Act；HIPAA
　　　230
helicase　116
hereditary breast and ovarian
　cancer；HBOC　2, 3, 200
hereditary breast cancer, risk
　management　85
hereditary cancer risk assessment
　　　1, 5
hereditary gynecologic cancers,
　psychological impact of genetic
　counseling and testing　239
hereditary nonpolyposis colorectal
　cancer；HNPCC
　　　4, 13, 105, 115, 169
hereditary ovarian cancer　1
HHS　202
high levels of microsatellite
　instability；MSI-high　135
high-penetrance cancer　98
highly penetrant syndromes　98
HIPAA　8, 230
hMLH1 → MLH1
hMLH3 → MLH3
hMSH2 → MSH2
hMSH6 → MSH6
HNPCC　4, 13, 105, 115, 169
HNPCC Consortium　162, 163
Hormonal Replacement Therapy
　After Breast Cancer-Is It Safe
　（HABITS）試験　78
hormone replacement therapy；
　HRT　77
hPMS1 → PMS1
hPMS1 → PMS2

I

IHC　16, 219
IHC プロモーター領域の過剰メチル化の検査　222
imatinib mesylate　111
immunohistochemistry；IHC
　　　16, 219
inherited breast cancer, risk-
　reducing salpingo-oophorectomy
　　　73
inherited predisposition　97
InSiGHT　121, 162, 163, 168
insulin-like growth factor　45
International Cowden Syndrome
　Consortium　182
International Federation of
　Gynecology and Obstetrics；
　FIGO　134
International Society for
　Gastrointestinal Hereditary
　Tumors；InSiGHT
　　　121, 162, 163, 168

J・K

JANUS 血清バンク　41

kallikrein6　45
kallikrein8　45

L

lagging strand　116
large genomic rearrangement
　sequence analysis　4
LCIS　87
LDD　183
leading strand　116
legal aspects of genetic testings
　　　229
leptin　45
levonorgestrel　61, 153
LFS　177, 185
　——関連腫瘍　187
　——における若年性乳癌　188

Lhermitte-Duclos 病　183
Li-Fraumeni 症候群　4, 86, 177, 185
　——関連腫瘍　187
　——と婦人科癌　187
　——の診断基準　186
Li-Fraumeni 様症候群の診断基準
　　　186
linkage consortium　79
LKB1　178
lobular carcinoma in situ；LCIS
　　　87
Lynch, Henry　115, 147
Lynch I　14
Lynch II　14, 105
Lynch 症候群
　　　13, 14, 115, 160, 215, 216
　——, 遺伝性子宮内膜癌の遺伝的リスク評価　215
　——における子宮内膜癌のスクリーニング　147
　——における子宮内膜癌の病理
　　　135
　——における子宮内膜癌のリスク低減手術　169
　——における小腸癌　163
　——における大腸以外の癌の臨床マネジメント　162
　——における大腸外のハイリスク癌サーベイランス　164
　——における大腸のハイリスク癌サーベイランス　164
　——における尿路系スクリーニング　164
　——における卵巣癌　133, 138
　——における卵巣癌の予防　147
　——における卵巣癌のリスク低減手術　169
　——に関連する遺伝子検査後の心理社会的影響　243
　——に発生する子宮内膜癌, 日本における　132
　——による MSI-high 子宮内膜癌
　　　135
　——の亜群　14
　——の遺伝子検査　241
　——の遺伝的要因　115
　——の癌サーベイランス　168

―― の個人の同定　15
―― の子宮内膜癌症例　132
―― の子宮内膜癌女性を同定する手段　222
―― の子宮内膜癌スクリーニング，リスクマネジメント　246
―― の子宮内膜癌発症生涯リスク　14
―― の大腸癌発症生涯リスク　14
―― のための遺伝カウンセリング　223
―― のための遺伝子検査　222
―― の発癌リスク　115
―― の人の識別方法　16
―― の分子遺伝学的知見　115
―― の卵巣癌発症生涯リスク　14
―― のリスク低減子宮摘出術リスクマネジメント　247
―― のリスク低減卵巣摘出術リスクマネジメント　247
―― のリスク要因としての癌の家族歴　218
―― のリスク要因としての子宮内膜癌の発症年齢　216
―― のリスク要因としての他癌の既往歴　217
―― を同定するための腫瘍の MSI と IHC 解析　220
Lynch 症候群患者の生涯発癌リスク　115, 122
Lynch 症候群関連癌
　―― のスクリーニング　159
　―― の予防　159
Lynch 症候群関連子宮内膜癌　13, 133
　―― の病理　133
Lynch 症候群関連婦人科癌
　―― の病理　133
　―― の病理学的遺伝学的特徴　144
Lynch 症候群関連変異のリスク　205
Lynch 症候群女性を同定するための組織診査　139
Lynch 症候群/HNPCC　169

Lynch 症候群/HNPCC 家系　147
　―― でリスクのある患者管理　149
　―― におけるスクリーニングで発見された子宮内膜癌　151
　―― の癌の生涯リスク　147
　―― の病理学的特徴　148
Lynch syndrome
　――, associated gynecological cancers, pathology　133
　――, genetic risk assessment for hereditary endometrial cancer　215
　――, molecular genetics and cancer risks　115

M

M. D. アンダーソン癌センター　53, 137
M-CSF　44
macrophage colony-stimulating factor；M-CSF　44
malignant transformation　2
management of *BRCA* mutation-negative patients　97
Markov モデル　173
Memorial Sloan-Kettering Cancer Center；MSKCC　75, 77, 80, 101, 108
microsatellite instability；MSI　16, 115, 117, 118, 218
mismatch repair；MMR　116, 117, 169
mitomycin　91
MLH1(*hMLH1*)　14, 121, 169
　―― の遺伝子変異　122
　―― の高メチル化　124
　―― のメチル化を示す婦人科腫瘍と　126
MLH1 プロモーターのメチル化　115
MLH1 プロモーター領域
　―― の過剰メチル化の検査　222
　―― のメチル化　16
MLH1 メチル化による MSI-high　135

MLH2(*hMLH2*)　122
MLH3(*hMLH3*)　121
MMR　116, 117, 169
　―― による修復　119
　―― の破綻　121
　―― の破綻による腫瘍患者の予後　127
　―― の破綻による発癌への影響　125
MMR 遺伝子　116, 117, 169
　―― とアポトーシス　120
　―― の不活化による免疫組織染色（IHC）結果　221
MMR 遺伝子の生殖細胞変異　127
　―― のアウトカム　122
MMR 遺伝子変異保持者の癌の生涯リスク　122
MMR 系　119, 115
MMRpro モデル　219
molecular genetics and cancer risks in Lynch syndrome　115
MRI 検診　101
MRI によるスクリーニング　86
MSH2(*hMSH2*)　14, 121, 169
MSH6(*hMSH6*)　14, 121, 169
　―― の遺伝子変異　123
MSI　115, **117**, **118**, 218
　―― 陰性腫瘍患者の 5 年生存率　127
　―― クロマトグラム　141
　―― 検査　13, 16, 133
　―― プロモーター領域の過剰メチル化の検査　222
　―― 分析　139
　―― 陽性腫瘍患者の生存率　127
MSI-high　16, 135, 137, 140
MSI-low　140
MSKCC　75, 77, 80, 101, 108
MS-stable　140
MUC 1　45
Muir-Torre 症候群　14
　―― 亜型　169
mutation carriers　6
mutation-specific testing　201
mutator phenotype　125, 128

N

National Cancer Institute；NCI 16, 140, 221
National Comprehensive Cancer Network；NCCN 72, 153, 165, 182, 199
──，ガイドライン 72
National Institutes of Health；NIH 60, 127, 206
National Society of Genetic Counselors 202
National Surgical Adjuvant Breast and Bowel Project（NSABP）試験 87
NCCN 72, 153, 165, 182, 199
NCI 16, 140, 221
NIH 60, 127, 206
nongermline mutation 16
NSABP 87
── P2 試験 87
NSAIDs 59, 63

O

occult cancer 25, 26, 73
occult malignancy 169
osteopontin 45
other syndromes 177
ovarian cancer, risk-reducing salpino-oophorectomy 73
ovarian cancer screening 39
ovarian carcinoma 25

P

p53 サイン 31
── の病理組織像 32
p53 蛋白 31
p53 蛋白免疫染色よりみた卵管癌の発生経路 33
p53 signatures 32
paclitaxel 110
PARP 阻害薬 105
PARP1 阻害薬 111
PARP1 蛋白 111

pathology of Lynch syndrome-associated gynecological cancers 133
pelvic carcinoma 25
Peutz-Jeghers 症候群 177, **178**, 216
phenocopy 98
PJS 177, **178**
── 関連腫瘍 179
── の臨床マネジメント 180
PLCO 癌 47
PMS1（*hPMS1*） 121
PMS2（*hPMS2*） 14, 121, 169
poly-adenosine diphosphate-ribose polymerase（PARP）阻害薬 105
poly-adenosine diphosphate-ribose polymerase 1；PARP1
── 蛋白 111
── 阻害薬 111
PREMM$_{1,2}$ モデル 219
Prevention and Observation of Surgical Endpoints（PROSE）研究 75
prevention in women with Lynch syndrome 147
progestin 153
prognosis of *BRCA* associated ovarian cancer 105
prolactin 45
prophylactic surgery 176
PROSE 研究 75
prostate, lung, colorectal, and ovarian（PLCO）癌 47
psychological impact
── of genetic counseling 239
── of testing for hereditary gynecologic cancer 239
PTEN 過誤腫性腫瘍症候群 216

R

raloxifene 87
real common mutations 125
rearrangement panel 207
retinoid 89
revised Bethesda guidelines 137

risk management, hereditary breast cancer 85
risk models 101
risk of ovarian cancer algorithm；ROCA 41
risk-reducing salpingo-oophorectomy 74
── for the prevention of inherited breast 73
── for the prevention of ovarian cancer 73
risk-reducing surgery 176
ROCA 41
RRSO 74
──，*BRCA1* あるいは *BRCA2* 遺伝子変異を明らかに認めない女性に対する 79
── が他の健康リスクに及ぼす影響 79
── 検体の病理学的評価 78
── 施行後の管理 78
── の最適実施タイミング 79
── の手術手技 75
RRSO 時における子宮摘出術 77

S

SBC 163
SCL23 126
screening, colon cancer and other Lynch cancers 159
SCTAT 179
SEER 80, 101, 108, 153, 204
sentinel cancer 17, 135
SERM 87
serous carcinoma 25
sex cord-stromal tumors with annular tubules；SCTAT 179
SGO 17, 199, 200
site-specific breast cancer families 79, 97
site-specific ovarian cancer 3
small bowel cancer；SBC 163
Society of Gynecologic Oncolgy；SGO 17, 199, 200
Society of Surgical Oncology；SSO 161

somatic change 16
SSO 161
SSRI 78
STAR 87
STK11 178
study of tamoxifen and raloxifene；STAR 87
surrogate endpoint biomarker 66
Surveillance Epidemiology and End Results；SEER
　　　　80, 101, 108, 153, 204
Swedish Tumor Registry and Hospitalization Registry 41

T

TAHBSO 54
tamoxifen 85, 87
taxane 111
therapy of *BRCA*-associated ovarian cancer 105
total abdominal hysterectomy and bilateral salpingo-oophorectomy；TAHBSO 54

transferrin 46
transthyretin 46
trastuzumab 111
triple negative 96
tumor suppressor gene 2
Turcot 症候群亜型 169
two-hit モデル 3

U

U. K. Familial Ovarian Cancer Screening Study；UK FOCSS
　　　　52
U. S. Department of Health and Human Services；HHS 202
U. S. Preventative Services Task Force 47
UK FOCSS 52
UKCTOS 43, 52
　　── 臨床試験企画図 43
United Kingdom Collaborative Trial of Ovarian Cancer Screening；UKCTOS 43, 52

V

variant of uncertain significance；VUS 207
vascular endothelial growth factor；VEGF 45
VEGF 45
VUS 207

W

Walthard 細胞巣 31
Warthin, Alfred 14, 115, 147
WHI 77
women with Lynch syndrome
　── endometrial cancer risk-reducing surgery 169
　── ovarian cancer risk-reducing surgery 169
Women's Health Initiative（WHI）
　　　　77

和文索引

あ

アシュケナージ　6, 35, 105, 200, 210
アスピリン　63
アセトアミノフェン　59, 63
アフィメトリウスアッセイ法　45
アポトーシス　120
アムステルダム家族歴　137
アムステルダムクライテリア II　15, 149, 218
アメリカ医師会　229, 232
アメリカ癌協会　85, 86, 101
アメリカ国立衛生研究所　60, 127
アメリカ国立癌研究所　16, 140, 220
アメリカ婦人科癌グループ　52
アメリカ婦人科腫瘍学会　200
アメリカ予防局タスクフォース　47
アメリカ臨床腫瘍学会　161, 229, 232, 244
アレル　15
アロマターゼ阻害薬　78
新しい腫瘍マーカー, 卵巣癌の　44
新しい治療薬候補, アロマターゼ阻害薬, 遺伝性乳癌の　88

い

イギリス家族性卵巣癌スクリーニング臨床試験　52
イギリス卵巣癌スクリーニング共同試験　43
イソフラボノイド　89
イマチニブメシル酸塩　111
インドメタシン　63

インフォームド・コンセント　205
医師および患者の自覚, 婦人科癌リスクとスクリーニングに対する　152
医師の義務と責務　231
医療保険の相互運用性と説明責任に関する法律　8
胃癌, サーベイランスと予防　162
意思決定のプロセス　91
遺伝カウンセラー協会　202
遺伝カウンセリング　17, 20
—— , Lynch 症候群のための　223, 240
—— , 遺伝子検査の実施時の課題　254
—— , 遺伝性婦人科癌における　239
—— と遺伝子検査, BRCA1 および BRCA2　202
—— と遺伝子検査, 遺伝性乳癌・卵巣癌　240
—— による心理的影響　242
遺伝カウンセリング部門　84
遺伝子　124
遺伝子型–表現型関係　137
遺伝子検査　13, 91, 239
—— , BRCA1 および BRCA2 に　202
—— , BRCA1/BRCA2 遺伝子変異の　240
—— , Lynch 症候群に対する　13
—— , Lynch 症候群のための　222
—— , 乳癌の易罹患性　85
—— と癌の遺伝的リスクに関する家族コミュニケーション　244
—— による心理的影響　242

—— の結果の開示とフォローアップ　208
—— の心理的インパクト　199
—— の法的側面　229
—— のわが国における法的問題, 諸状況　236
遺伝子再構成パネル　207
遺伝情報差別禁止法　230
遺伝癌症候群　3, 14
遺伝性癌のリスク評価　1, 5
—— と癌専門医　5
—— と産婦人科医およびプライマリケアの提供者　7
遺伝性骨盤癌
—— の発見時の進行期　26
—— の病理組織像と発見時の進行期　26
遺伝性子宮内膜癌　13
—— の遺伝的リスク評価, Lynch 症候群　215
—— の臨床的特徴　13
遺伝性膵臓癌のリスクモデル　205
遺伝性乳癌
—— の診断および治療の現状　96
—— のリスクマネジメント　85
遺伝性乳癌・卵巣癌　100
—— 関連変異　1
—— 症候群　2
—— の遺伝的リスク評価　200
—— 予防のためのリスク低減卵巣卵管摘出術　73
遺伝性乳癌・卵巣癌と Lynch 症候群
—— の遺伝カウンセリング　240
—— の遺伝子検査　240
遺伝性の子宮内膜癌大腸癌・関連癌の可能性　18

遺伝性非ポリポーシス大腸癌（症候
　群）　4, 13, 105, 115
　——　関連変異　1
遺伝性婦人科癌
　——，遺伝カウンセリングの心理的
　　影響　239
　——，遺伝子検査の心理的影響
　　　239
遺伝性卵巣癌　1
　——，遺伝子と疾病パターン　3
　——，遺伝的リスク評価　199
　——のリスク　5
遺伝的差別に関する立法　229
遺伝的素因　97
遺伝的評価
　——のリスクと限界　8
　——の利点とリスク　7
遺伝的評価後の取り扱い　8
遺伝的リスク評価
　——，Lynch 症候群の遺伝性子宮
　　内膜癌　215
　——，遺伝性卵巣癌の　199
　——が有効とされる患者　18
　——への紹介　200

え・お

エキソヌクレアーゼ 1　120
オールトランスレチノイン酸　64
オカルト癌　26, 30, 169
岡崎フラグメント　117

か

カウンセリング　74, 91
ガイドライン，遺伝性乳癌・卵巣癌
　症候群での癌の予防法　72
化学予防　85, 147
　——，Lynch 症候群/HNPCC 家系
　　に関する　153
　——，遺伝性乳癌の　87
　——，卵巣癌の　59
　——の可能性，卵巣癌の　61
化学予防法，卵巣癌ハイリスク者の
　現時点での　67

化学予防薬の評価，卵巣癌のリスク
　のある人での　66
家系リスク　1
家族関係　209
家族性
　——，ROCA 指標　52
　——，卵巣癌　28
　——の黒子症候群　177
　——の乳癌・卵巣癌症候群患者に
　　対する予防的乳房切除術の
　　効果　89
家族歴　1, 202
　——，子宮内膜癌患者の　20
改訂されたベセスダガイドライン
　　　137
改訂ベセスダクライテリア　17
感受性　40
癌
　——，既往歴を収集する際に質問す
　　る内容　203
　——，素因遺伝子　97
　——，抑制遺伝子　2
　——の家族歴，Lynch 症候群の
　　リスク要因としての　218
　——の既往歴に基づく子宮内膜癌
　　患者の Lynch 症候群リスク
　　　218
癌家系症候群　115

き・く

巨頭症　183
近親者　6

クライエントのためのリソース
　　　209

け

ゲノム再編成　100
ゲフィチニブ　111
げっ歯類でのモデル，自然発生卵巣
　癌モデルの開発　65
外科腫瘍学会　161
経口避妊薬　60, 67, 147, 153, 215
　——，一般の人々での　61

　——，卵巣癌のハイリスクの人々で
　　の　62
　——と卵巣癌のリスク　61
警告の義務　231
血管内皮増殖因子　45
血清腫瘍マーカー，卵巣癌の　40
結腸直腸癌　147, 160
健康保険の携行と責任に関する法
　　　230
原発性腹膜癌
　——発症リスク　73
　——，予防的卵巣卵管摘出術後の
　　　172
原発部位別（卵巣，卵管，腹膜）によ
　る症候出現の有無　29

こ

古典的な Lynch 症候群　122
雇用機会均等委員会　231
更年期障害治療，乳癌歴を有する女
　性の　78
高浸透率症候群　98
高頻度マイクロサテライト不安定性
　　　16, 135, 137
国際遺伝性消化器腫瘍学会
　　　121, 162
国際産科婦人科連合　134
骨粗鬆症発症リスク　79
骨盤癌　25
骨盤内超音波検査　147

さ

サーベイランス　148
　——の目標，Lynch 症候群/
　　HNPCC 家系の　148
サーベイランス研究，Lynch 症候
　群/HNPCC 家系の　150
サーベイランスと予防
　——，胃癌　162
　——，小腸癌　163
　——，大腸癌　160
　——，泌尿器腫瘍　163
サイクリン依存性キナーゼ抑制剤
　　　89

サロゲート・エンドポイント・バイオマーカー　66
酢酸デポメドロキシプロゲステロン　66, 153
産婦人科医，遺伝性癌のリスク評価　7
散発性 MSI-high 子宮内膜癌　135
散発性癌との相異，BRCA 変異陽性骨盤癌　34
散発性大腸癌患者　120
散発性卵巣癌　105

し

シークエンス解析　4
シクロオキシゲナーゼ-2 (COX-2)　63, 89
ジフルオロメチルオルニチン　89
子宮峡部癌と Lynch 症候群　227
子宮頸部腺癌　137
子宮全摘出術および卵巣卵管摘出術　54
子宮摘出術　73
子宮内膜癌　147, 215
　——・卵巣癌同時発生者　137
　——と卵巣癌に対するリスク低減手術　170
　——と卵巣癌のスクリーニングと予防　147
　——と卵巣癌のリスク低減手術　169
　——における MSH2 と MLH1 に対する免疫組織化学所見　140
　——の顕微鏡的特徴　137
　——の異なる組織型の写真　133
　——の生涯リスク　216
　——の発症年齢　216
　——の病理　135
　——の平均発症年齢　216
　——のリスク要因と相対リスク　216
　——の累積発症率　170
子宮内膜癌，未分化型　136
子宮内膜癌患者
　——，50 歳以下で発症した　18
　——，大腸癌の既往を有する　19
　——の Lynch 症候群リスク　218
子宮内膜癌生涯リスク，Lynch 症候群女性　13
子宮内膜腺癌　137
子宮内膜組織診　147
子宮内膜複雑型異型増殖症　137
自然発生卵巣癌モデルの開発　65
磁気共鳴映像法によるスクリーニング　86
若年性乳癌　101
若年発症　18
若年発症性乳癌　79, 97
手術手技，RRSO の　75
腫瘍患者の予後，ミスマッチ修復の破綻による　127
腫瘍細胞とホモ接合体対立遺伝子　118
腫瘍組織学，Lynch 症候群関連癌　20
修復酵素の動員，MMR 系　119
小腸癌
　——，サーベイランスと予防　163
　——，腎・尿管の移行上皮癌その他の癌の生涯リスク　159
消化管間質腫瘍　111
漿液性癌　25
漿液性腫瘍の発生と進展にかかわる因子　33
漿液性腺癌　58
　——をいかに検出できるか　58
漿液性卵管上皮内癌　29, 30
上皮性卵巣癌　58, 105
常染色体優性　97
　——，感受性アレル　3
心血管系疾病リスク　79
心理社会的な側面，乳癌リスクを低減させるための治療における　91
浸潤性癌　86
浸潤性上皮性卵巣癌患者　200
浸潤性乳癌の発症リスク　85
診断基準，Cowden 症候群の　182
診療録　203
新アムステルダムクライテリア，Lynch 症候群の　132
人工的早発閉経の影響に対する治療　78
腎盂と尿管の移行上皮癌　163

す

スクリーニング
　——，遺伝性乳癌の　85
　——の基準，婦人科癌の　149
　——のコンプライアンス　152
ストックホルムスクリーニング研究　41
推奨される臨床的マネジメント法
　——，CS の　184
　——，LFS の　189
　——，PJS の　180

せ

セレコキシブ　89
センチネル癌　17, 135
生殖細胞変異　3, 14, **121**, 147, 169
性索間質性腫瘍　179
腺腫-癌相関　160
選択的エストロゲン受容体モジュレーター　87
選択的セロトニン再取り込み阻害薬　78
全遺伝子再構成パネル　207
全生存率，Lynch 症候群関連子宮内膜癌　21
前立腺，肺，大腸，および卵巣癌 (PLCO 癌)　47

そ

組織型，子宮内膜癌の　133
創始者変異　203, 210
総合癌情報ネットワーク　182

た

タキサン系製剤　111
タモキシフェン (tamoxifen)　77, 85, 87
他癌の既往歴，Lynch 症候群のリスク要因としての　217
他の症候群　177
多遺伝子モデル　99
多形神経膠芽腫　169

体細胞変化　16
対立遺伝子　15
大腸癌
　──，サーベイランスと予防　160
　──，同時性・異時性の　13
　──の既往を有する子宮内膜癌患者　19
　──の生涯リスク　13
　──のスクリーニングと予防　159
　──のための改訂ベセスダクライテリア　17
大腸内視鏡検査　13, 159
大腸内視鏡検査サーベイランス　161
大領域ゲノム再構成解析　4
第2癌のリスク　216
高い浸透率を示す癌　98
正しい配列の再合成，MMR系　120

ち

治療と予後，BRCA関連卵巣癌の　105
超音波検査　153
直接シークエンス法の欠点　100
鎮痛剤使用と卵巣癌のリスク　64

て

テロメラーゼ阻害薬　89
デオキシリボース
　──の3'炭素原子　117
　──の5'炭素原子　117
　──の構造　116
低頻度マイクロサテライト不安定性　140

と

トラスツズマブ　111
同時性・異時性
　──に発生する子宮内膜癌　172
　──に発生する大腸癌　172
　──に発生する卵巣癌　172
　──の大腸癌　13

同時性・異時性癌，子宮内膜癌患者　19
同時性の子宮内膜癌・卵巣癌　19
特異性　40

に

日常臨床での注意すべき事項，Lynch症候群関連癌　20
乳癌治療に向けての遺伝的リスク情報の統合　90
乳癌発症リスク　73
乳癌リスク低減効果，予防的卵巣摘出術の　90

は

ハイリスク（卵巣癌）の人々での経口避妊薬使用　62
パクリタキセル　110
パパニコロウ細胞診　147
発癌リスク，Lynch症候群の　115

ひ

ビタミンD類似体　89
皮脂腺腫瘍　169
泌尿器腫瘍，サーベイランスと予防　163
非漿液性腺癌　58
非浸潤性小葉癌　87
非浸潤性乳管癌　86
非ステロイド性抗炎症薬　59
　──，卵巣癌の化学予防としての　63
非生殖細胞変異　16
非臨床癌　26
表現型模写　98
標準的医療を提供する義務　232
病理
　──，BRCA関連卵巣癌の　25
　──，Lynch症候群関連子宮内膜癌の　133
　──，Lynch症候群関連婦人科癌の　133
　──，Lynch症候群における子宮内膜癌の　135

病理学的特徴，Lynch症候群/HNPCC家系の　148
病理組織像と発見時の進行期，遺伝性骨盤癌の　26

ふ

ファミリーG　15, 147
フェンレチニド　64
プライマリケアの提供者，遺伝性癌のリスク評価　7
プラチナ系製剤　91, 110, 111
プロゲスチン療法　61, 153
プロモーター領域のメチル化　124
婦人科癌のスクリーニング，リスクマネジメント　246
婦人科と消化器科の連携　176
部位特異的乳癌家系　97, 100, 101
　──，BRCA遺伝子陰性の　97
部位特異的卵巣癌　3
腹腔鏡によるRRSO　75
複雑型異型内膜増殖症　133
分子遺伝学的知見と発癌リスク，Lynch症候群の　115
分子標的治療　111

へ

ヘリカーゼ　116
平均体脂肪率　217
変異保持者　6

ほ

ホルモン補充療法　77
ポリアミン合成阻害薬　89
ポリ（ADPリボース）ポリメラーゼ（PARP-1）阻害薬　91
法的側面，遺伝子検査の　229
本邦における遺伝性子宮内膜癌の頻度とその病態に関する小委員会　132

ま

マイクロサテライト　16
　──DNA領域　118

マイクロサテライト安定　140
マイクロサテライト不安定性
　　　　　115, **117**, **118**, 140, 218
　──クロマトグラム　141
　──検査　13, 16, 133
マイトマイシン（mitomycin）　91
マクロファージ・コロニー刺激因子
　　　　　44
マネジメント，BRCA変異陰性患者の　97
マンモグラフィ検査　85
稀な家族性腫瘍の現状　197

み

ミスマッチ修復　117
　──の破綻　121
　──の破綻による腫瘍患者　127
　──の破綻による発癌　125
ミスマッチ修復遺伝子
　　　　　116, 147, 169
　──とアポトーシス　120
　──の不活化によるIHC結果
　　　　　221
ミスマッチ修復遺伝子の生殖細胞変異
　──のアウトカム　122
　──を示す婦人科腫瘍　126
ミスマッチ修復系　115, **119**
ミスマッチの認識，MMR系　119
ミューテーターフェノタイプ
　　　　　125, 128
未分化型子宮内膜癌　136

め

メモリアル・スローン・ケタリング癌
　センター　75, 77, 101, 108
免疫組織化学的検査　133, 139
免疫組織化学的検討　16
免疫組織化学的染色　13, 219
　──，ミスマッチ修復遺伝子の不活化による　221
雌鶏のモデル，自然発生卵巣癌モデルの開発　65

ゆ

有害突然変異　100
優性遺伝　121

よ

予後，BRCA関連卵巣癌の　106
予後良好とするエビデンス，BRCA関連卵巣癌の　107, 109
予防的子宮摘出術　139, 170
予防的手術　176
　──のオカルト癌　172
　──のデメリット　173
予防的手術標本の取り扱い　139
予防的乳房切除術　89
　──の効果，家族性の乳癌・卵巣癌症候群患者に対する　89
　──，容認率の違い　92
予防的卵巣摘出術　90
　──の乳癌リスク低減効果　90
予防的卵巣卵管摘出術　139, 171
予防的卵巣卵管摘出術後の原発性腹膜癌　172
陽性的中率　40

ら

ラギング鎖　116
ラロキシフェン（raloxifene）　87
卵管遠位部
　──における発癌過程　31
　──の上皮内癌　29
卵管采への注意とその取り扱い方法
　　　　　38
卵巣癌　25, 97, 147
　──，Lynch症候群における　138
　──，MMR遺伝子の生殖細胞変異に起因する　127
　──，発症リスク　73
　──におけるBRCA1およびBRCA2遺伝子の役割　105
　──に対するリスク低減手術
　　　　　170
　──に特徴的な候補血清蛋白　46
　──の化学予防　59

　──の原因論，歴史的にみた　60
　──の生涯リスク　199
　──のスクリーニング　59
　──の比較，BRCA変異陽性女性とBRCA変異陰性女性あるいは母集団対照に発生した
　　　　　27
　──の予防　72
　──のリスク　13
　──のリスクアルゴリズム　41
　──のリスクモデル　39
　──の累積発症率　171
卵巣癌患者
　──の紹介　200
　──を遺伝的リスク評価へ紹介するタイミング　201
卵巣癌感受性遺伝子の変異に関連したリスク　4
卵巣癌検診の有益性　157
卵巣癌スクリーニング　39
　──，低リスク群　46
　──，ハイリスク群女性　47, 48
　──，プログラムの容認性　53
　──，臨床試験における早期発見の要約　51
卵巣腫瘍マーカー　40
卵巣上皮性悪性腫瘍の発生母地　27
卵巣卵管摘出術　170

り

リーディング鎖　116
リスク低減子宮摘出術　169
リスク低減手術　153, 176
　──，推奨されるリスクマネジメント　247
リスク低減乳房切除術　85
リスク低減婦人科手術　170
リスク低減卵巣摘出術　85
リスク低減卵巣卵管摘出術　74
　──，BRCA1およびBRCA2遺伝子変異保持者における
　　　　　75, 76
　──，遺伝性乳癌・卵巣癌予防のための　73, 76
　──にかかわる歴史　74
　──の効果　73

リスク評価　91
リスク評価モデル　204
　──，遺伝性卵巣癌の　199
リスクアルゴリズム，卵巣癌の　41
リスクマネジメント，遺伝性乳癌の
　　85
リスクモデル　101
　──，遺伝性膵臓癌の　205
リン酸結合　117

両側卵管卵巣摘出術　77
倫理委員会　84
臨床ガイドライン　232
臨床的クライテリア，Lynch 症候
　群の診断　15
臨床的取り扱い，BRCA 遺伝子の
　突然変異陰性の患者の　100
臨床的配慮，リスク低減手術の際の
　　34

る・れ

類内膜型子宮内膜癌　133

レチノイド　89
レチノイド誘導体　59, **64**
レチノイン酸　64
レボノルゲストレル　61, 153